JN193573

伊藤順一郎 監修　小林 茂＋佐藤さやか 編

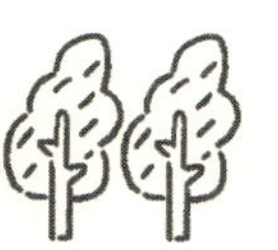

病棟に頼らない
地域精神医療論

精神障害者の生きる力をサポートする

Ψ
金剛出版

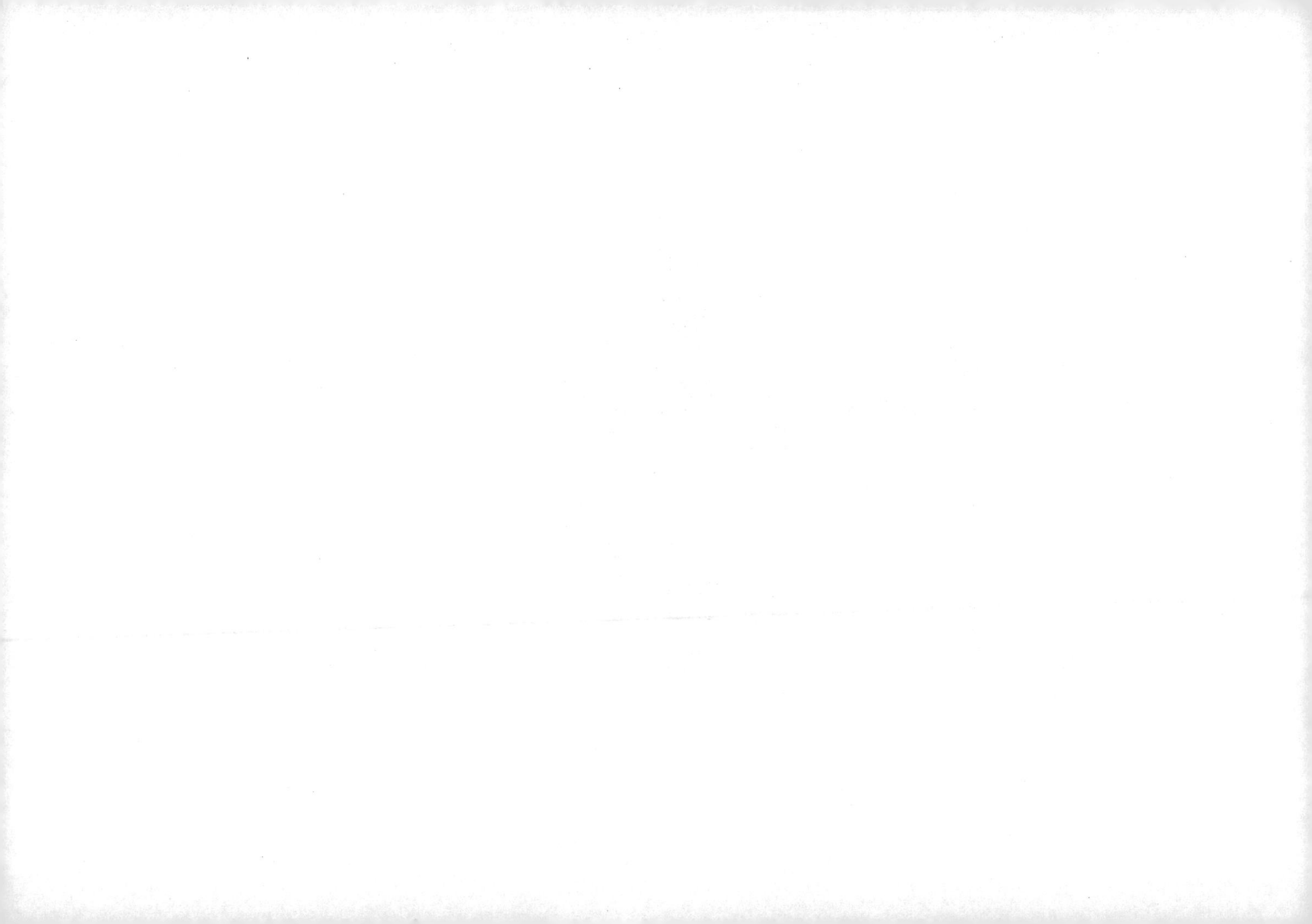

目次

病棟に頼らない
地域精神医療論

「地域」を耕す

「ひと」を育てる

第Ⅰ部

序章

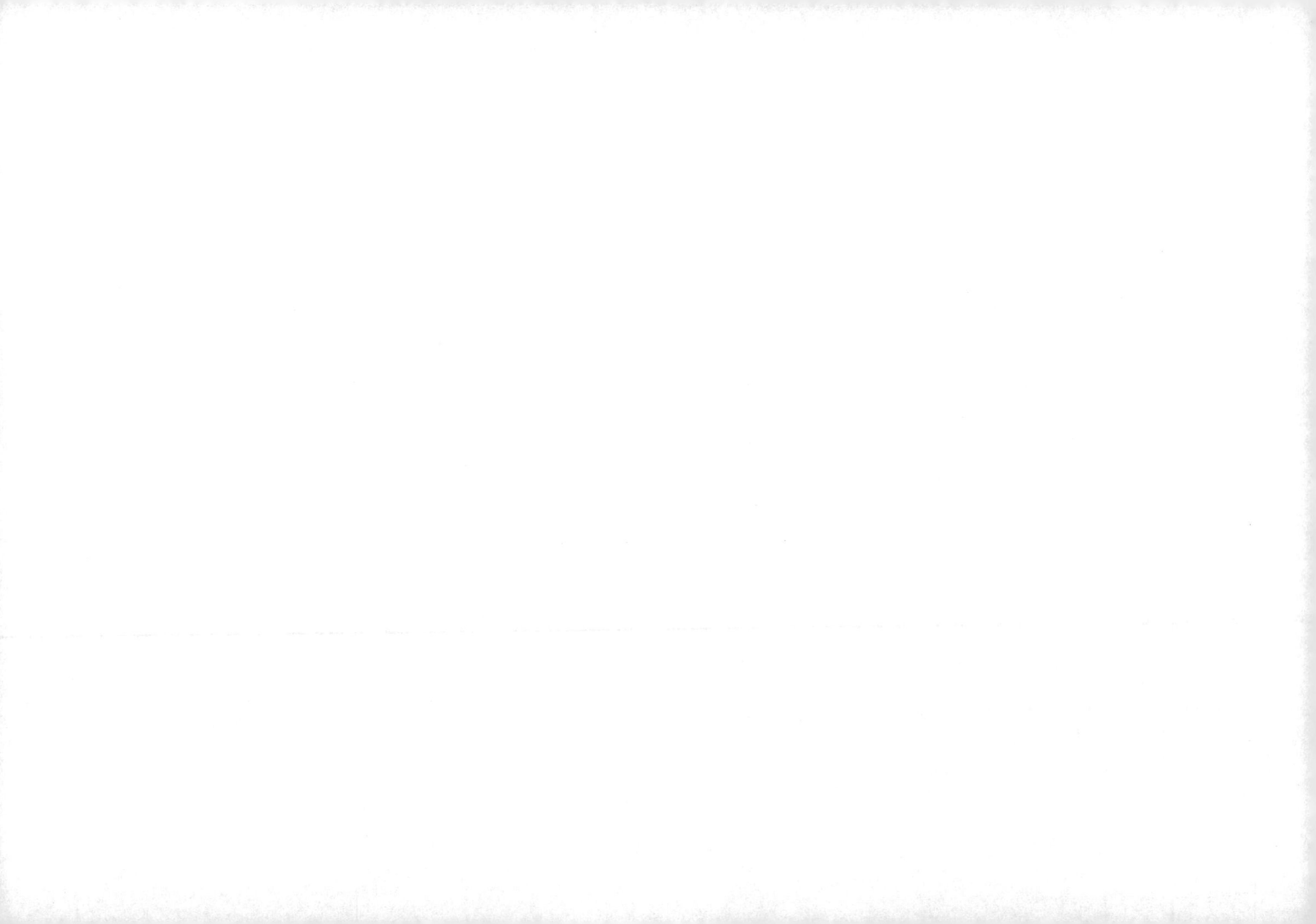

病棟がなくなった浦河の衝撃と展望

小林 茂

I　はじめに

この単行本企画のきっかけは、筆者が活動にたずさわっていた浦河地域から精神科病棟がなくなったことに始まる。当初の予定は、退院促進から地域生活に取り組んだ浦河での活動の経過を示し、浦河の支援の特徴と病棟がなくなったことから見えてきた課題を発信し、浦河在外の研究者と浦河の支援者が検討するというものであった。筆者の想いとしては、社会に誇るような堂々とした成果を示すといった支援者の驕(おご)りではなく、次のようなことを意図していた。

①さまざまな課題を残したとしても、既存の精神科病棟をなくすまでの支援ができるという〝事実〟を伝えること
②病棟に頼らない地域精神医療は、そこに行きつく過程と行きついた到達点において、支援者のみならず当事者にも大きな葛藤を生じさせる、痛みの伴う出来事だった事実を伝えること
③入院治療施設がなくなったことにより、その後、どのような事柄が現実として見えてきたかを伝えること
④これらの考察を発信することによって、入院治療中心から地域生活中心へと移行する精神保健医療福祉の実現に貢献すること

しかし、残念ながら当初の企画は、諸般の事情により頓挫することになった。総合病院に精神科が必要という想いから浦河赤十字病院の精神科を存続させ病棟を復活させたいという意見や、現状を発信するには時期尚早という意見、所属や立場の違いなどが影響したように思う。異なる意見もそのまま叩き台に

して、より良い方向性が見出されればいいと楽観していた筆者の力不足でもあった。

だが、監修者の伊藤順一郎氏とともに「入院治療中心から地域生活中心へと移行する精神保健医療福祉の実現」という目的を受け継ぐ形で再出発することができた。再出発から約2年の間、伊藤順一郎氏、共編著者の佐藤さやか氏、担当編集者とともに意見交換を重ねてきた結果、「べてる」関係の書籍でもなく、浦河という特定の地域のケーススタディをまとめた書籍でもなく、「病棟に頼らない地域精神医療」を目指して全国で挑戦されている関係者たちの〝実践の知〟を収斂し、目的達成のために必要なテーマごとに論じるものとなった。これらは、もはや論ではなく関係者によってすでに実践されている取り組みでもある。「病棟に頼らない地域精神医療」は、少しずつ前進している。

本章では、書籍全体の端緒を開くという目的で、浦河における病棟に頼らない地域精神医療の現状を伝えていきたい。

II 政策と医療と福祉という三ツ撚りの糸

年表「浦河赤十字病院精神科の軌跡」は、浦河赤十字病院の設立から現在までの精神科病床の推移に対応させて、病床の推移に影響を与えたと思われる関連法規と浦河べてるの家の活動などを記したものである。

浦河赤十字病院精神科の軌跡

1939年～1956年	浦河赤十字病院設立。一時、町立病院となるが1956年に再び赤十字病院となる（1939年～1945年＝第二次世界大戦・1954年～1973年＝高度経済成長期）。
1958年	精神科特例（発医第132号）＝精神病院を特殊病院と規定する。医師の数は一般病院の3分の1、看護婦数は3分の2を可とする。
1959年12月	日高管内最初の精神病棟として50床で開設される。
1979年	浦河べてるの家の立ち上げに関わるソーシャルワーカー・向谷地生良氏が浦河赤十字病院に赴任する。
1981年4月～1983年3月	精神科医・川村敏明氏が浦河赤十字病院に赴任する。
1983年	退院した早坂潔氏をはじめとする当事者たちが浦河教会に住みはじめる。昆布の下請け作業を始める。
1984年	浦河べてるの家理事長となる佐々木実氏が退院する。浦河教会の牧師であった宮島利光氏により、教会内の当事者活動が「浦河べてるの家」と命名される（1986年～1991年＝バブル景気・1991年～＝経済低迷期の始まり）。
1988年	特例許可（アルコール、認知症）で130床まで増床される。川村敏明氏が浦河赤十字病院に再赴任する。

浦河赤十字病院は、一時期の浦河町立病院時代を経たのち、１９５６年に再び総合病院赤十字病院としての活動を始めている。その２年後の１９５８年には精神科特例が定められ、翌年の１９５９年には浦河赤十字病院精神科が病床数50床で開設されている。その後は日本経済成長と歩調を合わせるかのように、何回かの増床を繰り返し、１９８８年には１３０床まで増床されている。本来の目的ではないだろうが、この頃までは精神科病床も病院の経営に寄与していたと思われる。

しかし、２００１年の改正医療法によって「精神科特例」が一部見直され、公立病院および総合病院においてのみ是正がなされることになった。浦河赤十字病院においても赤十字本社からの通達を受け、法改正と歩調を合わせるように見直しを行ない、同年、開放病棟を廃止して閉鎖病棟60床へと大幅な削減を行なったのである。この影響は精神科病棟にも他科並みの人員配置を必要とし、それまで特例という基準で守られた採算が不採算となることを方向づけるものであったと思われる。そして、このときに退院患者の受け皿になっていったのが浦河べてるの家の居住支援活動であった。

さらに２００４年には、長期入院者の退院促進や地域ケアなどを掲げた「精神保健医療福祉の改革ビジョン」が打ち出されることになった。福祉領域においても、こうした流れに呼応する

１９９９年〜２０００年	赤十字病院本社から精神科病棟を縮小する方針の通達があり、浦河では精神神経科開放病棟を廃止する方針が出される。この頃より、小規模授産施設であった浦河べてるの家が、退院する患者の地域の受け皿としてグループホームや共同住居を確保し提供するようになる。
２００１年	精神科特例の一部改正により、公立病院・総合病院の基準が一般病床並みの基準となる。浦河赤十字病院精神科開放病棟を閉鎖し、60床に削減される。
２００２年	浦河べてるの家が社会福祉法人となる。
２００４年	「精神保健医療福祉の改革ビジョン」が示される。救急急性期医療の重視、長期在院者の退院促進、地域ケア体制整備などが掲げられる。
２００６年	障害者自立支援法が施行され、入院処遇から地域生活への方向転換が図られる。
２０１１年３月	老朽化のため浦河赤十字病院の建て替えが始まる。
２０１２年９月	浦河赤十字病院の改築が完了する。病床定員を満たない状況が続いたことや他科の看護師確保のため50床に削減される。
２０１３年	障害者自立支援法が障害者総合支援法となる。
２０１４年４月	精神科病床がさらに10床に削減される。
２０１４年５月	川村敏明氏が浦河ひがし町診療所を開所する。
２０１４年10月〜	浦河赤十字病院精神科病棟が〝休棟〟となる。

ように、２００６年には障害者自立支援法が施行され、２０１３年の障害者総合支援法に理念が受け継がれることになる。この間の浦河赤十字病院精神科病床は、削減の一途をたどるものであった。２０１２年には50床、２０１４年４月には10床へと減少し、ついに同年10月には休棟（０床）となったのである。

こうした経過をたどると、浦河赤十字病院精神科の歩みは国の政策に応える形で２００１年と２０１４年の大きな波を乗り越え、その役割を果たしてきたということもできる。突出した日本の精神科病床数を削減することのみが目標であるならば、精神科病床をなくした浦河の成果は、これ以上に評価できるものではない。だが、それは本当だろうか。それが確かなものであるとすれば、日本の他の地域でも同様の経過が認められるのではないだろうか。しかし、現実はそのようになってはいない。

浦河という地域においても、精神保健医療福祉が政策にもとづき、政策に応えるなかで活動してきた。これは三ツ撚りの糸を撚り合わせた一本として確かなものであった。変化することに臆病な関係者に変化を強い、必要な行動を起こさせてきたといえる。だが、政策がすべて功を奏したわけではない。むしろ、入院患者ともども政策に翻弄され、制度の不備に対して無理を続けてきた。これが実感である。それでもなお、現在の状況にまで導くことができたのは、浦河の精神科医療と福祉という二本の糸が協力し合って政策の不備を乗り越えてきたからであるといえる。

浦河における精神科医療と福祉の関係は、無前提に医療と福祉が対等で良好な関係にあって支えられてきたわけではなく、精神科医療に携わる医療従事者の寛大な包容力によって支えられていたと指摘できる。今でこそ、「当事者中心に、当事者を交えて、地域の支援者とともに」といった言葉は語れるが、実際の医療現場はもっと保守的ではないだろうか。通常は、診察室への同伴、病棟訪問、入退院カンファレンスなどの医療現場に、福祉事業所などの職員、ピアサポーター、他の当事者といった面々が気軽に出入りすることはないだろう。しかし、浦河では、これが当たり前のこととして機能している。浦河の支援においては早期から、病棟も地域の一部として位置づけられ、病気の半分は病院で、残りの半分は地域で治すという治療文化が形成されていた。こうした治療文化が可能になるには、どうしても医療従事者側に降りてきてもらわないことには難しい。浦河では川村敏明医師が「治さない、治せない精神科医」を自称し、地域移行を重視し、当事者と他の支援者たちとの連携に開放的に取り組んできたことで支えられてきた。開放病棟を廃止するという２００１年の一回目の大きな地域移行の波を乗り越えることができたのは、こうした浦河の治療文化が背景にあったからだろう。その結果、政策と医療と福祉がそれぞれの背景をもちながら三本の糸として撚り合わさり、入院治療中心の精神科医療から地域中心の精神保健医療と福祉を築き上げることができたといえる。

III　陰に隠れた功労者の働き

浦河べてるの家の活動といえば、「非」援助論、Social Skills Training、当事者研究といった表立った活動が注目されるが、当初からその基盤となってきた活動は居住支援（生活支援）である。空き家になっていた教会堂を住み家として提供を受け、２００１年の開放病棟閉鎖に伴い多数の住居を確保し、少しずつグループホーム化を図り、退院してきた当事者の支援にあたってきた。そこに住む利用者の多くが精神科病棟に入院した経験がある方である。長期の入院生活を経験していた人たちも多い。最近では高齢化が進み、あと10年もしないうちに平均年齢が65歳を超えるまでになっている。居住支援は、生存権を保障し、地域の受け皿として当事者の暮らしを支えるうえで重要である。また病棟に代わる建物だけではなく、生活をサポートする支援がなければ地域生活は成り立たない。世話人、生活支援員といった居住支援に携わる無名の支援者の存在が重要である。「しょせん、主婦」「素人の集まり」と蔑視されながらも、深夜問わず専門職からの電話の呼び出しに無償で対応してきた。時には、当事者から包丁を突き付けられ、心的外傷により退職を余儀なくされた世話人もいた。そうした無名の支援者たちの多大な努力と犠牲により浦河の生活支援がなされてきた。毎日、多飲水で嘔吐糞尿まみれになる利用者を介助するなど汚れ仕事を引き受け、外来に付き添い、状態を伝え、福祉と医療の架け橋の役目を担い、生活の質を上げる取り組みをしている。生活の支援に限っていえば、専門家集団の発想ではうまく機能しない。家事はもとより、世間との接点、自治会など地域の人々とのつながりなどにおいて、外部から移り住んできた専門職とは異なった次元で、彼らも高い専門性を備えている。当事者のQOLを支える働きをし、専門職はその補助的な役割を担ってきたといえる。筆者が住居の支援者に対して努めてきたのは、「私たちの務めこそが当事者の地域生活を支える要である」と誇りに訴え、その労務を担う一人ひとりに敬意を払うことだった。大変な業務によく応えてくれていると日々感謝している。幸いなことに筆者が生活支援の責任者となり、病棟がなくなり稼動するまで、パトカーや救急車を呼ぶなど多少の「お騒がせ」があったとしても、精神疾患による急変で救急搬送され入院することや、グループホームから自殺者を出すことなくきている。こうした当事者の地域生活が維持できているのは、衣食住を支える居住支援の支援者の存在と支援力が大きく寄与しているためである。利用者の生存を支える働きをする、陰に隠れた功労者を正当に評価する必要がある。

Ⅳ　病棟がなくなったことの衝撃

筆者は、浦河赤十字病院の病棟がなくなったのは、日本の精神医療の観点のみに限定すれば、間違いなく二つの要因にあるとみている。ひとつは２００１年の精神科特例の見直しであり、もうひとつは医療と福祉が良い形で連携し、退院促進と地域定着の取り組みを積み重ねてきたことである。前者は地方の総合病院から精神科病棟をなくすという課題を残すのだが、後者は前向きに退院患者を増やし、地域移行を進め、精神科病棟に頼らない地域精神医療を形成していくことになった。

だが、実際には精神科病棟の休棟は、地方の衰退や医療崩壊といった異なった要因が重なり、土砂崩れのように起こっていったのである。

当時の浦河赤十字病院のソーシャルワーカーであり、現在、浦河ひがし町診療所副院長の高田大志氏は、精神科病棟が休棟に至るまでの経緯を次のように伝えている。

「浦河赤十字病院精神科病棟の廃止が町に表明されたのは平成25年（２０１３年）８月のことである。その背景にはさまざまな内容があげられるが、大きな要因の一つとしてあげられるのが看護師不足、もう一つが経営上の問題である。高齢化と人口減少、過疎化により働く若い世代の都市への流出が止まらず（北海道では札幌市に集中する傾向が強く全道的な問題）、その波は看護専門学校を併設する同病院にも広がり退職者の数が入職者の数を上回る事態が起こるようになった。総合病院であり地域医療の中核を担う同病院は患者数の多い一般科の外来や入院、透析治療や救急医療も維持しなければならなかった。その一方で、精神科ではベット削減後も地域移行支援を続け、特にピアサポート活動を積極的に取り入れべてるの家と連携した退院支援プログラムを実施し続けていた。それらの積み重ねにより地域生活するための生活技能や地域とのつながりが向上した他、べてるの家の提供する生活への支援が手厚くなり早期の介入と支援が可能となった。さらには当事者研究の広がりにより症状の自己対処や生活課題に当事者自身が能動的に取り組むようになり再発・再入院のリスクが大幅に減少していった。

結果、精神科の入院患者数は減少の一途を辿って行く一方、病院運営の側面からみると空きベッドが目立ち赤字を生むという我が国の医療施策の矛盾が表面化していった」（高田2015a）

こうした変動以外にも、病院内部で激しい議論が交わされたはずである（その一端については高田（2015a）を参照されたい）。

結果として、この事態は、猶予のない退院支援と川村敏明医師らによる新たな地域精神医療の拠点となる診療所開設に向かっていった。そして、これに関わる医療従事者も、精神科病棟廃止、精神科縮小といった事態に直面し、精神医療の脱施設化に挑戦することとなった。

他方、これまで退院患者の受け皿となってきた浦河べてるの家の対応はどうかというと、そのドラスティックな変化は大きな葛藤を与えるものであったように思う。新たな退院患者の受け入れについて、浦河べてる内部でも是非の意見が交わされた。総じて予測される支援の負担感や病院のツケが回されるという意識が働いていたように思う。何とかして入院患者の行き先を確保しようという医療者の願いに反し、必ずしも前向きな受け入れ姿勢を示すものではなかった。

居住支援担当者の立場からいえば、現実問題として、病棟の廃止が伝えられ、1年ほどの期限の間に、長期入院患者を受け入れられる新たな住宅の確保と、それに伴う支援者の増員が見込めなかった。病棟のベッドが減る分、地域でベッドを買い足せば済む話ではない。何百万か何千万円かの資金が伴う話である。支援者にしても増員して仕事に習熟するまでの時間はかかる。それ以前にも重度の部類に入る当事者を受け入れてはきたが、住居ごとの利用者の相性や関わる支援者の経験や割り当てる人数のなどを加味しながら支援体制を築き上げてきた。だが、このときばかりは、10人希望があれば10人そのまま受け入れるというわけにはいかなかった。全員をグループホームに迎え入れられなかったのである。それでも、既入居者に住居の移動を願い、空いた部屋をやりくりし、事故のリスクを覚悟で可能な限り受け止めてきた。しかし、浦河の地域で生活したいという希望者すべてを浦河の地に移行できなかったという事実は否めない。

「浦河で起きた２０１４年の精神科病棟閉鎖の物語は、決して地域移行の成功例ではない。支援者の力不足と病院の勝手な事情により、転院を余儀なくされ今も精神科病院の中で生活を送っている方がいることを忘れてはいけない。慣れ親しんだ病棟を奪われ病状が悪化してしまった方、家族との距離が離れてしまった方や治療が十分にできないまま転院してしまった患者さんたちがいた」（高田2015c）のである。取り組みが及ばなかったことに、未だに無力感を感じる。

2014年に生じた第二の地域移行の大きな波は、私たちが乗り切ったというよりも、波が私たちに覆いかぶさり去っていったという有様に近く、課題を残すものであった。

V　病棟に頼らない＝頼れない地域精神医療の展望

病棟をなくした浦河の取り組みは、高田（2015c）が指摘するように、決して成功例であるとはいえない。先にふれたように地域移行がかなわなかった方もいれば、長期にわたる入院生活を送り、「退院したくない。退院するくらいなら他の病院に移る」と転院していった方もいる。この方などは、若い頃に佐々木実氏（浦河べてるの家理事長）と行動を共にしてきた方であった。浦河の病棟には住みたいが、退院するくらいなら病棟暮らしを続けられる転院を選んだのである。浦河の慣れ親しんだ仲間から離れるより他の地域で入院生活を選ぶほど、地域には思い出したくないものがあったのだろう。その心中を察すると痛みを覚える。また、それから1年を経過した後も、新たな住居を確保し、転院して入院生活をしている方々を呼び戻せないでいる現実がある。怠慢以外の何物でもない。

しかし、私たちがこの経験から何も得てこなかったかというと、そうではない。その後を振り返り気づいたことがある。

実践からの発見として

（1）関係者の覚悟ひとつで病床削減は可能である。病棟の休棟に至るまでの経緯は外圧に近いものであったが、その現実を前にして入院患者の退院支援を推し進めた。結果としてわかったことは、浦河でさえ退院可能なのにそうしてこなかった地域が多くあるということである。

（2）病棟が存在することが不要な入院を増やしてしまう可能性がある。浦河の経験において、気軽に入院できる病棟がなくなったことにより、症状に訴えて問題視される当事者が激減した。このことを考察すれば、当事者の意識下において病気でリセットする選択肢がないという心理抑制が働いていると観てとれる。派手さがなくなり、良い意味で地味になった。副次的に支援者が土日祝日や深夜に出動する機会も激減した。さらに、浦河べてるの家では、病棟がなくなって以来、精神疾患の症状悪化により入院を余儀なくされた例がなくなっている。つまり、病棟があることで、かえって症状の抑制が外れるということが起こるのである。

（3）病棟がなくなった後の経験から、生活の場での治療のほうが、入院による治療と比べて不穏状態から安定までの期間が明らかに早いという手応えがあった。就労支援においては、訓練の後に就労を試みるTrain-Placeモデルから、就労してから必要な支援を行なうPlace-Trainモデルのエビデンスと実践が行なわれている。同様に治療においても、安定してから退院するTreatment-Placeモデルではなく、退院した先で必要を補うPlace-Treatmentモデルを推し進めたい。

（4）〝養生〟という名の治療がある。地域福祉レベルで生活を安定化させるという基本的かつ持続的な症状コントロールは可能である。医療や福祉に携わる専門職は、それぞれの分野の道具をもって病棟に頼らない地域精神医療の実践を試みるが、住み慣れたところで住む、食べる、排泄する、着る、寝る、掃除するなど日常生活の営みを継続することが治療となることも忘れないようにしたい。

（5）精神科病棟の必要性を問われれば、総合病院に精神科病棟は必要であるといえる。しかし、精神科病棟という便利な治療システムに支援者と当事者が頼ってしまう弊害もある。その点、私たちはこれまでの日本の精神科治療の歴史を引きずっている。「いざとなれば病棟がある」という味を知ってしまった世代に属している。こうした発想自体を払拭するために、理念的には病棟のないほうが精神科治療の良い実践、すなわち地域精神医療の良い実践が行なえると考えたい。このことは浦河の取り組みの未来を予感させる。

制度や政策への視点として

（1）２００１年の精神科特例改正は、公立病院や総合病院ではなく病床全体の９割を占める私立病院にこそ適用されるべきものであった。現実には２００１年の精神科特例改正の影響により総合病院から精神科が廃止されることになった。結果として、精神疾患以外の合併症への入院治療を担う医療機関が減少し、当事者の利益を損なうことになったと筆者は考えている。

（2）病棟に頼らない地域精神医療が持続可能となるためには、病棟に代わる住まいの提供と生活を支える生活支援に予算が移行される必要がある。病棟維持の費用の半分でも居住支援に回れば、地域の支援者による24時間切れ目ないサポートが可能となり、大半の当事者が地域生活を営むことが可能となる。

地域の総合病院から精神科病棟がなくなったことにより，私たちは翻弄されつづけたが，幸運なことに多くの気づきが与えられることとなった。だが，課題を抱えたままでもある。病棟に頼らない地域精神医療というよりは，病棟に頼れない地域精神医療というほうがふさわしい。「入院治療中心から地域生活中心へと移行する精神保健医療福祉の実現」の確立は未だ途上にある。

しかし，浦河の取り組みは，佐々木実氏が1978年に長い入院生活を終えた退院祝いの席で語った「これから自分たちはこの町でいったいどうやって生きていったらいいのだろう」という，まっとうで根源的な問いかけから主題が変わったわけではない。未来を模索し，共に生きることを支え合い，必要な環境を整え，足りない支援を築き，普通のこととして地域と関わり，当事者と学び合い育てられてきた。病棟に頼らない地域精神医療への挑戦は，浦河だけに限定されることではなく，日本各地の実践者とともに深化させる課題である。本書は，「住む＝生きる」を支える，「家族＝環境」を支える，「ケア＝サービス」の具体的な姿，「地域」を耕す，「ひと」を育てる，という5つの枠組みから構成されている。本書における5つの枠組みにも，こうした普遍性のある変わらない主題が反映されている。

文献

川村敏明・向谷地生良（2008）『ＤＶＤ＋ＢＯＯＫ 退院支援，べてる式。』医学書院

小林 茂（2015）「精神障害者福祉の専門技能——生活支援の視点から」『臨床心理学』15-5；625-628

向谷地生良・川村敏明（2008）「〝当事者の力〟に支えられる精神医療」『現代のエスプリ』487；132-144

Silverstein, S.M., Spaulding, W.D. and Menditto, A.A. (2006) Schizophrenia (Advances in Psychotherapy Evidence-Based Practice). New York : Hogrefe Publishing.（貝谷久宣・久保木富房・丹野義彦＝監修（2014）『エビデンス・ベイスト心理療法シリーズ4 統合失調症』金剛出版）

高田大志（2015a）「精神科病床を休止。超長期入院の患者さんをどうやって地域へ？（1）——始まりの時」『精神看護』18-3；298-301

高田大志（2015b）「精神科病床を休止。超長期入院の患者さんをどうやって地域へ？（2）——〝ない〟なら作る」『精神看護』18-4；429-432

高田大志（2015c）「精神科病床を休止。超長期入院の患者さんをどうやって地域へ？（3）——医療依存から離れる覚悟」『精神看護』18-5；498-501

第II部　総論

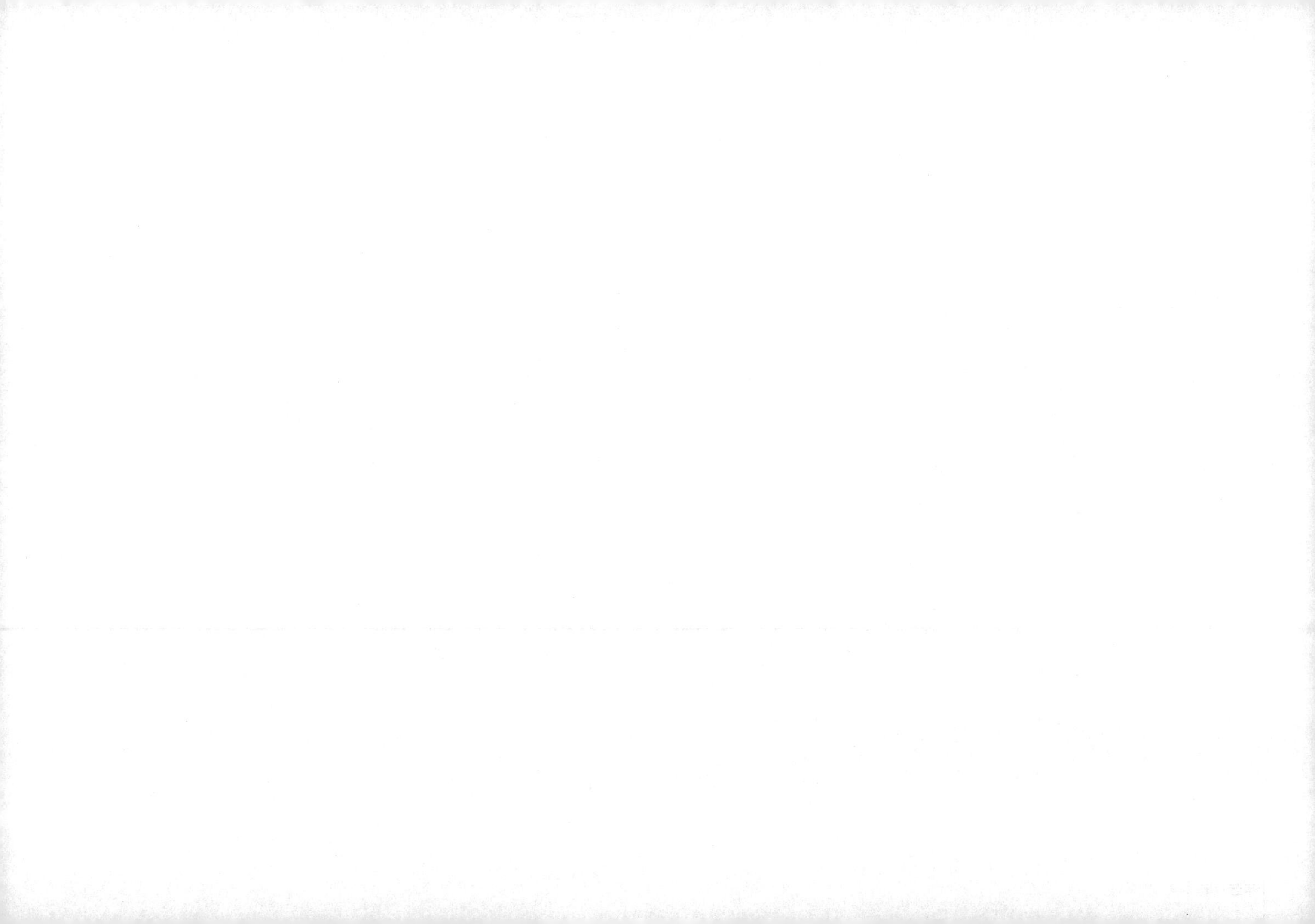

病棟に頼らない地域精神医療

伊藤順一郎
川村敏明

I 「病棟に頼らない地域精神医療」序説

伊藤　『病棟に頼らない地域精神医療論』をタイトルに掲げたこの本は、強制入院を主たる役割とするような精神科病棟が消えたあとの地域社会をイメージしながら、専門家たちの論考を編纂した一冊になります。僕の念頭にはイタリアのトリエステのこともあったけれど、一番の衝撃は、浦河赤十字病院精神科病棟の閉鎖が現実のものとなった浦河町から届きました。日本の精神科病床数は世界的に見ても高い数値を維持してきた歴史があるけれど、そのなかにあって浦河町の現実は、僕をはじめ精神科スタッフにとって実に大きなインパクトを放っていました。

本書の執筆陣にはさまざまな立場があると思いますが、僕は以前からジャーナリストで『ルポ・精神科病棟』を書いた大熊一夫さんといっしょに仕事をしているので、彼の主張する精神科病院廃止論にも徹底してつきあうスタンスでいます。それは制度に関して言うなら、措置入院や医療保護入院を不要にするということを意味します。簡単なことじゃないけれど、それはまず法改正という形で実現できることです。しかし同時に考えなくてはならないのは、精神障害を抱える人たちと関わりながら措置入院や医療保護入院を不要にするためには、強制入院が必要な状況まで当事者たちを追い込まないということです。人を追い込む前に人と関わる体制を地域のなかに整備することが、何を措いても重要だと感じています。以前は、「地域でとにかく3週間、危機介入を丁寧に進められたら、強制入院をしなくても急場を凌ぐことができる」と考えたこともありました。でも、やっぱりそれはちょっと違うと、臨床活動に携わりながら最近では考えはじめています。つまり、その状態に至る前のアプローチこそが大事だと思うようになったんです。家庭内暴力とか、錯乱するような状態以前に、眠れないとか、何らかの兆候が始まっているわけです。だからこそ、誰かが困っている当事者の声を早期に聞ける体制の整備が喫緊の課題だと考えるようになりました。その言葉を聞くのは医療者だけとは限らない。たとえばイタリア・トリエステの状況を見ていると、相談窓口としてのメンタルヘルスセンターへの相談の敷居は低いし、精神科医への相談の敷居も低い。でも、専門の支援者だけじゃなくて、地域の人たちや当事者の仲間同士で「何かがヤバいからこうなった。ちょっと休んだほうがいいんじゃない？」「このケンカはみんなが割って入って話し合ったほうがいいよ」と話し合える動きも生まれている。その全体状況が整ってはじめて、強制入院不要論も実効力をもつんじゃないかなと思うんですね。そういうことから浦河でどのようなことが起きたのかぜひ知りたいと思うのです。

II　当事者／家族のピアサポートとリカバリー

川村　──浦河町から精神科病棟がなくなって、この町の医療・福祉制度のことを以前より深く考えるようになりましたが、いつも自分のテーマとしてあるのは、自分たちに何ができるのか、自分たちの活動にどのような意味があるのかということです。しかしながら現実は変わっていきます。浦河べてるの家も成長するし、浦河日赤からも入院患者は減っていく。病床を半分に減らしたあとに浦河日赤全体の入院患者は減りつづけて、看護師をはじめとするスタッフの数ばかりが多くなって、病院の経営が成り立たなくなっていきました。でもそれは決して偶然ではありません。すべて当事者たちの傍にいた僕たちスタッフの考え方やテーマが変容しながら積み重なった延長線上に起きてきたことです。その現実に直面していつも考えるのは、当事者の力をどのように伸ばしていくのかということです。自分の問題について自分の言葉で発信できる当事者たちが増えて、それが普通のことにならなければ、どんなに素晴らしい制度改革も当事者から離れていってしまう。医療制度が変わっても当事者自身が変わっていかなければ、地に足の着いた現実じゃないですよね。いかに当事者一人ひとりのテーマとして問題を引き寄せるかが大切なことで、結果的に医療制度改革の理念と合流するのが理想です。だから正しくて立派な理念から現実に分け入るのではなく、あくまで地域から見えてくる課題を探求していく。その順序になることで、限られた地域のことではない社会全体の課題になっていくんだと思います。

伊藤　──なにより当事者の力を伸ばすのが重要だということですよね。そして当事者自身に力がついてくれば、自分で自分を助けられる当事者が育っていく。

川村　──当事者の力が伸びるといっても、かつて僕はその光景を見たことがなかったから、見たことのないものを見てみたいというシンプルな好奇心もありました。僕の意図したように患者さんが良くなることを目指すのではなく、当事者が自らの力で少しずつ回復を実現していく光景……それは僕自身がいつか見てみたかった景色でもあるんですよ。

伊藤　──仮に精神障害をもっていても街場でしっかり暮らせる力があれば生きていけるという信念をもって、そのための一助になることを願って、川村さんはこれまで浦河という地域で仕事をしてきたわけですよね。

川村　──浦河ひがし町診療所に来る精神障害者ってね、よく笑ってるんですよ。笑いながら相談をする当事者の姿が日常にも広がっていくことが僕の理想なんだけど、そこで問われるのは医師の役割です。医師には「担わなければならない役割」と「担わないほうがいい役割」があると思っているんだけど、どうもこれが逆転していることがあるみたいだよね。医師が行ったことはすべて正しいとされて、結果が伴わなかったらすべて病気の患者のせいにする……これってフェアじゃないですよね(笑)。

伊藤　──たしかに医師と当事者の関係は上下関係として固定化しがちですよね。それでもたとえば「医療保護入院はもういらない」「措置入院なんてまっぴらだ」って当事者たちが心の底から思えるようになったら、固定化した医師との関係性も変わり、それに伴って制度だって変わっていくのかもしれない。この変革に先鞭をつける、当事者による「医療改革宣言」が現実になるためには、親の同意で入院させられてはたまらないと思う当事者が自分で考えて実現する力をつけていき、そこに僕たち医療者がコミットしていくという方法もあるのかもしれません。

川村　──病院がなくなった浦河も、地域のサポートシステムという点ではイタリアに及ばないし、入院数もゼロになったわけではないし、現行の制度を一部利用しているところもあります。だからこそ制度変革について、医師だけじゃなく当事者や当事者に近い立場の人たちから議論が飛び出す空気が生まれてくれたらいいと思うけれど……日本社会全体を見渡すと、問題は山積していますよね。制度改革という理念と自分を取り巻く現実が乖離している地域はまだまだ多いし、それに自覚的になって変革を求める医師や患者さんは決して多数派ではありませんから。

伊藤　──制度改革はトップダウンではなく、地域からのボトムアップこそが重要だと僕も考えています。この課題に川村さんは浦河という地域で仲間たちと取り組んでいて、僕も今はACT（Assertive Community Treatment／包括的地域生活支援プログラム）の活動のなかで手探りを続けています。理想は、入院に頼らなくてもいいくらい当事者が力をつけて、地域で暮らせて、楽しめて、笑えている状態を実現することです。そして、この理想をローカルな場所において少しでも多く実現していけることが重要で、制度改革はあくまでその帰結としてあるべきだと思います。制度改革って結局は資金をどう使うかっていう話だからね。

川村　―2013年に浦河で日本統合失調症学会が開かれたとき、大学の先生や研究者の方がたくさん見学に来てくれて、2016年にも東京大学の笠井清登教授がうちの診療所の田んぼに来て、裸足になって田んぼに入って、草取りを手伝って楽しんでいってくれたり、糸川昌成先生からは当事者研究を始める医師が登場したことを聞いたりもしました。病気の研究をしていた医師も自分自身について考えて語るようになってきた動きは、もしかしたら重要な流れじゃないかな。僕としては、医師自身による当事者研究を通じて、制度も含めた新しい地域精神医療の全体像が見えてきたらいいなって。制度改革の抵抗勢力はやっぱり精神科医じゃないですか（笑）。だから、当事者支援に力を割いていくことが今後はもっと大事になっていくんじゃないかなと考えています。

伊藤　―そしてもうひとつ、医療保護入院の話をするときに家族とのつながりも大事なことですから、家族の負担にならない精神医療制度にすることも同時に考えていかなければならない。

川村　―浦河という地域に限っていえば、当事者家族は精神科スタッフを信頼してくれていて、我々の協力者にはなっても敵になることは今では考えられません。なんとなく空気を伝うようにして、浦河という地域に精神医療の理想が浸透しているのかな。先日も日高のえりも町で地域の人たちを集めて講演会を開催したのですが、初対面の人から浦河の取り組みのことを知っていると声をかけてもらいました。当事者や家族間のネットワークで情報が行き渡っていることを体感した出来事でしたね。だから僕らはまず地域を信じ、家族を信じて、一緒に取り組んでいく姿勢を共有することが先決。この最初の課題を共有できていれば、当事者や家族と衝突するようなことはまず起こりませんから。

伊藤　―かつては医療制度や個別の支援内容を巡る家族の抵抗より、支援計画のなかで時に重すぎる負担が家族に課されることが大きな問題だった。その負担が今の浦河では劇的に軽減されている……

川村　―それはきっと僕らが家族へのサポートも引き受けるからですね。それに当事者家族がボランティアとしてデイケアに関わっていることもあるので、家族同士の絆によって活動する文化が浦河にはあるんですよ。「苦しいならこっちにおいで」というつながりもあるし、「24時間電話していいよ」と電話番号を交換しあうこともあるし、家族同士が、ある意味では当事者でもある特異な文化が育っているのかもしれない。たとえば娘がひきこもって薬も飲まないと心配している家族の話を聞きつけて、訪問看護に別の家族が同行することもあるくらいだから。実際その場で人とのつながりをつくって、電話番号を交換したりして、家族同士によるピアサポートが展開している場面もよく目にします。

III 治さない医者・降りていく医者

伊藤 ―家族同士のピアサポートは、浦河日赤に精神科病棟が残っている頃からあったんですか？

川村 ―家族会はあったけど、今みたいなピアサポートはなかったですね。向谷地生良さんがいるべてるの家に救いを求めて親子で浦河に移住する家族が増えた頃、一方で家族たちとつきあっていく難しさを僕らは感じていました。家族にはどこか「救世主」を求めているようなところがあったからですね。そして僕は当時から、患者さんに対しても、家族に対しても、そして地域に対しても、その予想や期待を裏切ることを長いあいだ続けてきています。何かに困って相談に来るとき、そこには潜在的に医師への期待がある。当事者や家族は図らずもこのパターンに僕ら医師を流しこもうとしてしまう。でも僕はなかなかその枠にはまらないんですね（笑）。はまったほうが面白いとか効果があると思えれば話は別ですけど、この種のパターンで支援計画を進めても患者さんの状態は少しも良くならないし、かえって悪循環に陥るだけだから、あえて別の手段を選んでいるところもあってね。そうすると当事者も家族も期待外れですよね。「困っているからこんなにお願いしているのに、川村先生は良い返事をくれない」って。ただ、当事者と家族たちも同じような境遇の人たちから話を聞いてみると、だいたいみんな僕から同じような対応をされているとわかってくる（笑）。

伊藤 ―そこがすごいよね。別の家族から話を聞くというのは、互いに自分たちの話をしているということだけど、浦河には思い立ったら気軽に話をしたり話を聞いたりできる人たちがいて、語りあう文化が培われているわけですから。

川村 ―ただ僕も今よりずっと若い頃は、困っている人の期待に少しでも応えられれば「良い先生」になれると思っていたんですよ。

伊藤 ―ある意味で、当事者と家族のヒーローになるということですよね。

川村　―そうですね。ただ「良い先生」になっても、当事者や家族のその後にあまり良い影響はなかった。だから家族にはこんな話をしているんです。「あなたは今、病院や医師に自分の子どもの症状を治してもらいたいと思っているかもしれないけれど、これからいろいろな情報が入ってくると、きっと違った目標が見えてくるはずです。だから、ちょっと我慢しながら「治さない」我々とつきあってくれれば、違った展開が待ってるからね」って。家族からの期待通りには問題を引き受けないけれど、それでもつながりは決して手放さず、当事者や家族と長くじっくりつきあっていくことを心がけてきました。

伊藤　―医師や看護師に期待する「幻想」は引き受けない……そういうことですね。

川村　―そうです。でも「家族の期待を上手に裏切る方法」も、それはそれで案外難しい（笑）。もちろん最初はがっかりされます。でも、「この先生の説明はよくわからないけれど、何か大切なものがありそうだ」とは思っておいてほしい。僕の経験では、3年くらい経たないと僕の説明の真価は伝わらないようです。家族が本当に大切なことに気づいたときに「先生から3年前に言われた気がします」ってよく言うからね。親子で浦河に移住してきた家族を見ていると、子どもの当事者のほうがむしろよく事態をとらえているようです。たとえば足の悪い母親がボランティアで一生懸命手伝ってくれているのを見て、子どものほうが「うちの母は足が悪いんだから、あまり便利に使わないでください」って言ってきたりして、それまでずっと親に心配をかけてきた子どもが、今度は親を心配するようになったりもする。

伊藤　―当事者と家族は浦河出身の方も多いですか？

川村　―当事者も家族会も外から来た人が大半ですね。本州から浦河移住をする人もいれば道内からの人もいて、みんな一様に浦河の文化を求めて浦河に移り住む。それでも浦河移住のピークは終わって、2006年の障害者自立支援法の施行がその境になっていたようですが、「治さない医者」の効用を実感してくれる当事者と家族は、その後も浦河で生活を続けていくケースが多いですね。

IV　当事者主体という治療文化

伊藤　―今の浦河って、川村さんも含めて精神科医が4人いるんだそうですね。

川村　―そうそう、激戦区なんです（笑）。

伊藤　―僕が仕事をしている千葉県市川市でも、僕らは僕らでひとつの治療文化をつくっているつもりだけど、僕らが理想としている治療文化に合わない人も当然いるはずだと思っています。市川市の人口は約47万人で、精神科クリニックは13、精神科病院が2つ、総合病院の精神科が2つあるんですが、僕らがつくっているネットワークと別の機関のそれとの関係は違っているはずです。地域精神医療という視点から「ひとつの街の治療文化を変えること」を考えたとき、同じ地域で活動している別のクリニックの存在は無視できません。僕たちが自分のエリアで「病棟に頼らない地域精神医療」を実践しようとがんばっていても、あるとき救急車で地域の別の精神科病院に入院させられることもあるわけですからね。ひとつのエリアに新たな治療文化をつくろうとするとき、自分たち以外の医療機関との関係は、人口が多くて医療機関数も多い都市部であればあるほどシビアになってくるんじゃないかな。

約1万3,000人の浦河町の人口に対して精神科医4人という数はなかなか多いという印象ですが、浦河ひがし町診療所や浦河べてるの家の文化は、別のクリニックとも相互に影響しあっているんでしょうか?

川村　―地域の人たちから聞いた話によると、症状の重い人は浦河日赤に、ちょっと眠れないくらいのさほど症状が重くない患者さんは別のクリニックに行っていたようです。まだ精神科病棟が存在していた浦河日赤時代は、だから患者さんたち自身が棲み分け・使い分けをしていたことになります。限られた人数ですが、古くからの精神病の患者さんは浦河日赤がずっとケアをしていましたが、今では大半の患者さんを浦河ひがし町診療所がまかない、子どもは別の医療機関の児童精神科医が診ています。

少し脱線するかもしれませんが、僕が浦河日赤に赴任する前に先輩精神科医がいて、僕と向谷地さんが無邪気にその先生の世界を壊してすっかり苦しめてしまったところがあります。実際大学病院時代の先輩精神科医にも言われました。「君たちに悪意がなかったのはわかるけれど、自分が維持していた古典的な形の治療文化をあなたたちが無邪気にも壊してしまった」って。きっと大変失礼なことをしてしまったんだろうと思うけれど、患者さんにとってはプラスになったはずだと僕は考えています。そして、この時代を経てこそ今の浦河の治療文化があるんだと考えています。地域のクリニックと特別な連携をしているという意識はあまりないのですが、それは当事者こそが選ぶ主体であるという治療文化のなかにいるからかもしれませんね。

伊藤　―利用者のほうが自分自身の判断で棲み分けをしているということは、とても重要ですね。

川村　―「厄介な病気は川村先生のほうに」という暗黙の了解があって、関係機関もそれとなく誘導しているんじゃないかな(笑)。

伊藤 ―すると、地域の行政とのつきあいも似たようなものですか？

川村 ―そうですね。そもそも開業するときに新聞広告さえ出しませんでしたが、それでも口コミで広がっていく確信があったからでしょうね。

V―みんなのためにみんなでささえる

伊藤 ―実はもうひとつ話題に上げておきたいテーマがあるんです。利用者さんのなかには体の病気をもっていたり、抗精神病薬の副作用があったりして、メタボの人が多かったり、平均寿命が短かったりしますよね。もともとは精神症状があるんだけど、体が悪くなって体調を崩したり、悪くすると若くして亡くなってしまうという問題が地域にはある。精神疾患をもっている人がそういう人生を送るケースも結構多くて、そのことがとても気になっています。長生きして幸せな生活を送ることを誰もが想像しているんだけど、精神症状に伴って訪れる体の病の心配とどのようにつきあっていくのかっていうことは、老いの問題とも関係する、これからの地域精神医療のもうひとつの大きな課題だと思っています。

川村 ―そうですね。特に浦河では精神科病棟がなくなってまだ3年ほどですが、かつては何らかの身体疾患がある人も、精神科病棟で内科の治療を受けることができていました。ところが精神科病棟が地域からなくなった浦河では、今後、精神症状だけではなく身体症状とどのようにつきあっていくかという課題を抱えていくことになります。精神科病棟は廃止されたけれど、精神の問題を抱えた患者さんのベッドが一般病棟に5床くらいあったらいいのにっていうニーズはまだ残っているんだと思います。精神科病棟がなくなったあとに内科に入院した精神病の患者さんも何人かいて、今はまだそれが大きな問題には発展していません。でも、今後べてるの家のメンバーや浦河という地域全体が高齢化していけば、必然的に直面せざるをえない課題ですよね。

伊藤 ―精神科病棟があるおかげで、精神科にかかりながら内科を受診できて、症状が悪化する前に治療を受けられるというメリットも、現実問題としてあるわけですよね。

川村 ―具体的に比較はできませんが、浦河という地域の内部から見ていると、この地域の患者さんは自分自身で言葉を使いこなすことに慣れていたり、地域にサポートをしてくれる人たちがいるから、一般科を受診するのに苦労していないようです。もう20年以上前になりますが、浦河日赤の一般科の先生からこういうことを言われたんですよ。「先生、ちょっと言葉は悪いけど、この街って変な人が多くないですか?」って。でもね、僕はすごくうれしいこととしてその言葉を聞いたんですよ。

伊藤　—それってもしかしたら浦河の治療文化に特有の出来事かもしれませんよね。

川村　—そうそう、つまりべてるのメンバーも普通に一般外来に行くということなんですよね。そのとき、「先生、わかりますか！　この街にはね、精神科の患者さんが多いんですよ。一般に比べて多いというより、病院の一般外来に行けるような患者さん、つまり地域社会でちゃんと生活している患者さんたちが多いんです。浦河の大通りを歩くと精神病の人とすれちがいますよね。先生の周りで目立って多く見えるというのはおっしゃる通りです。それは精神障害者の社会参加率が高いということなんですよ」というような説明をしました。地域で多く見かけるということは病院の診察にも行けているということ、つまりそれだけ社会で生活ができているということですよね。

伊藤　—たしかにそうですね。

川村　—だから患者さんの側からすると、地域社会にしっかりした生活基盤があるわけだから、ある意味では病院慣れしてもいる。

伊藤　—自分から精神科以外の病院に行けるくらい生活力があるということですね。それこそ生活力をつけていくことの一環として、地域社会のさまざまなリソースを使えるということでもあって、歯医者さんも使えるし内科も使えている。

川村　—だから、精神科の患者さんがもし内科に入院したとしても、それを病院内でサポートできる力は、もしかしたらほかの地域より高いのかもしれません。

伊藤　—当事者の力だけじゃなくて、当事者を迎え入れる医療者側にもサポートする力がついているのかもしれませんね。

川村　—もともと浦河の当事者は、サポートを受けるという訓練を受けていて、毎日病院に顔を見せに来ることに慣れているし、病院側も医療スタッフも非常事態のときに地域のどのような機関に連絡をすればいいのかわかっている。当事者も医療者も相互に安心できる形が整っていなかったら、浦河日赤から精神科病棟だけを消滅させてもうまくいかなかったかもしれない。精神科病棟がなくなった浦河が大きな混乱もなく今まで来ているのは、それまでに地域で当事者とスタッフたちが築いてきた治療文化があったからこそだと思うんだよね。そのためには自分の機関にできることを十分吟味して、いろいろな場面に対処することを想定しながら日々を過ごさなければならない。同時に当事者も、社会との接触がほとんどないまま過ごしていたら、ある日突然「入院」をすることになっても、きっと思い通りにはいかないでしょうね。

伊藤　―入院以前の医療や地域との濃密な接触の機会があるからこそ、身体科の入院の受け入れもうまくいくし、入院生活も比較的スムーズになる。入院前に自分の症状や性格や人生のことをちゃんと言葉にできていることが土台になっているんですよね。それは当事者本人の努力によるものでもあるし、当事者をサポートするスタッフたちの日頃の経験の積み重ねでもある。

川村　―精神科として最低限できることに普段からどれくらいしっかり取り組んでいるかが問われますね。

伊藤　―「患者さんに対して行なってはいけないこと」だけではなくて、「患者さんに対して自分たちに何ができるのか」を普段から自分に問いつづけておかないといけない。

川村　―そうです。身体科に入院になるからといって急に病院に理解をお願いしても、結局「精神病の人は理解できない」ということになって、当事者を医療の被害者にしてしまうだけです。いざ入院となったときに、「この患者さんに必要なサポートは、べてるの家でもできるし、病院でもできるし、我々にもできる」と地域のスタッフが言える方向に進めていくことが大事なんだと思います。「入院するから病院にすべてお願いします」と言うだけでは、病院側も手に余るだけですよね。

現実には自分の状態を言葉で説明することが難しい人や、医療スタッフの説明を理解するのが難しい人もいますから、ベテランの看護師が通院に付き添ったりもしています。それでも精神科病棟がなくなる前だったら、「この通院の援助は誰がすべきか」、関係者のあいだだけで役割を話し合うこともありました。でも今は、とにかく当の患者さんとの関係性がいい人が通院に付き添えばいいっていうコンセンサスが生まれています。べてるの家との関係も大きいですね。べてるの家では「次には自分が行く」「こっちで引き受ける」といった方針が一瞬で決まっていくから。

伊藤　―スタッフが互いに押しつけるシーンがなくなってきているんでしょうね。

川村　―精神科病棟がないから、そんなことやってる場合じゃないんだよね（笑）。

伊藤　―行ける人がまず行くっていう一番効率のいいスタンスがスタンダードになっているわけですね。

川村　―協力するということが普段から当たり前になっているし、むしろそれがないと「病棟に頼らない地域精神医療」は立ち行かない。

伊藤　―それはスタッフが患者さんだけを診ていたら実現できないことですよね。スタッフのつながりや地域のつながりだけで当事者をサポートしていくことが、浦河では自然と成立しているように思います。医者は患者さんしか診ないところがあるから、専門家ではない地域の人たちとのつながり、たとえば不動産屋や民生委員とのつながりに時間を割くという大事な仕事は、医者以外のスタッフのほうが秀でているところはありますよね。

カバーしている地域の風景が見えてくるという話を川村さんがしてくれたけれど、それは地域に暮らす人々、もしかしたら当事者のサポーターになってくれるかもしれない人たちとのつながりがあって、むしろその前提の先に見えてくるものかもしれません。地域に散らばっている無数のサポート資源が視野に入ってくるからこそ、地域全体が見渡せる立場に立てて、そのなかに自ずと地域の風景が見えてくる……川村さんが今いるのはそのポジションなのでしょうね。患者さんだけを診て薬を出すだけの時間をできるだけ減らし、それ以外の大切なことに目を向けられるようになっていけば、長い目で見ると、「地域を耕す」役に立つのかもしれません。そしてそのことは、患者さんが自分の力を底上げしていく機会を増やすことにもつながっていくんじゃないでしょうか。今の研修医も患者さんのレポートを書くのに拘泥しているのが常だけど、それって患者さんはもちろん、医者も含めた地域における不幸の連鎖をつくることになっている気もします。

川村　―精神科の仕事はこれまで、患者さんととにかく向き合うことが第一だと考えられてきました。それはもちろん真実ではあるけれど、一度そこから外れてみると、まったく違った光景が見えてくる。そして「病棟に頼らない地域精神医療」の未来像は、もしかしたらこれまでの精神科の領分の外部にあって、地域の人々とつながりながら地域を耕すことにあるんじゃないかな。

海外・国内の調査研究から見る地域精神医療の現状

佐藤さやか

I　はじめに

本書のタイトルにある「病棟に頼らない地域精神医療」の推進は「地域メンタルヘルスケアシステム（Community Mental Health Care：CMHC）」の構築とほぼ同義である。CMHCは「地域住民のメンタルヘルスを推進するために必要とされる原則と実践を含むもの」であり，（a）（その地域において）入手しやすく受け入れやすい方法で地域のもつニーズに取り組む，（b）精神疾患を経験した人々のゴールやストレングスを築く，（c）適切な分量のサポート，サービス，資源を含む幅広いネットワーク作りを促進する，（d）エビデンスに基づいており，かつリカバリー志向であるサービスを強調する，といった取り組みを手段として用いると定義されている（Thornicroft et al. 2016）。

日本の現状をみると（a）〜（d）のいずれの項目も発展途上であるが，平成30（2018）年4月から始まった第7次医療計画および第5次障害福祉計画において「精神障害にも対応できる地域包括ケアシステム」の構築が謳われるなど，入院を前提としない精神科医療が理念だけでなく国の制度として具現化されつつある。

ここに至るまでには，さまざまな領域で多くの先達による提案や試みがなされてきた。本稿では，1980年代以降の精神保健医療福祉領域でなされた提言やシステムの変遷，国内で行われてきた地域中心の支援を志向する取り組みを概観し，あわせて今後，国内の取り組みの参考になると思われる海外の先行研究についても紹介する。

II 国内における地域ケア発展の経緯

1 精神保健医療福祉システムに関する議論と施策の変遷

我が国の精神科医療においては長く入院中心の医療が展開されてきた。これは終戦後に増加した覚醒剤中毒者の治療のために精神科病院の整備が急がれ、この過程で国策として私立の精神科病院が増やされたこと、1964年に起こったライシャワー事件［1］をきっかけに治安維持・社会防衛の視点から当時の精神衛生法が改正され、クラーク勧告［2］を受けながらも1987年まで改正されずにいたことなどが影響している（浅井1998）。このため1980年代初頭までは、精神科病院の患者はその疾患や障害の特性から、一般社会と隔絶した環境で長く保護・治療を行なうこともやむを得ない、との考え方があった。しかし1984年に起こった宇都宮病院事件［3］を契機に、精神障害者の人権擁護と適正な医療の確保という観点から、精神保健医療福祉システムの抜本的な見直しを求める機運が高まり、精神障害者の社会復帰の促進や福祉の増進を目指した動きが行政においても見られるようになった（猪俣2005）。

1987年の精神保健法成立から1999年の精神保健福祉法の改正による各種事業の法定化、2002年4月の完全施行まで、詳細は表1を参照されたい。この間、国はさまざまに音頭を取り、繰り返し精神障害者の退院を促そうとしたが、退院者数の増加には結びつかなかった。

そこで国は「今後の精神保健医療福祉施策について」（2002）と題する報告書において、以降の基本的な考え方として「入院医療主体から地域保健・医療・福祉を中心としたあり方への転換」を明示し、今後10年で「受け入れ条件が整えば退院可能」なもの（すなわち「社会的入院患者」）約72，000人の退院・社会復帰を目指すとする数値目標を示した（社会保障審議会障害者部会精神障害分会2002）。退院者数について数値目標と実行期間をはっきり示したことに、施策の実効性を高めようとする国の決意がうかがわれる。

その後、複数回の検討会等とその報告書（厚生労働省障害保健福祉部2002, 2004／厚生労働省精神保健福祉対策本部2003）を経て、アクション・プランが「精神保健医療福祉の改革ビジョン」（厚生労働省精神保健福祉対策本部2004）としてまとめられた。またプランに沿って国の研究費を用いた研究活動や行政による取り組みが行なわれ、2005年の障害者自立支援法、2013年の障害者総合支援法の成立を経て、地域における障害福祉サービスのあり方も大きく変化しながら現在に至っている（表1）。

表1　精神保健医療福祉施策年表

年	月	法律・文書名・その他重要事案	精神保健医療福祉施策への影響
1950		精神衛生法公布	精神障害者の私宅監置からの解放
1964		ライシャワー事件	精神衛生法が一部改正に
1965		精神衛生法一部改正	治安的性格の強化
1968		「日本における地域精神衛生――WHOへの報告」（クラーク勧告）	「日本では非常に多数の精神分裂病患者が精神病院に入院患者としてたまっており、患者は長期収容による無欲状態におちいり、国家の経済的負担を増大させている」と指摘
1984		宇都宮病院事件	精神科病院における長期入院と患者の人権保護に対する関心の高まり
1987		精神衛生法一部改正による精神保健法の成立	法の目的に「精神障害者の社会復帰の促進・福祉の推進」が盛り込まれる
1993	3	障害者基本法の成立	
	6	精神保健法一部改正	グループホームの法定化、社会復帰のための調査研究の推進、全国精神障害者家族連合会の事業者指定
1995	5	精神保健福祉法の成立	法の目的に「精神障害者の自立と社会経済活動への参加を促進すること」が追加、福祉ホームと福祉工場が社会復帰施設として認可、精神障害者社会適応訓練事業（通院患者リハビリテーション事業）が法制化
	12	総務省「精神保健対策に関する調査結果報告書」に基づく勧告 障害者施策推進本部による「障害者ノーマライゼーション7カ年戦略」の決定	「社会的入院」とその解消が法令上はじめて明記 精神障害者生活訓練施設（援護寮）の設置数等について数値目標と達成期間を具体的に設定
1997	4	精神保健福祉士法の成立	
1999	5	精神保健福祉法一部改正	地域生活支援センターやホームヘルプサービス（居宅介護等事業）、ショートステイサービス（短期入所事業）が法定化
2002	4	1999年改正精神保健福祉法の完全施行	
	12	社会保障審議会障害者部会精神障害者分会「今後の精神保健医療福祉施策について（報告書）」 障害者施策推進本部による「重点施策実施5カ年計画（新障害者プラン）」の決定	今後10年で「受け入れ条件が整えば退院可能」な約72,000人の社会的入院状態にある患者の退院・社会復帰を目指すとする数値目標をはじめて設定 「10年間に72,000人の退院促進」を目標として掲げ、以下どの文書にも必ず記載される
2004	9	精神保健福祉対策本部「精神保健医療福祉の改革ビジョン」	
	10	社会保障審議会障害者部会事務局提示資料「今後の障害保健福祉施策について（改革のグランドデザイン案）」	

年	月	法律・文書名・その他重要事案	精神保健医療福祉施策への影響
2005		障害者自立支援法の成立（精神保健福祉法一部改正を含む）	3障害共通の福祉サービス体制 法令上も「精神分裂病」の呼称が「統合失調症」に変更
2008		「STUDY VISIT ON COMMUNITY MENTAL HEALTH IN JAPAN」（WHOの国際コンサルタントであるメルボルン大学チー・アン博士による報告書）	「費用対効果が高く、文化的に適切と考えられる地域サービスのモデルが広く普及しているとは言えない」と指摘
2012	4	障害者自立支援法改正による精神障害者地域移行・地域定着支援の法定給付化	支援者の手弁当で行われていた訪問支援が個別給付化されることによって、より利用しやすい制度になる
2013	4	障害者総合支援法の成立	精神を含む3障害をもつ人に対するサービス基盤の計画的整備を明示 市町村は障害福祉計画を作成するに当たって障害者などのニーズ把握などを行うことを努力義務化、自立支援協議会などにおいて当事者や家族の参画を明確化
	6	国連拷問禁止委員会による精神保健ケアに対する勧告	外来やコミュニティサービスの発展と入院患者数の低減など、8項目を指摘
2014	4	診療報酬における精神科重症患者早期集中支援管理料および精神科訪問看護における精神科複数回訪問加算の新設	多職種による訪問、1日複数回の訪問に報酬がつき、より重症の利用者を地域で支えることが可能になる
2015	4	障害者総合支援法における訪問による自立訓練 （機能訓練・生活訓練）の見直し	通所による訓練を利用しているものに限定されていた訪問支援が通所を前提としなくても可能になる
2016	7	相模原障害者施設殺傷事件	
	10	精神保健指定医不正取得に関する処分	
2018	4	第7次医療計画および第5次障害福祉計画等の開始 診療報酬における精神科在宅患者支援管理料の新設	「精神障害にも対応した地域包括ケアシステムの構築」を掲げ、多様な精神疾患等に対応できる医療連携体制の構築に向けて、医療機関の役割を明確化、役割分担と連携を推進 精神科重症患者早期集中支援管理料を廃止し、算定要件を改めたうえで新設

2 国内の臨床および研究活動

それでは、改革ビジョンから10年以上が経過した今日、「社会的入院患者7 2、0 0 0人の退院」は達成されたか？

残念ながら、答えはNOである。

行政が発行する白書上では「社会的入院患者」が明確に定義されていないが、厚生労働省が3年に1度行なっている患者調査で疾患別の入院患者数の推移がわかる。「社会的入院患者」が多く含まれると考えられる統合失調症の入院患者は「改革ビジョン」が発表された直後の平成17（2 0 0 5）年には19・9万人、10年が経過した平成26（2 0 1 4）年には16・6万人であった（厚生労働省大臣官房統計情報部2005, 2015）。本来なら10年間に新たに生じた入院患者数および転院や死亡など社会復帰以外の退院後転帰も考慮に入れる必要があるため難駁な計算になるが、単純に考えれば目標値の半分にも満たない3万人程度しか地域に戻ることができなかった、というのが結論である。

ここまでの経緯を見ると、1 9 8 7年の精神保健法成立以降、国は繰り返し精神障害をもつ人の地域移行について旗を振ってきたが、「笛吹けど踊らず」の状態が続いてきたと言わざるを得ない。この隔靴掻痒の期間に地域ケアの萌芽的活動を先導してきたのは民間の取り組みであった。

（1）「支援／医療機関」による退院支援の取り組み

やどかりの里（埼玉県、1 9 7 0年～）や、ときわ会あさやけ作業所（東京都、1 9 7 3年～）などをはじめとする福祉や地域における地域生活支援の取り組みは、我が国のC M H Cのさきがけとなる活動であった。いずれも当事者家族や保健所など地域ケアを担う支援者、精神科病院でのケアに限界を感じ、自らが〝脱施設化〟して地域に出た医療関係者などの手弁当による草の根的活動が発端となり実を結んだものである。

1 9 8 0年代後半になると、谷野呉山病院（富山県）（岡田ほか1989）や、さわ病院（大阪府）（澤1991, 1992）などの医療機関を中心とした包括的な地域生活支援の萌芽的活動が見られるようになる。また1 9 9 0年代後半にはイギリスのケンブリッジ市やカナダのバンクーバー市の精神保健サービスからアイデアを得た東京武蔵野病院（東京都）による「東京武蔵野病院精神科リハビリテーションサービス」（Musashino Hospital Psychiatric Rehabilitation Service：MPRS）（野田ほか1991）や、N P O法人みなとねっと21（東京都）を中心に実践されたOptimal Treatment Project（OTP）（野田ほか1991／水野ほか1999／三浦ほか1999／高橋ほか2004）のような海外の取り組みが日本で展開された。いずれも居住サービス、患者の変化を促す直接サービス、アウトリーチなど複数の支援要素を備え、患者を中心とした支援のネッ

表2　医療機関を中心とした萌芽的活動

医療機関の名称	取り組みの内容
谷野呉山病院（富山県）	外来診療所を軸として、本格的な地域移行の準備段階としての住居である「ハーフウェイハウス」、デイケア、作業所などを配置し、患者はそれぞれのニーズに合ったサービスを選択して地域生活が送れるようなシステム作りと院内での退院促進プログラムを並行して行なった。
さわ病院（大阪府）	家族や地域の受け入れ態勢に左右されずに退院支援を行なうため、病院が独自に住居を確保し、退院後は訪問看護などでケアを行なう地域生活支援システムを構築した。患者のニーズに合わせて機能の違う複数の住居を開拓していった過程は「ゲリラ的共同住宅の展開」として紹介されている。
東京武蔵野病院（東京都）	イギリスのケンブリッジ市やカナダのバンクーバー市の精神保健サービスからアイデアを得て、地域精神科看護師の設置や障害者職業センターとの協力体制の確立（医療と地域および福祉の密な連携）、薬物治療に関して当事者の主体性を尊重する仕組みの立ち上げ（共同意思決定を促す仕組み）などを行なった。
NPO法人みなとねっと21（東京都）	イタリアのイアン・ファルーン医師が提唱したOptimal Treatment Projectを導入、アウトリーチ支援をベースに適正な抗精神病薬の処方と心理教育など心理社会的支援を組み合わせ、それぞれの利用者にあったオーダーメイドの支援を展開した。

トワークの構築を目指している点が特徴であった（表2）。

２０００年代には国が実施する臨床研究の一環として、海外でエビデンスがある実践に関する効果検証が行なわれるようになる。２００３年から開始された厚生労働省の研究班では、米国で作成されたThe community re-entry programを日本の精神保健医療福祉システムに合わせる形で改良した「精神障害をもつ人のための退院準備プログラム」を作成し、Randomized Controlled Trial（RCT）デザインによってその効果検討を行なっている。この結果、退院困難要因のうち病識や服薬コンプライアンスや自閉的な行動、また病気や服薬に関する知識度について介入群のみに有意な改善が見られた（Sato et al. 2012）。対象者の平均年齢が54歳前後、平均入院期間が10年を超えていたことを考慮すれば、6カ月間という比較的短期間の追跡期間内ではまずまずの成果と考えられ、同プログラムが我が国の精神科長期入院患者の地域移行に寄与する可能性が示された。同プログラムは近年、医療観察法病棟においても活用されている。

包括型地域生活支援プログラム（Assertive Community Treatment：ACT）のモデル事業および効果検討研究も同時期に開始されている。今日、国内で多くの実践家の知るところとなったＡＣＴは、２００２年より厚生労働省の研究事業（ACT-J）として実施されたのを皮切りに、京都、仙台、岡山などいくつかの地域で実践が始まり、ＲＣＴデザインによる効果検討も行なわれた。この結果、ＡＣＴ支援を受けた介入群は対照群と比べて支援開始1年後のうつ度が低く、生活に対する満足度が高いなど、重い精神障害をもつ人の地域生活に貢献することが示唆された（Ito et al. 2011）。研究活動終了後は「ＡＣＴ全国ネットワーク」[4]をプラットフォームとしてＡＣＴチームの立ち上げ支援や研修が行なわれており、現在全国で30あまりのＡＣＴチームが地域で活動を行なっている。ＡＣＴ事業所やこれに準じる医療機関の多職種チームを対象に医療経済的な検討も行なわれており、診療報酬上は非算定であるが臨床上どうしても必要とされる支援（入院中の当事者との「エンゲージメント」や危機対応のための1日複数回訪問など）を、チームが赤字を負って実施している実態が明らかとなった（吉田2014）。この結果はアウトリーチ関連の支援が診療報酬化される際の根拠のひとつとなった。

(2) 行政による地域生活支援のためのシステム構築事業

行政による萌芽的な取り組みとしては、高齢者のケアマネジメントシステムを参考とした「精神障害者ケアガイドライン」の策定と試行事業が挙げられる（厚生労働省大臣官房障害保健福祉部精神保健福祉課1999）。実施当初は精神障害の障害特性に鑑み、直接サービスを含むインテンシブなケアマネジメントを地域で展開することが目指されていたが、事業の過程で高齢者に対するものと同様の仲介型マネジメントが志向されるようになり、直接的には地域移行につながらなかった。

同時期には大阪府による社会的入院解消研究事業も実施された。この取り組みの特徴は、事業専従の「支援職員」がマンツーマンで入院中の対象者が作業所などへ外出する際に同伴し、病院と地域社会資源とのつなぎ役を担った点にある。入院患者と地域支援機関の関係作り、長期入院患者の退院に対する不安の軽減、退院への意欲の促進、といった効果とともに2年間に66人に対して支援を行なった結果、35人（53・0％）が退院したことを報告している（米田2002）。

上記の大阪府の事業も踏まえ、２００３年から国による「精神障害者地域移行支援特別対策事業」などの事業が行なわれてきたが、現在の診療報酬などの制度化に直結した事業としては「アウトリーチ推進事業」が挙げられる。同事業は２０１１～２０１３年に実施されたもので、主診断名が統合失調症圏、重度の気分障害圏、認知症による周辺症状がある者で、長期入院後の退院や入退院を繰り返し病状が不安定な者、受療中断者を対象に、①スタッフが単独または複数職種で訪問（必要に応じて1日に複数回訪問）、②24時間体制で対応、③多職種によるケア会議の開催、④地域の関係機関との連携、などで構成される支援を行なった。この事業に参加した22道府県35機関から調査協力を得てデータ分析を実施した結果、支援によってGAF得点の上昇や問題行動の減少が見られた（萱間 2014）。

「アウトリーチ推進事業」に関する臨床活動と調査研究によって、病院や訪問看護ステーションが地域生活支援を行なうことはFeasibleであり、かつ有効であるとの成果が示されたことが、成果が示されたことは、精神科重症患者早期集中支援管理料（平成28（2016）年）や精神科在宅患者支援管理料（平成30（2018）年）の制度化の一助となった。このほか、障害者総合支援法下における制度でも、アウトリーチ支援に一定の経済的裏づけが認められるようになり、医療と福祉の両面で積極的な地域支援を展開できる素地がようやく整ったのが現状と言える。

3 海外の研究活動

英米ではいずれも1950年代から1960年代にかけて精神障害をもつ人を入院治療によってケアすることへの問題意識が高まり、精神科病院の病床削減と予算およびマンパワーの地域移行、という形で脱施設化（地域移行）が始まった。

しかし、脱施設化が始まった当初に予定されていた政府からの予算が徐々に削減されるようになり（Elpers 1989）、地域精神保健センター（Community Mental Health Center：CMHC）など地域の社会資源の建設と病床削減のペースにアンバランスな状態が生じるようになる。

脱施設化による精神科病床の大幅削減後、精神科病床では急性期対応の入院治療しか受けられなくなった。この結果、地域で物質依存となって再入院しても、リハビリテーションの機会がないために退院できず、結果的に再び長期入院になる群が見出されるようになる（Thornicroft & Bebbington 1989）。彼らは、アルコールや薬物によって症状を悪化させるため、従来提供されている地域ケアでは支えるのが大変困難で、脱施設化の初期の段階ではまったく見落とされてきた当事者たちであった。加えて、精神科病床が削減されたあとに発症した新たな世代の当事者が、十分な精神科医療を受けることのないままホームレスとなってしまうという問題も生じた（Lamb & Bachrach 2001）。

こうした脱施設化の初期に、退院後の地域ケアでは対応困難な問題を抱えてしまった、もしくは脱施設化後に発症し、治療が必要となった若い世代の当事者群は、脱施設化が起こる以前に長期入院しており主として活動性の低下を問題視されていた当事者群が「Old Long Stay（OLS）」と呼ばれるのと対比して「New Long Stay（NLS）」と呼ばれ、精神科医療は新たな対応を迫られるようになる。

Bachrach（1976）は、脱施設化とは単に精神科病院の全数を減らすことではないと述べ、脱施設化には必要な3つの要素について言及している。すなわち、①精神障害をもつ人々の病院から地域施設への移行、②新たな入院の可能性がある人の病院以外の居住サービスなどへの移転、③精神障害をもつ人のための地域における代替サービスの開発、である。またLamb & Bachrach（2001）は、精神科に長期入院していたものが退院する場合、地域生活を始めることによって新たなニーズが生じるため、特に③のプロセスが非常に重要だと述べている。

これらの提言は、アメリカやイギリスの脱施設化が精神科病院から居住サービスへの「住み替え」に終始し、それまで精神科病院で提供されてきたケアを地域において提供する代替サービス、つまりBachrach（1976）が言うところの③について開発が遅れていたことを指摘している。こうした指摘を踏まえ1980年代以降、本書で多く取り上げられるACT（Assertive Community Treatment）、ICM（Intensive Care Management）、IPS（Individual Placement and Support）など新たな地域ケアの枠組みや技法が次々と開発された。

脱施設化後、当事者を支援する地域ケアの枠組みのほか、当事者自身のもつ退院に関連する要因などについてもさかんに検討が行なわれた。そのひとつがThe Team for the Assessment of Psychiatric Services（TAPS study）と呼ばれるプロジェクトである。TAPS studyは1983年にロンドンの大規模な公立精神科病院であるフライアンとクレイベリーの閉鎖が決定したことをきっかけに開始された。大規模な対象者数や当時の基準から見れば厳密な研究計画であったことから、精神科入院患者の地域移行や地域定着に関して今日においても参照すべき重要研究と言える。

同プロジェクトの対象者は、フライアンとクレイベリーの、①両病院に1年以上入院しているもの、②65歳以上の場合は診断が老年性認知症以外のもの、であった。調査対象者数は770人（男性432名、女性338名、平均年齢はフライアン＝60・8歳、クレイベリー＝61・4歳、平均在院期間はフライアン＝21年、クレイベリー＝28年）で診断は両病院とも81％が統合失調症、そのほかには感情障害、神経症もしくはパーソナリティ障害、脳疾患などが含まれていた（O'Driscoll & Leff 1993）。

これらの対象者に対して、属性、病歴、複数の臨床評価尺度を用いた評価によるベースライン調査が行なわれ、退院後1年と5年の時点でベースライン時と同様の調査および地域での住居移動、再入院、生命予後、受刑の有無、ホームレス化の有無などについて追跡調査が行なわれた（O'Driscoll & Leff 1993）。

TAPS studyは10年以上をかけて研究が進行する過程で、50編あまりの論文が発表された大規模プロジェクトであった。このため複数の評価時点でデータ収集が実施され、1年以上入院したものの退院に関連する要因についてさまざまな検討を行なっている。

Jones (1993) は、研究開始から最初の3年間(1985〜1988年)に退院したもの(退院群=286人)と入院を継続したもの(入院継続群=630人)の属性や一部の臨床評価尺度について比較を行なっている。この結果、退院群は入院継続群を比較して、①年齢が若い、②在院期間が短い、③退院することにポジティブである、④統合失調症の割合が低い、⑤単身者の割合が低い、⑥精神症状を有しているものの割合が高い、⑦幻聴や妄想を有しているものの割合が高い、などの特徴が見られた(Jones 1993)。

他方、Trieman & Leff (1996) は、フライアン病院が閉鎖する直前まで病院に残っており、それまで病院や研究チームが退院の働きかけを行なってきたにもかかわらず、スタッフから「地域生活を送ることは困難で転院が相当」と判断された"Difficult to Place (DTP)"と呼ばれる72人の当事者と、同じく病院に残ってはいたがDTPとは判断されなかったもの、また同時期に退院したものとの比較を行なっている。この結果、DTPはそれ以外のものと比べて、①年齢が若い、②在院期間が短い、③やや精神状態が悪く、特に不安が強い、という特徴がある。また、病棟看護師が指摘するもっとも退院を阻害している要因として、①攻撃的である、②治療コンプライアンスが不良である、③不適切な性的行動がある、ことが挙げられていた(Trieman & Leff 1996)。

これら2つの研究結果を比較すると、たとえば「年齢の若さ」という変数がかたや退院の促進要因として挙げられていながら、もう一方では退院の阻害要因あるいは再入院の促進要因として挙げられている。これは対象者のもつ背景の違いによると推察される。前者はプロジェクトが開始されてから最初の3年間に退院したものを対象としていることから、主にOLSを対象とし、後者ではプロジェクトの後期に病院に残っていたものを対象としており、主にNLSの退院に関連する要因を検討しているとも考えられる。

我が国の精神科入院患者が1年以内に退院できるものと入院を継続するものに二極化していることは、1980年前後にすでに指摘されており(猪俣・小泉 1979)、現在の診療報酬体系においても1年以上入院を継続するものは通常の治療やケアに加えて特段の支援が必要という整理がなされている。おそらく我が国の現状はTAPS studyの後期と同様の状態、つまり同じ1年以上入院しているものであっても、OLSとNLSが混在した状態と考えられる。これら2つの群では退院に関連する要因や必要とするケアが異なることが考えられ、TAPS studyにおけるデータはその検討の一助となり得るだろう。加えてKnapp et al.（1990）はTAPS studyのデータについて医療経済学的検討を行なっており、地域移行の対象者がOLSであるうちは入院によるケアより地域ケアの費用のほうが安価であるが、NLSに対象者が移行するにつれて費用が高くなることを報告している。こうした指摘も今後の我が国のメンタルヘルスに関わる予算の配分に示唆を与えてくれると思われる。

4 今後の課題

こうして概観してみると、日本が脱施設化＝地域移行先進国として追いつこうとしてきた英米は、Bachrach（1976）の定義する脱施設化に成功したわけではなく、今日に至るまで生じた課題を克服するための不断の努力が続いてきたと言える。

だからこそ、今後本格的な地域ケア時代を迎える我が国がこれらの国に学ぶことは多い。本書で紹介されている支援システムや支援技法には、欧米諸国においてその時々の課題を乗り越えるために開発されたものが多数含まれている。こうした「輸入もの」の実践については時に批判もなされるが、執筆者諸氏が日本の精神保健医療福祉システムや当事者の事情に合わせていかに柔軟に支援を行なっているかは、読み進めるなかでご理解いただけると思う。

最後に、本書で紹介されているような実践を恒久的な制度に組み込んでいくための課題として、予算の確保とエビデンスの発信が挙げられる。

Elpers（1989）によれば、1957年から1988年の間に84％の入院患者が地域に移行した米国カリフォルニア州での脱施設化の際、連邦政府は当初、州の地域ケア関連プログラムの予算のうち50％をカバーすると謳っていた。我が国の精神保健システムのうち障害福祉サービスについては3障害をまとめて扱っているため、精神障害のみにかかる予算の切り分けが困難だが、最新の国民医療費（平成26（2014）年度）における精神障害関連の支出（「精神及び行動の障害」から「血管性及び詳細不明の認知症」を除いたもの）は全体の6％程度にとどまる（厚生労働省政策統括官付参事官付保健統計室2016）。カリフォルニア州も脱施設化の過程で大幅な予算削減されているため、我が国においても永続的な支出は困難かもしれない。しかし地域ケアのスタートダッシュにあたってはより大きな予算獲得が望まれる。また、これらの予算を確保するためには、効果的な実践に関して当事者の実感や実践家の経験談に加えてエビデンスの提示も不可欠であろう。

さらに言えば、我が国の地域生活支援に関わる当事者、家族、実践家、研究者、行政などすべての立場の人による協働を一層推し進める必要がある。たとえば支援内容について何らかのプログラム（たとえばSocial Skills Trainingなど）を実践する立場とケースワークなどの地域で当事者とともに行なう個別性の高い支援を重視する立場が対立し、ややもすると2つの支援体系が二律背反のように扱われることがある。しかし、これらは車の両輪であり、等しく公的な精神保健医療福祉システムのなかに位置づけられることによって相乗効果を発揮し、当事者のリカバリーを支えることができると考えるべきである。

英米が成しえなかった医療にも福祉にも行き場のない当事者を出さない地域移行を実現できるかどうか、私たちは正念場を迎えている。

註

1——1964年3月にライシャワー駐日アメリカ大使が統合失調症の19歳の少年に刺されて負傷した事件。

2——WHO顧問として日本に派遣された医師クラークによる「日本における地域精神衛生——WHOへの報告」（Clark 1968）と題した報告書およびその内容を指す。同報告書は「日本では非常に多数の精神分裂病患者（原文ママ）が精神病院に入院患者としてたまっており、患者は長期収容による無欲状態におちいり、国家の経済的負担を増大させている」と指摘し、政府、精神病院、医療関係者が協力して地域における精神科医療の発展に尽力すべきであるとの考えを示している。

3——栃木県宇都宮市の精神科病院「宇都宮病院」の看護職員などによる患者への傷害致死事件や無資格者の医療行為などが発覚し、院長ほか職員が逮捕された事件。

4——2020年4月より一般社団法人コミュニティ・メンタルヘルス・アウトリーチ協会（通称アウトリーチネット）。

文献

浅井邦彦（1998）「病院精神医療——歴史と現況そして将来」『最新精神医学』3 ; 411-423

Bachrach, L.（1976）Deinstitionalism : An analytical review and sociological perspective. Maryland : NIMH.

Clark, D.H.（1968）Assigment Report. Geneva : Wolrd Health Organization.（加藤正明＝監訳（1968）「日本における地域精神衛生——WHOへの報告」『精神衛生資料』16 ; 165-191）

Elpers, J.R.（1989）Public mental health funding in California, 1959 to 1989. Hosp Community Psychiatry 40 ; 799-804.

猪俣好正（2005）「自治体病院からみた精神保健福祉施策のグランドデザイン」『臨床精神医学』34 ; 1003-1007

猪俣好正・小泉 潤（1979）「一公立単科精神病院の患者動向——特に長期在院化をめぐって」『精神神経学雑誌』81 ; 607-617

Ito, J. et al. (2011) The effect of Assertive Community Treatment in Japan. Acta Psychiatr Scand 123 ; 398-401.

Jones, D.（1993）The TAPS project 11 : The selection of patients for reprovision. The British Journal of Psychiatry. Supplement 19 ; 36-39.

萱間真美（2014）「厚生労働科学研究費補助金障害者対策総合研究事業（精神障害分野）アウトリーチ（訪問支援）に関する研究」聖路加国際大学

Knapp, M., Beecham, J., Anderson, J. et al. (1990) The TAPS Project 3 : Predicting the community costs of closing psychiatric hospitals. British Journal of Psychiatry 157 ; 661-670.

厚生労働省大臣官房障害保健福祉部精神保健福祉課（1999）「精神障害福祉行政の動向とケアマネジメント」『ケアガイドラインに基づく精神障害者ケアマネジメントの進め方』pp.3-12

厚生労働省大臣官房統計情報部（2005）「平成17年患者調査」

厚生労働省大臣官房統計情報部（2015）「平成26年患者調査」

厚生労働省政策統括官付参事官付保健統計室（2016）「平成26年度 国民医療費の概況」

厚生労働省精神保健福祉対策本部（2003）「精神保健福祉の改革に向けた今後の対策の方向２００３年５月15日」（http://www.mhlw.go.jp/shingi/2003/09/dl/s0926-6d2.pdfl）［２０１７年２月22日閲覧］

厚生労働省精神保健福祉対策本部（2004）「精神保健医療福祉の改革ビジョン厚生労働省２００４年９月２日」（http://www.mhlw.go.jp/topics/2004/09/dl/tp0902-1a.pdfl）［２０１７年２月22日閲覧］

厚生労働省障害保健福祉部（2002）「新障害者基本計画及び重点施策実施５カ年計画（新障害者プラン）について２００３年１月21日」（http://www.mhlw.go.jp/topics/2003/bukyoku/syougai/j1.html）［２０１７年２月22日閲覧］

厚生労働省障害保健福祉部（2004）「精神障害者の地域生活支援の在り方に関する検討会」最終まとめについて２００４年８月６日（http://www.mhlw.go.jp/shingi/2004/08/dl/s0806-4a.pdfl）［２０１７年２月22日閲覧］

Lamb, H. & Bachrach, H.（2001）Some perspectives on deinstitutionalization. Psychiatric services 52 ; 1039-1045.

Lelliott, P. & Wing, J（1994）A national audit of new long-stay psychiatric patients I : Impact on services. British Journal of Psychiatry 165 ; 170-178.

三浦勇太ほか（1999）「地域による包括的家族サポートの実践精神科病院退院例におけるOTP（Optiomal Treatment Program）の経験」『病院・地域精神医学』42 ; 259-260

水野雅文ほか（1999）「地域における包括的サポートプログラムOptimal Treatment Project（OTP）による精神分裂病のリハビリテーションについて」『臨床精神医学』28 ; 1033-1041

野田文隆ほか（1991）「包括医療システムの中のリハビリテーション――精神障害者リハビリテーション「東京武蔵野病院精神科リハビリテーション・サービス」について」『総合リハビリテーション』19 ; 29-32

O'Driscoll, C. & Leff, J. (1993) The TAPS Project. 8 : Design of the research study on the long-stay patients. The British Journal of Psychiatry. Supplement 19 ; 18-24.

O'Driscoll, C. et al. (1993) The TAPS Project. 10 : The long-stay populations of Friern and Claybury hospitals. The baseline survey. The British Journal of Psychiatry. Supplement 19 ; 30-35.

岡田真弥子ほか（1989）「社会復帰当院の地域サポートシステム」『日本精神病院協会雑誌』8 ; 42-48

Sato, S. et al.（2012）Effects of psychosocial program for preparing long-term hospitalized patients with schizophrenia for discharge from hospital : Randomized controlled trial. Psychiatry and Clinical Neurosciences 66 ; 474-481.

澤 温（1991）「社会復帰メニューの利用が在院期間におよぼす効果についての統計学的検討」『精神神経学雑誌』93 ; 1042-1052

澤 温（1992）「社会復帰と住居問題――ゲリラ的共同住居の展開」『日本精神科病院協会雑誌』11-2 ; 44-53

社会保障審議会障害者部会精神障害分会（2002）「今後の精神保健医療福祉施策について２００２年12月19日」（http://www.mhlw.go.jp/shingi/2002/12/s1219-7b.html）［２０１７年２月22日閲覧］

高橋佳代ほか（2004）「Optimal Treatment Project（OTP）を用いた包括的地域精神科ケアみなとネット21の地域生活支援の実際」『病院・地域精神医学』47 ; 229-231

Thornicroft, G. & Bebbington, P.（1989）Deinstitutionalisation from hospital closure to services development. British Journal of Psychiatry 155 ; 739-753.

Thornicroft, G. et al.（2016）Community mental health care worldwide : Current status and further developments. World Psychiatry 15 ;

276-286.

Trieman, N. & Leff,J.（1996）Difficult to place patients in a psychiatric hospital closure programme : The TAP sproject 24. Psychological Medicine 26 ; 765-774.

米田正代（2002）「大阪府における社会的入院解消研究事業2年間の成果と今後の展望」『病院・地域精神医学』45 ; 423-428

吉田光爾（2014）「重症精神障害者に対する多職種アウトリーチのサービス記述と効果評価研究」『厚生労働科学研究費補助金 難病・がん等の疾患分野の慰労の実用化研究事業（精神疾患関係研究分野）「地域生活中心」を推進する地域精神科医療モデル作りとその効果検証に関する研究』pp.117-136

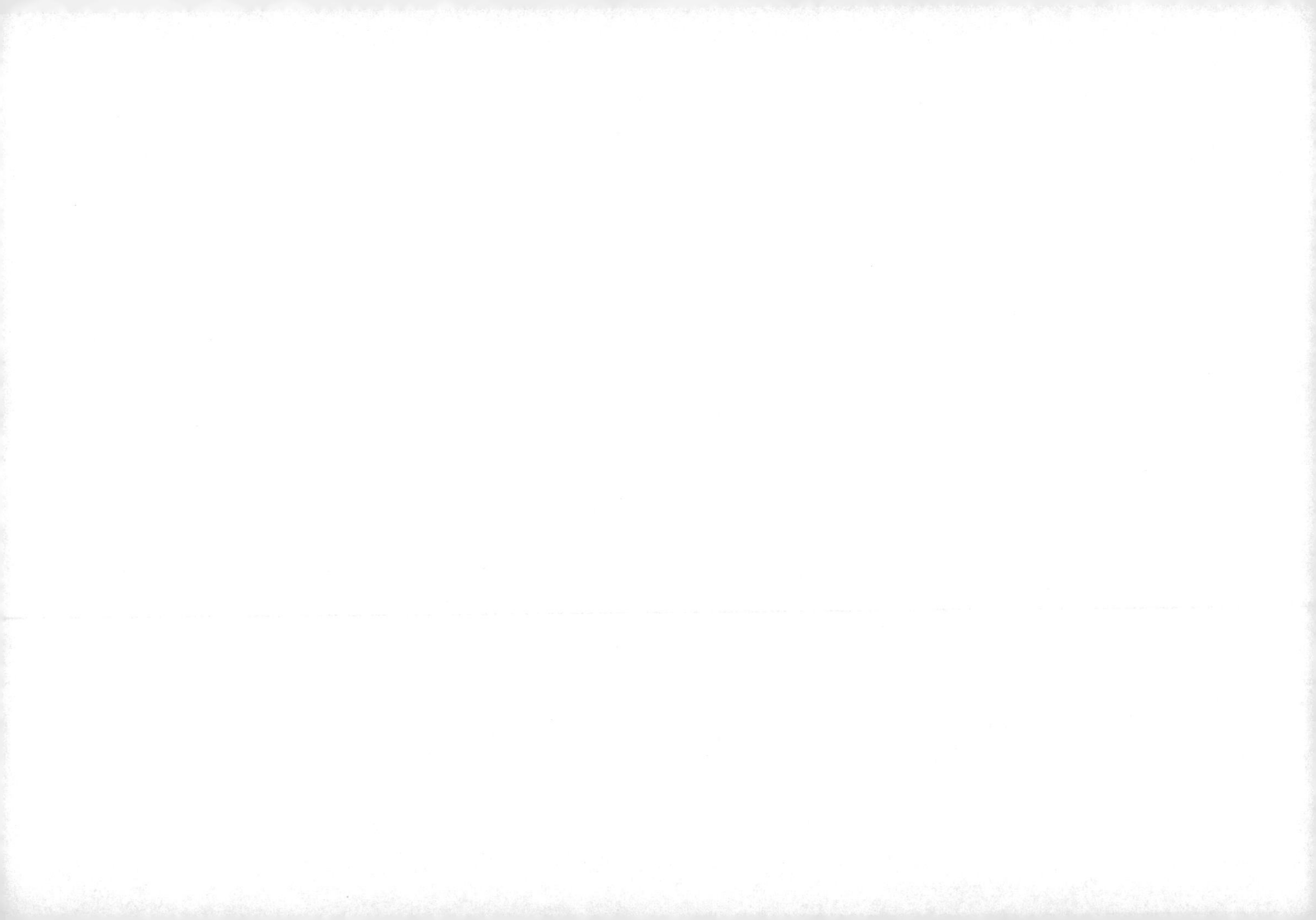

第Ⅲ部 各論

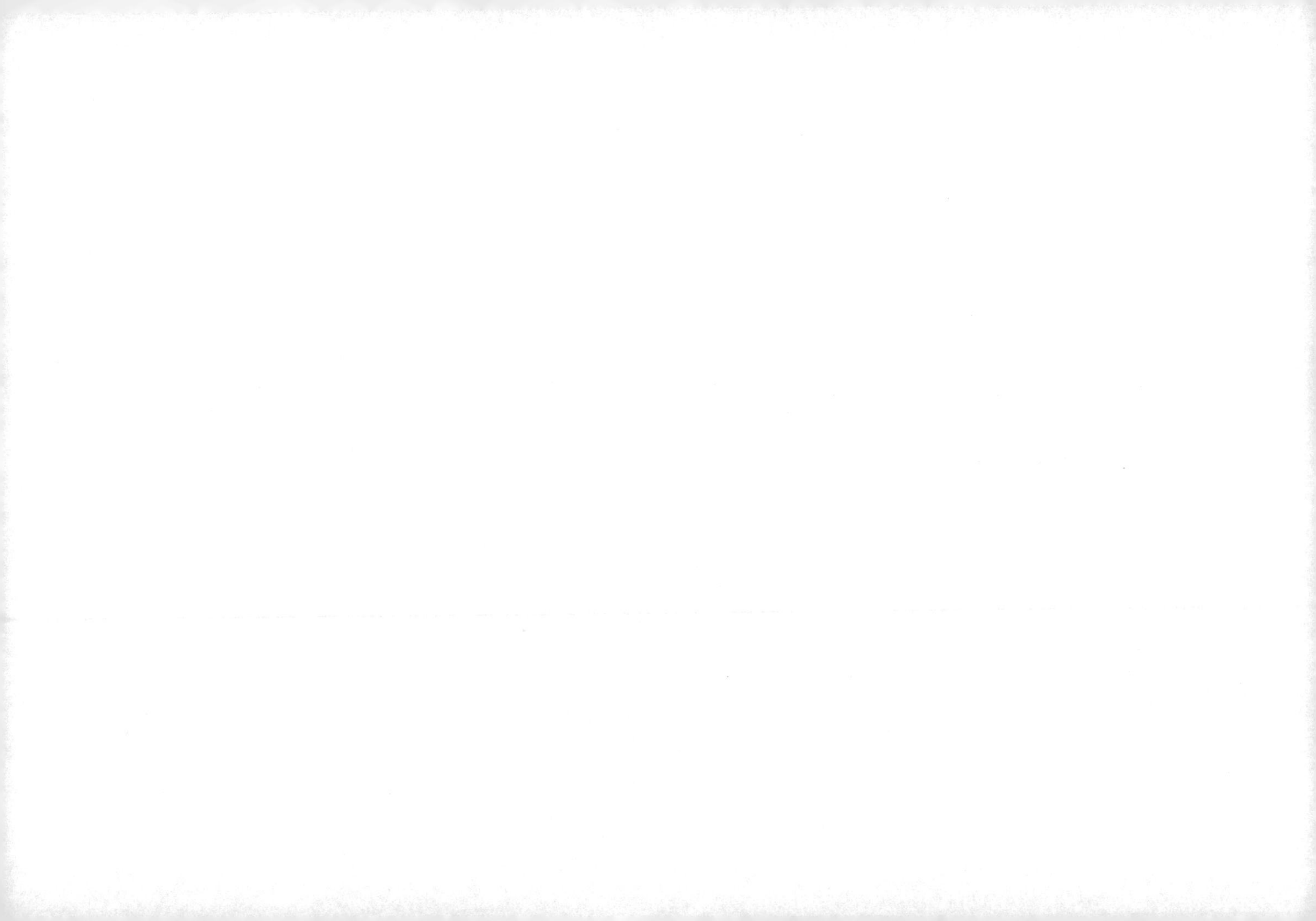

「住む＝生きる」を支える

ハウジングファースト
住居の確保と生活支援

中村あずさ
小川芳範

I 住まいのない人たち

私たちが現在ソーシャルワーカーとして参加するハウジングファースト東京プロジェクト（都内7団体［1］からなるコンソーシアム）は、2003年より池袋および周辺地域で野宿者支援を行なっている非営利活動法人TENOHASI（「地球と隣のはっぴぃ空間・池袋」）の活動を母体とする［2］。TENOHASIは結成当初から、ホームレス状態にある人たちを主たる支援対象としており、2017年の現在に至るまでそれは変わっていない。しかし、その活動内容はこの間に大きな変化を経験してきた。結成当時は当事者と学生ボランティアが協働する公園での炊き出しや夜回りなどが中心であり、社会から疎外されて生きる野宿者たちの命をつなぐような活動を、少数の有志が身を粉にして行なっていた。その後、2007年には「ネットカフェ難民」が社会問題化、2008年9月のリーマンショック以降には「派遣切り」が横行し、ホームレス状態に陥る人の数は激増したが、同年末に「年越し派遣村」が開設され、行政による生活保護の運用がいくらか柔軟となり、野宿者の数は徐々に減少に転じた。生活保護の申請同行なども行なっていたTENOHASIスタッフは、こうした動向を注意深く見つめつつ、しばらく以前から次のような実感も抱いていた。

> 路上生活をしている人たちの一般的なイメージは、高齢などの理由で失業した年輩の男性たちで、自分も当初はそんな漠然としたイメージをもっていました。でも、よくよく話をしてみると、「ホームレス」と呼ばれる人たちのなかに実にいろんな人がいらっしゃることに気づきました。認知症になって、家に帰ることができなくなったおじいさん

やおばあさん。家庭内暴力から命からがら逃げてきた中年女性。「ゴミ屋敷」となった自宅に住めなくなって路上に出てきた男性。自死を決意し、すべてを捨てて放浪している男性。身体的、心理的虐待から逃れようと家出をしてきた10代の少年。精神科病院、刑務所、路上生活を何年もの間、何度も行き来している人たち。幻聴や妄想をかかえる人に出会うこともしばしばでした[3]。

こうした「現場」の実感を検証すべく、TENOHASIでは、精神科医、看護師、臨床心理士、社会福祉士などからなる多職種共同研究チーム「ぼとむあっぷ研究会」を立ち上げ、2008年と2009年の年末、2度にわたって聞き取り調査を行なった。その結果、ホームレス状態にある人たちには非常に高い割合で精神症状や自殺リスクがあることが明らかとなり、また、2009年の調査では、聞き取りを行なった160人あまりのうち、34％に知的機能の障がい（軽度28％、中程度6％）[4]が、41％に精神疾患（アルコール依存症19％、うつ病15％など）があることが判明した。

ホームレス状態にある人たちの多様性、そしてそれに伴う支援ニーズの多様性は、いわゆる「縦割り行政」の下で提供される既存の医療・福祉サービスの枠組みに当てはまるべくもなく――彼らこそは制度の網からこぼれ落ちた人たちであるのだから当然であるが――、また、当時は民間レベルにおいても、このようなニーズの多様性に対する包括的・体系的な取り組みの試みはほとんど見当たらないというのが現状であった。しかしながら、研究チームメンバーにとって、少なくとも狭義の「ホームレス問題」が精神保健福祉と地続きであること、したがって、問題解決にとって（精神）医療との連携が必須であることは明白であった。かくして、彼らは、ちょうどその頃、日本国内におけるホームレス者支援に取り組むことを計画していた国際NGO世界の医療団、そして2003年のTENOHASI創設のインスピレーションでもあり、その後近しい関係にあった浦河べてるの家に協力を求め、約1年間にわたって当事者の声に耳を傾けながら対話[5]を重ねた。そして2010年4月、「医療・福祉の支援が必要なホームレス状態の人々の精神と生活の質向上プロジェクト（世界の医療団「東京プロジェクト」）」を三者の連携によって開始した。

Ⅱ 東京プロジェクト（TP）の5年間

東京プロジェクトが直面していたのは、TENOHASIがその創始期から行なってきた路上生活脱出の手伝いを一歩進めた、そしてそうかといって就労自立を主眼とする行政主導の「ホームレス自立支援」とも異なる、すなわち、多様な支援ニーズを抱える人たちがいかに地域生活へと移行し、安心して地域生活を送ることができるかという新たな課題であった。さまざまな試行錯誤が繰り返されたが、東京プロジェクトの試みを特徴づけるものとして、3つの点を挙げることができる。

（1）地域移行および定着のための受け皿の整備――ホームレス状態の原因であり、結果である社会的孤立を防ぐために、地域の拠点となる居場所作りが重点的になされた。拠点はプロジェクトの事務所として機能するとともに、誰もが気兼ねなく立ち寄れるフリースペースとなるよう、定期的に食事会を開催し、浦河べてるの家の当事者研究などを含むさまざまな日中プログラムを提供。また、拠点近くには一時的住居となるシェルターや、ケア付き共同住宅、グループホームがプロジェクト参加団体により設置され、それらの施設間での交流を促した。

（2）地域ネットワークによる支援――支援者と当事者が一対一の関係となる、いわゆる「伴走型支援」が陥りがちなパターナリズムおよび支援者のバーンアウトを防ぐとともに、当事者の社会的統合を促進するため、ピア同士のつながり、地域への「浸透」を積極的に進めた。

（3）専門職による地域定着のための継続支援――東京プロジェクトでは、当初、TENOHASIのボランティアスタッフを中心に、定期的訪問など地域移行した人たちへの継続支援を行なっていたが、支援者一人あたりの担当ケースの増加や、複雑な医療ニーズを抱える人たちへの支援の質を高めるため、2013年2月に開設された、精神科訪問看護ステーションKAZOCを連携団体として迎えた。また、生活支援を行なう専従職員としてPSWを雇用し、支援の均一性と持続性を確保しつつ、きめ細やかで包括的な支援の実現を目指すこととなった。

東京プロジェクト立ち上げに関わった筆者（中村あずさ）は、当時について次のように回想する。

第一に、地域のボランティア、精神科医療・福祉の関係者、ホームレス支援に携わる人たちなどを招いて、ぼとむあっぷ研究会による調査結果の報告も含めて、これから始めようとする事業の説明会を開きました。その後、地域の福祉事務所や保健所に出向いて事業の説明を行い、社会福祉協議会を訪問しました。プロジェクトの拠点となる事務所の選択、共同住宅の運営をするにあたってどの地域で始めるのがよいか意見を求め、地域の民生委員や地元の有力者を紹介してもらい挨拶に伺いました。

拠点事務所を借りた後は、近隣のお宅に自己紹介をして回りましたが、これにはたいへん神経を使いました。ホームレス支援、精神障がい者支援の施設は一般的に「迷惑施設」と捉えられがちで、地域住民からの反対運動により、計画自体を断念せざるをえなくなったり、さもなければ、長期間にわたる紛争に疲弊しきったというような話をよく耳にしていたからです。ところが、いざ一軒ずつ近所を訪ねてみると、想定していたのと正反対の反応が返ってきました。「がんばってるわね」「うちも何かあったときはよろしくね」等々。事務所周辺は高齢の独居世帯が特に多い地域で、健康に不安を抱える方も多く、障がいを抱えて地域で生活することは他人事ではないという感覚をもって迎えられました。実際、民生委員さんの案内で地域を歩いていると、さまざまな理由や背景から孤立状態にある子ども、高齢者、女性、家族の姿が見えてきました。幾度かこうした巡回を繰り返すうち、困ったときには相談させてほしいと、民生委員さんから頼られるような間柄になっていました。

直近の地域生活支援センターが地域の連携会議を毎月開いていることを耳にし、大急ぎで会場に馳せ参じたこともありました。近隣の病院やクリニック、作業所やグループホーム、福祉事務所や保健所、社協など地域でさまざまな働きをしている職員や、当事者が集まる情報交換の場です。こちらでも早速、私たちの事業紹介などさせていただき、それがプロジェクトの後の大きな展開へとつながり、大変ありがたかったです。

「買い物は地元商店街で」「近隣への挨拶は積極的に感じ良く」、そう努めています。町内会に加入し、町内会のイベントは手伝う。地域清掃に参加する。地域のつながりをベースとした場所に拠点をもってしばらくすると、周辺に住居を見つけて住まう人が当事者のなかに増えていきました。当初はそれに比例して支援ニーズが増えて大変なことになっていくのではないかという不安もありましたが、それは取り越し苦労でした。このあいだまで支援を受けていた人たちが今度は支え手となり、仲間となることで、新たに地域移行した人たちを受け止める「人の層」が厚みを増したのです。支援者が担う支援の比重は結果的に減っていきました。アパート生活を始めたばかりの寂しがりやさんのところに、アパート生活の先輩が、しばらく泊まり込んでいたりといったことも。拠点にはいろんな人が集まり、いろんなことを相談し合ったり、一緒に買い物に行ったりしている。「問題」に直面して支援者が一方的にどうにかするよりも、ピアのつながりのなかで解決されていくことのほうが多いと感じています。

Ⅲ　TPからハウジングファースト東京プロジェクト（HFTP）へ

こうした試みにより、ホームレス状態にある人たちの地域移行および地域定着は着実に進んでいったが、一方で、既存の制度および社会資源ではどうしても支援につながらない、あるいは、つながったとしても、ほどなく再路上化してしまう人たちの存在を否定することはできなかった。精神疾患に加えてアルコール依存などのアディクションを抱える人たち、（軽度）認知症が疑われる高齢者、ネカフェと路上を往き来する若年層[6]などである。東京プロジェクトでは、開始から5年を経た2015年、プロジェクトのあり方についての根本的な再検討とともに、彼らへの関わりについて徹底的な話し合いが繰り返された。その結果、プロジェクトの支援対象を「ソーシャルワークを必要としながら、社会的孤立によってもたらされる生きづらさを抱える人たち」と捉え直し、医療サービスを含むプロジェクトの支援活動全体をソーシャルワークの観点から統合運営するソーシャルワーク・オフィス（SWOC）[7]を設置し、SWOCにより運営される医療機関（クリニック）を開設することが決定された。上述の層を含む広義のホームレス支援の実践については、「安心できる住まい」「適切な医療サービス」「（日中活動などを含む）人とのつながり」という3条件を満たしていれば再路上化する人はいないという「現場」の経験則を踏まえて、それぞれの拡充に努める方向で進めることで一致した。

東京プロジェクトでは、住まいに関して、利用者の希望に応じて、路上からいったん個室型シェルターに入居してもらい、生活保護申請を経て、通常は保護開始数カ月後に、福祉事務所からアパート入居のための初期費用が支給された時点でアパートへ転居という形を取っていた[8]。しかし、2016年1月、一般社団法人つくろいファンドの東京プロジェクト参加後は、利用者はつくろいファンドが法人借り上げしたアパートに入居し、同法人と定期借家契約（4カ月）を交わしたうえで、生活保護を申請、契約満了の前に一時扶助を受けてアパート転宅という形を取っており、当初から地域でのアパート生活を開始する。ただし、賃貸契約をもって関わりが終結するわけではなく、SWOCによるケースマネジメントは利用者が望むかぎり、無期限に提供される[9]。2016年4月、ソーシャルワーク中心型の医療サービス機関ゆうりんクリニックの開業とプロジェクトへの参加をもって、TPはその呼称を「ハウジングファースト東京プロジェクト（HFTP）」と改めた[10]。

IV　支援モデルとしてのハウジングファースト

2003年のTENOHASI創設から2016年のハウジングファースト東京プロジェクトへと至る道程は、支援活動の必要に迫られての、いわば自然成長的な展開であったと言えるが、そこには自覚的に参照されてきた理論的支柱が存在する。それが「ハウジングファースト（Housing First：HF）」である。HFは、重篤な精神疾患（およびアディクション）を抱えながら長期間にわたってホームレス状態にある人たち（慢性的ホームレス者）へのアプローチとして、1990年代初めにアメリカで提唱され、その後、北米およびヨーロッパで広く採用されている支援モデルである。20有余年にわたり数々の研究調査において利用者の住居維持率が85～90%という高成績を上げ[11]、今日では慢性的ホームレス者支援の決定的解決策ないしは標準モデルとみなされている。

まず住まいを提供し、そのうえで、精神・身体的健康、アディクション教育、就労などの分野における支援サービスを包括的に提供するというように、HFの内容はいたって単純である。しかし、それが精神保健福祉ならびにホームレス者支援サービスについて含意するところは大きい。従来の支援活動においては、慢性的ホームレス者に何よりも必要なのは医療サービス（treatment）であるという考えから、まずは医療サービスを受け、アルコールや薬物を完全に断ち、アパート暮らしに必要な生活訓練を受けたうえではじめて地域移行が可能であるという、治療（トリートメント）ファースト・モデルが主流であった。ところが、「切れ目なきケア（Continuum of Care）」とも呼ばれるこのプログラムは、利用者にとっては「切れ目なきハードルの連続」でしかなく、地域定着へと至るケースはごくわずかであった。これに対して、HFは当事者の自己決定と自己選択を重んじ、住まいは基本的人権であるという考えのもと、ホームレス状態にある当事者に対して恒久的住居を無条件で提供する[12]。そしてそのうえで、当事者と支援サービス提供者とのあいだに契約が交わされ、ACTチームによる支援サービスの提供が開始される[13]。

HFでは、住まいを得るための前提条件として、通院や断酒、施設入所を求められるようなことはない。他方、もしもアパート入居後に入院などの理由で住まいを失うようなことがあったとしても、支援サービスは引き続き提供される［14］。つまり、HFにおいては、住まいと支援サービスは独立である。

　HFにおけるアディクションに対するハームリダクション・アプローチも、利用者の自己決定の重視ということから理解できる。依存物質を完全に断つ（abstinence）かどうかは、利用者の自己決定に委ねられるべき事項だからである。この考えにアメリカ的な自由至上主義（リバータリアニズム）、行き過ぎた利用者中心主義を見出し非難するのは容易かもしれない。しかし、HFのハームリダクション・アプローチを動機づけているのは、むしろ、アディクションを生きる人に対する道徳的判断を排し（non-judgment）、安心できる環境とケアを提供しつづけること、そうすることで健康へのダメージを少しでも軽減し、そのうえで内発的な行動変容が萌すのを忍耐強く待とうという、きわめて人道的かつ合理的で実践的な考え方である。実際、HFの中心には、人に備わる回復力、復元力に対する絶対的な信頼、そして、一人ひとりに対する共感と深い敬意がある。地域に分散するアパートに住まいを得て、そこで日々の生活を送ることが自己効力感を高めるとともに社会的包摂を促進する。HFにとっては、ホームレス状態を脱して地域で生活することそれ自体が目標ではない。ゴールはリカバリーである。

　東京池袋での私たちの実践を支えるのも、やはり人のうちにあるレジリエンスに対する信頼である。路上で出会う人たち一人ひとりには、過酷な野宿生活を生き抜いてきた力と強さ、人としての魅力、さまざまな経験と知識、きらりと光る宝がある。心に傷を負った仲間の傍らにずっと居つづける人。最後の蓄えのはずだった食料を、自分より困っているからと、いともたやすく他人に分け与えてしまう人。包丁さばきがピカイチな人。電車に詳しい人。子どもたちと遊ぶのがとても上手な人。彼らは「都市公園、河川、道路、駅舎その他の施設を故なく起居の場所とし、日常生活を営んでいる者」［15］であるかぎり、集合的に「ホームレス」の名で呼ばれ、福祉事務所が「紹介」する施設での集団生活に順応できなかったために、「困難事例」として放置された。しかし、そんな彼らがアパートに入居し、地域で生活する姿を数え切れないほど私たちは見てきた。何ができて何ができないか。それを決するのは支援者であってはならない。ホームレス状態にある人たちがその状態に留まっているのは、私たち支援者の側の想像力の欠如であるかもしれない。そう心に銘じて日々の支援活動に携わっている。

註

1——訪問看護ステーションKAZOC、国際NGO世界の医療団、一般社団法人つくろい東京ファンド、非営利活動法人TENOHASI、コミュニティ・ホームべてぶくろ、ゆうりんクリニック、ハビタット・フォー・ヒューマニティ・ジャパンの7団体からなる。

2——特定非営利活動法人格の取得は2008年6月。その際に法人名は「TENOHASI」とされた。

3——TENOHASIスタッフへのインタビュー。

4——ぱとむあっぷ研究会は「知的機能の障がい」を「先天的・後天的な理由を問わず、知的機能の状態を表すためのひとつの指標である〈IQ値〉が〈全人口推定IQ平均値〉から2標準偏差以上低いこと」と定義した。「知的障がい」と診断されるためには、障がいが18歳以前の発達期に生じていたという根拠が必要であるが、調査時の対象者の多くは、知的機能が低くなったのは、先天的な原因によるのか、後天的な原因によるのかを特定することが困難であった、というのがその理由である。したがって、「知的機能の障がい」はいわゆる「知的障がい」「精神遅滞」のことではなく、さまざまな要因、すなわちその人の生物学的・生理学的な特性、その後の体験や社会的な環境条件によって結果的に生じるものであるとされる。

5——「路上生活をしている精神障がいがある人の地域生活支援は、長期で精神科に入院していた人たちの退院支援に似ている。ACTやさまざまな形で退院支援をしている人たちの経験が参考になるのではないか」——向谷地宣明氏がかなり早い段階からそう話していたのが強く記憶に残っている。他方、向谷地生良氏は、路上生活をしている人たちとの数々の出会いや対話を通して、「彼らの『ホームレス』状態は、家族とのつながりを失っている『ファミレス』状態が根本にあるように感じる」と述べ、家族的なつながりをつくっていくことが大切なのではないか、というアドバイスをくださった（中村記）。

6——この層には軽度知的障がいや発達障がいを抱える人たちが比較的に多いというのが「現場」に携わるスタッフの共通した印象であるが、この点については具体的な調査の実施が必要である。

7——Social Workers' Office/Clinicの略称。ソーシャルワーカーが主導権を握るという意味ではなく、ソーシャルワークの観点から支援活動を動かすということであり、SWOCの構成員はソーシャルワーカーに限定されない。

8——シェルター利用中に障害福祉とつながり、浦河べてるの家が運営するグループホームなどに転居する人も少なくない。

9——ハウジングファーストであって、ハウジングオンリーでない点については次節を参照のこと。

10——HFTP（その構成団体であるつくろいファンド）との賃貸契約が定期借家契約であり、原則として更新不可である以上、それはあくまで「一時的住居」であり、厳密な意味では「ハウジングファースト」とは呼べない。高額の初期費用を必要とする日本の住宅事情によるところが大きいと思われるが、福祉事務所は住まいを持たない生活保護利用者のアパート転宅について、金銭管理ができるかどうかなど、「生活態度」についての条件を課している。これを確認するために数カ月間にわたって「様子を見る」という現状ゆえのことであり、現時点においては最も「ハウジングファースト」に近い形であると考える。ちなみに、生活保護法第30条第1項には、「生活扶助は、被保護者の居宅において行うものとする」という居宅保護の原則が定められている。また、同法30条第2項では、本人の意思に反しての施設入所は強制することができないと規定されているが、そのような運用が必ずしもなされていないのが現状である。

11——より正確には、1年間の住居維持率。この数字は従来モデルと比較すると、3倍の高維持率である。この結果の客観性については、ハウジングファーストがアメリカ連邦保健省薬物依存・精神保健サービス部（SAMHSA）が公表している「エビデンスに基づくプログラム・実践リスト（NREPP）」に登録されていることからも明らかである。

12——ホームレス状態にある当事者に対して、HFプログラムを運営する組織（支援サービス提供者）のアウトリーチチームが時には数カ月間をかけてアプローチし、いったんアパート入居についての当事者の意思が固まったら、組織の住宅担当スタッフが当事者の希望する地域、建物や部屋のタイプなどに合致する物件探しを行なう。候補物件のなかから当事者による最終的な選択がなされたならば、今度は、入居に必要となる福祉サービスなどを利用するための申請や手続きなどを本人に代わって行なう。ところで、ここで「提供する」というのは、より正確には、HFにおいては、当事者は自己選択と自己決定によって、アパート所有者と「賃貸契約」を交わすということである。賃貸契約を交わすにあたって、HFプログラムを運営する組織が当事者に対して確認するのは、①収入の多寡に関わらずその30％を家賃として支払うこと、②組織に属するACTチームによる週1回の家庭訪問を受け入れること、という2つだけである（なお、アパート入居後に利用者がACTチームの家庭訪問を拒否したとしても、それをもって退去となるわけではない。問われるべきはむしろ利用者から拒否されるような支援サービスの質のほうであるとされる）。また、「無条件」といっても、いったん契約を交わせば、賃貸契約に伴う義務や責任は当然ながら発生するし、契約違反があれば、退去を通告されることもありうる（自己責任による退去の場合も、支援サービスは継続される。そして、新たな住まい探しの手伝いが始まる）。コンシューマーとして、自らの行為がもたらした結果に関して責任を負うことは、HF利用者の自己決定が尊重されることと表裏一体である。

13――註12で見た通り、厳密には、アパート入居以前からすでに支援サービスは提供されている。しかし、これは一般にアパート入居に先立って誰しもに必要とされる実務上の手続きの代行であり、恒久的住居をもつために、ホームレス状態にある人にのみ課せられる条件ではない。

14――それぞれの利用者のニーズに合わせて、支援サービス提供の頻度や支援チームの構成などは（利用者自身を含む話し合いを通じて）調整される。大まかには、ACTと、より軽めのICM (Intensive Case Management) の2種類がある。また、サービス提供は利用者自身により目標設定された支援計画に基づいて、利用者が望むかぎり無期限に続けられる。

15――「ホームレスの自立の支援等に関する特別措置法」（２００２年施行）。

参考文献

Padgett, D.K. et al. (2016) Housing First : Ending Homelessness, Transforming Systems, and Changing Lives. Oxford University Press.

特定非営利活動法人メドゥサン・デュ・モンドジャパン東京プロジェクト（医療・福祉の支援が必要なホームレス状態の人々の精神と生活の質向上プロジェクト）(2012)「２０１１年度活動報告書「世界はカラフル」」

特定非営利活動法人メドゥサン・デュ・モンドジャパン東京プロジェクト（医療・福祉の支援が必要なホームレス状態の人々の精神と生活の質向上プロジェクト）(2013)「２０１２年度活動報告書「世界との対話へ」」

Tsemberis, S. (2010) Housing First : The Pathways Model to End Homelessness for People with Mental Illness and Addiction. Center City, Minnesota : Hazelden.

「住む＝生きる」を支える

仲間づくり・居場所づくり・社会的役割

クラブハウスの実践から

平澤恵美

I　はじめに

「住む＝生きる」を考えるとき、事業所で交流を深めたAさんからの言葉が脳裏に浮かんでくる。「オレの人生って何だろう……。高校卒業して病気になって何度も入院して。同級生はみんな仕事して家庭をもって家も建てているのに。オレは40歳過ぎても独身だし、親にも見捨てられているし、頑張っても仕事は長く続けられないし……」。私はこの言葉から、彼が抱えて生きているものの深さを改めて感じると同時に、ソーシャルワーカーとしての自分の無力さを実感した。そして、精神障がいのある人々の「生きる」を支えるというのはどういう意味なのだろうかと、今でも自分に問いつづけている。

人は、「生きる」ということを考えるとき、社会のなかで自分の存在意義を自問自答する。自分は何のために生きているのか？　その答えを見つけ出すことは難しい。とりわけ、Aさんのように精神疾患の発症からネガティブな人生経験や人間関係を経験している人にとって、「生きる」ということは深い意味をもつ。精神科病院やクリニックへの通院や入院を経験したり、在宅で家族との軋轢を経験したり、グループホームへ入所したり、保護的就労や一般就労を経験したり、一人ひとりに人生のストーリーがある。また、ある人は希望する生活を取り戻したと思った矢先に再入院し、それを経てグループホームや就労支援事業所に戻ってくる。ソーシャルワーカーはAさんのような人生経験を繰り返している人々に寄り添いながら、地域でその人らしく生活を継続するためのニーズに対応した支援を展開する。ソーシャルワーク実践は、ただ単に生活を送るために必要な福祉サービスのケアマネジメントをするだけではなく、個人の尊厳を取り戻すプロセスに伴走しなければならない。すなわち、精神障がいと共に生きる人々のリカバリーを実現するための支援者であるべきだということでもある（野中2011）。では、支援者はどのように精神障がいのある人々に寄り添うことができるだろうか。そして支援するということの本質はどうあるべきなのであろうか。ここでは、筆者の地域精神医療保健福祉における関わりのなかで出会ったリハビリテーションモデルであり、リカバリーモデルでもあるクラブハウスモデルを具体例として挙げながら、①仲間づくり、②居場所づくり、③社会的役割について検討する。

II　クラブハウスモデルの歴史

精神医療保健福祉の分野に携わる多くのソーシャルワーカーなら、クラブハウスモデルという言葉を一度は聞いたことがあるだろう。しかし、言葉を聞いたことがあっても、実際にどのような運営理念に基づいて実践が行なわれ、日々の活動を行なっているのかはあまりよく知られていない。ここでは、クラブハウスモデルの起源から現在の活動に至るまでの経過について説明しながら、その根底にある理念や価値について解説する。

クラブハウスモデルの活動は、精神科病院への入院患者が増えつづけていた１９４０年代のアメリカ・ニューヨーク州郊外にあるロックランド州立病院のなかで始まった。その頃のロックランド州立病院は、東京ドーム約50個分の敷地のなかに2，000人余りのスタッフが勤務し、6，000床以上の病床が存在する巨大精神科病院であった。病院内には、発電所・農場・工場があり、生活に必要な食糧や道具、家具までもが患者の手によって作られ、消費されていた（Cornachio 1999）。当時、男性病棟に勤務していたジョンソン医師は、

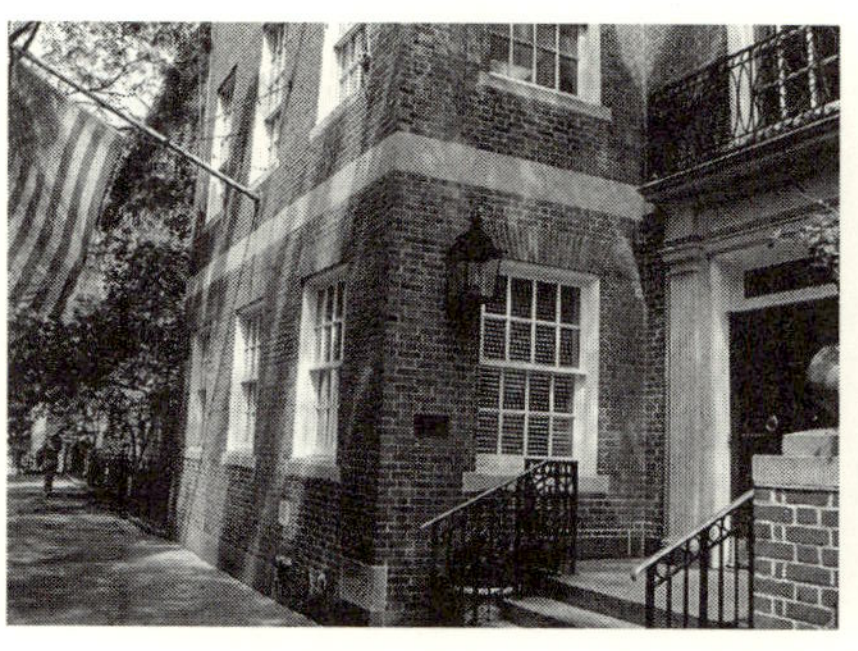

写真2　ファウンテンハウスの玄関

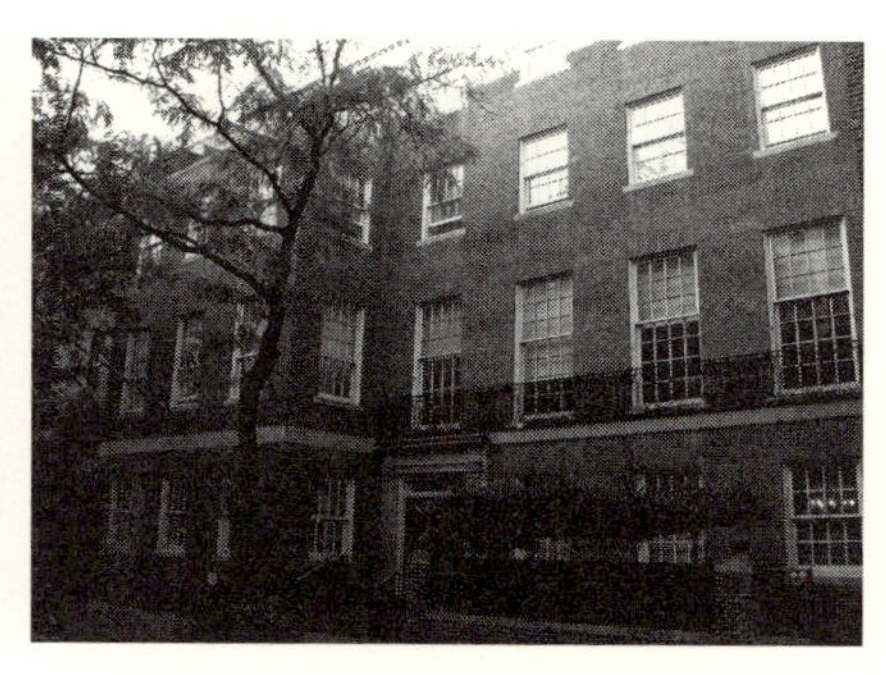

写真1　ニューヨーク・ファウンテンハウス

精神障がいのある人々に対するリハビリテーションプログラムとして、退院準備グループを病棟のなかで始めた。１９３０年代よりアルコール依存の治療として用いられていたアルコホーリクス・アノニマス（Alcoholics Anonymous：AA）からインスピレーションを受け、精神科病棟で同じようなグループの運営を行なった。こうして始められた退院準備グループに加え、スイスでユング心理学を学んだシャーマーホーン氏による、読書グループ、音楽グループ、美術グループなどのレクリエーショングループが行なわれていた。退院したこのグループのメンバーの一人が、他の退院したメンバー10人とシャーマーホーン氏をマンハッタンのＹＭＣＡに集めて、“We Are Not Alone”（「ひとりぼっちじゃない」／以下、ＷＡＮＡ）を結成し、１９４４年に記念すべき最初のミーティングを行なった（Anderson 1998）。このセルフヘルプグループこそがクラブハウスモデルの起源となっている。

ＷＡＮＡの活動は週1回のミーティングから始まり、精神科病院に入院している仲間たちのために、退院後の生活に必要な情報を載せた新聞を発行するようになった。活動から1年、ＷＡＮＡの組織化が始まり、１９４５年には複数の州立病院の理事、ニューヨーク州精神保健福祉委員長、ＹＭＣＡの役員、シャーマーホーン氏、ジョンソン医師、ＷＡＮＡの実行委員による諮問員会が設立された（Anderson 1998）。その後、2年でメンバーは１００名以上となり、そのうちの20名はＷＡＮＡによる退院支援を受け、37名はＷＡＮＡによる住宅・就労支援を受けていた（Emmons 1946）。

小さなセルフヘルプグループでの活動も次第に規模が大きくなり、地域における活動の拠点が求められるようになった。こうしたなか、シャーマーホーン氏をはじめとする支持者の協力により、

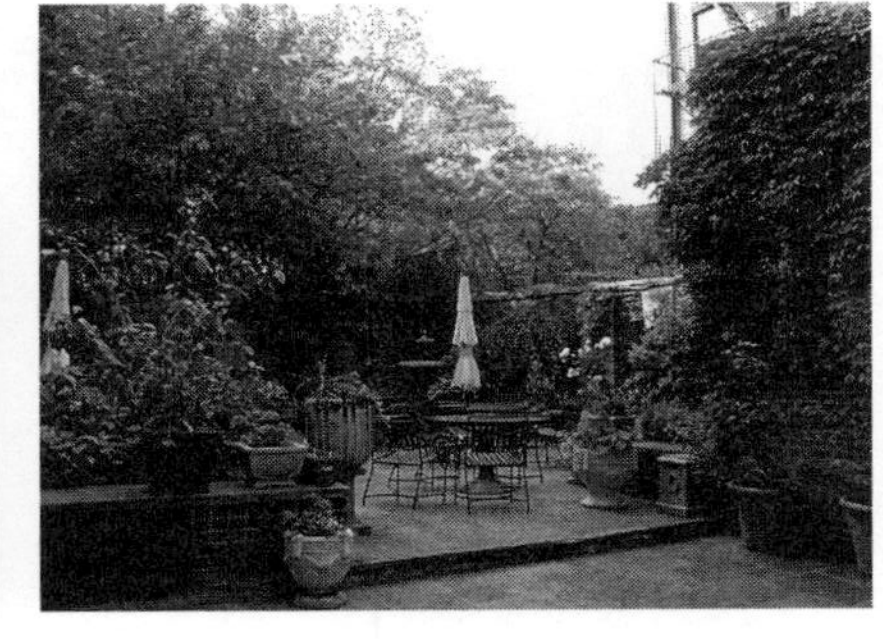
写真3　ファウンテンハウスの庭

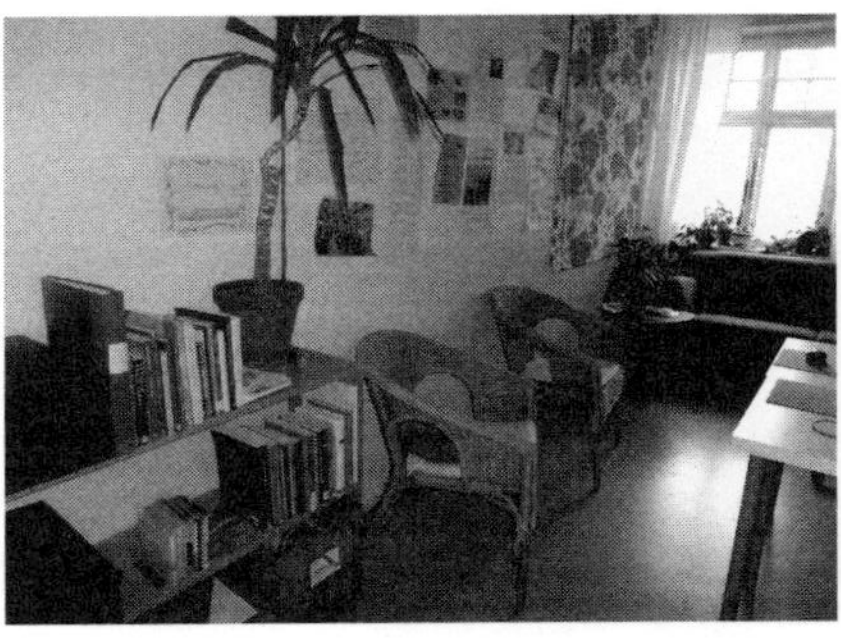
写真4　スウェーデンのクラブハウス、学生ユニット

１９４８年、ニューヨーク・マンハッタン中心部の一軒家を購入することができた。その家にあった庭の噴水からファウンテンハウスと命名された（Anderson 1998）。当時のメンバーの多くは仕事をもっていたこともあり、活動の中心は夜間と週末に行なわれ、すべての活動はメンバーにより運営されていた。活動の内容は、娯楽クラブ、ビジネスミーティング、ゲスト講師による講習会、アートクラス、手芸クラブ、ダンス、ゲームなどであった（Miloslovsky 1949）。ファウンテンハウスでは一人ひとりが病気にとらわれることなく、個人を「患者」ではないクラブハウスに所属する「メンバー」として認識することで、コミュニティに属する個人という視点に着目した。

その後、ファウンテンハウスは国や州からの補助金を得ることとなり、専任のスタッフが常駐するようになった。その結果、治療的視点を重視する専門職としてのスタッフと、仲間の退院支援や生活支援等のセルフヘルプを中心としたメンバーとのバランスが問われるようになった。しかし、メンバー同士が相互支援を行なう形式を保つというＷＡＮＡ本来の視点を重視し、クラブハウス運営の決定責任は基本的にメンバーがもつ形で活動は継続された（Anderson 1998）。この形から現在のクラブハウスモデルとして形式化されていった大きなターニングポイントは、精神科病院のソーシャルワーカーであったビアード氏が活動に携わるようになったことであった。

ビアード氏はそれまでの夜間と週末の活動に加え、昼間の居場所がなかったメンバーを対象とする日中プログラムを開始した。医学モデルが主流であった時代にもかかわらず、病気を良くすることや、病気にどう向き合うべきなのかという点ではなく、どうすればメンバーがごくあたりまえの生活を送ることができるかという点に焦点を当て、メンバーの病気ではなく、性格や人柄に

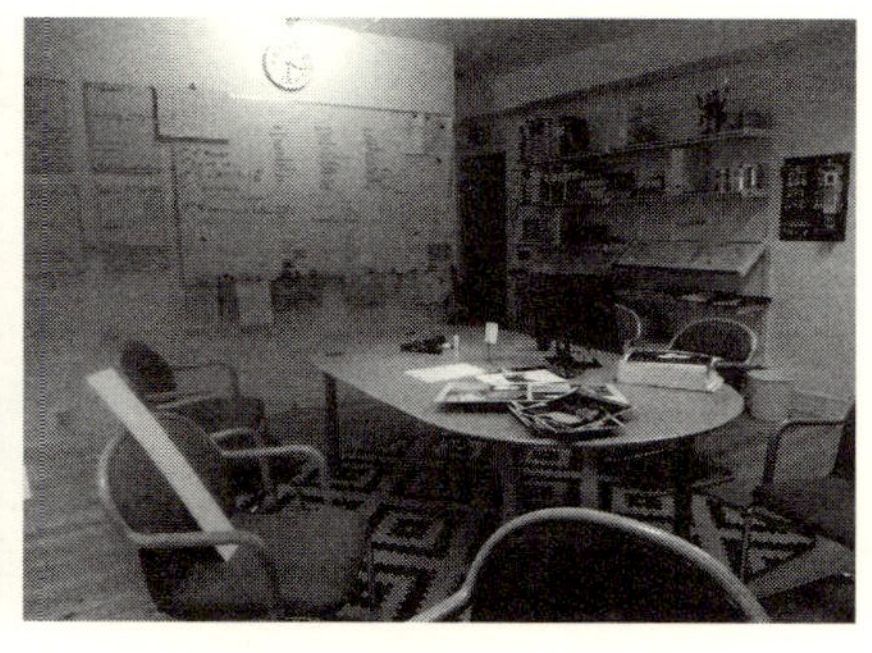

写真５・６　スウェーデンのクラブハウス、オフィスユニット

着目した。また、机を隔ててメンバーと面談することや、スタッフだけのトイレや場所があることに違和感を抱き、隣り合わせの椅子に座って話をするスタイルを取り入れ、スタッフ用のトイレや場所をなくした。ビアード氏は当初からのメンバーが中心となって活動を行なうスタイルを尊重し、メンバーとスタッフの平等性やパートナーシップによる関係性を重視しながら、クラブハウスモデルの基盤となる理念を作り上げていった。また、こうした視点に賛同したスタッフたちは、他の地域で第二のクラブハウス、第三のクラブハウスを展開するようになっていった（Flannery & Glickman 1996）。

クラブハウスのモデル化が進んでいった背景には、１９７７年のアメリカ国立衛生研究所による10年間の補助金提供があった。その後、ファウンテンハウスは、従来の医学モデル中心の視点ではない新たな地域生活支援モデルを全米に広めていくことを目標として、独自の研修プログラムを展開した（Jackson 2001）。運営に求められる理念から実践まで、ファウンテンハウスを研修ベースとして、具体的にどのような方法で支援を展開すべきなのかを体験しながら3週間を過ごす研修が行なわれるようになった。この研修が現在のクラブハウス3週間研修の基礎となっている。こうしてクラブハウスは全米に広がり、10年間で２２０カ所が設立され、その動きはカナダ、ヨーロッパ、オーストラリア、アジア、アフリカなど全世界に広がっていった（Clubhouse International Website）。

こうした世界的な動きを受け、クラブハウス国際会議が4年に1度開催されるようになり、同時に35項目の国際基準が制定された。この基準は、地域生活支援モデルとしての一定の運営水準と質を確保するために、クラブハウスにおける世界共通の基準となった。さらに、新たに開設されるクラブハウスが、国際基準に基づいた運営を行なっているかを審査し、改善することができるような支援を提案する独立認定機関として、クラブハウスインターナショナル（Clubhouse International：CI）が設立された。クラブハウスインターナショナルは、現在、全世界で30カ国、３００カ所以上存在するクラブハウスコミュニティをつなぎ、新たな活動に向けた支援だけではなく、モデルとして高い質を確保しつづけることができるような研修、セミナーを開催し、クラブハウスモデルの普及活動に力を注いでいる。

74年前に始まった小さな活動が、世界中に認知される地域生活支援モデルに成長し、今でも変わることなく地域で生活する精神障がいのある人々を支援しつづけている。クラブハウスで行なわれている実践は、日本の地域生活支援でも見られる多くの要素を含んでおり、ここから学べるものは計り知れない。

Ⅲ 仲間づくり

「仲間」という言葉の意味を辞書で調べてみると「ある物事を一緒になってする者」（大辞林第三版）と記載されている。クラブハウスモデルの起源からもわかるように、ＷＡＮＡの活動は、病院内で退院準備グループやレクリエーションを一緒に行なっていた者同士が退院後に作った、セルフヘルプグループから始まっている。メンバーは、同じような悩みを抱え、辛さを経験した者として、病院に入院している人々に対して、住宅情報や生活情報、就職情報など、地域生活に必要とされる情報提供活動を行なっていた。自分たちの仲間が、地域のなかでひとりぼっちで孤立することがないように、インフォーマルなソーシャルサポートネットワークとして、支え合って活動を継続していたのである。

このような仲間同士の相互支援は、現在のクラブハウスでも変わらず残っている。クラブハウスというコミュニティのなかで共に同じ時間を過ごし、共に活動を行なうことだけに留まらず、入院中のメンバーのお見舞いに行ったり、リーチアウトとよばれるアウトリーチ的な支援を行なったりしている。リーチアウトの例として、ファウンテンハウスでは、登録メンバーのリストと連絡先が受付に保管されており、朝の会や昼の会で顔を見せていない人に対して、メンバーが連絡をすることで、クラブハウスの合言葉にもなっている〝We are not alone（私たちはひとりじゃない）〟ということを仲間に伝えつづけている。また、メンバー同士で互いに訪問活動を行なうケースもあり、ミーティングで一人のメンバーが長く顔を出せていないという報告があると、他のメンバーが自主的に自宅訪問に行くこともある。スタッフが顔を出せていないメンバーを懸念するだけではなく、外出することの苦しさや体調の不安定さを一番理解することができるメンバー同士が互いに支え合うという仲間意識の強さがここにはある。

クラブハウスの活動のもうひとつの要素として、ユニット活動と呼ばれるデイプログラムがある。ユニット活動は、それぞれのクラブハウスの規模によって設置される。１日の平均利用者が３５０人から４００人の大規模クラブハウスとして知られるファウンテンハウスには、受付ユニット、キッチンユニット、園芸ユニット、教育ユニット、リサーチユニット、事務ユニット、就労ユニット、ウェルネスユニットがあり、メンバーはそれぞれ自分が所属したいユニットを自分で選択し日々の活動を行なっている。たとえば、昼食を担当するキッチンユニットに所属すると、キッチンユニット内で朝のミーティング・昼のミーティングに参加し、その日に自分が希望する仕事を選択することができる。それぞれのユニットを運営するために必要な業務はスタッフとメンバーのミーティングによって決められており、必要に応じて業務も追加／削除される。仕事は決して指示されるものではなく、自主的に選択する機会をもつことで、自己決定が尊重される。このような主体的な仕事への参加は、自己決定を行なう力を養うことにもつながっていく。また、ユニットでは、新しく入ったメンバーからベテランのメンバーまでさまざまな人が仕事を行なっていることから、仕事を教える役割はスタッフだけではなく、メンバーも一緒に担う。特に新しいスタッフがユニットに配属されると、メンバーがスタッフに仕事を教える。お昼の時間までに人数分の食事を作り、提供するという責任は協同のものとして考えられている。メンバーは相互に協力しながらユニットを運営し、ユニット活動を通した人間関係を構築することにより、一緒に仕事を行なう仲間としての意識を高めていくのである。

クラブハウスにおける仲間を考えるとき、忘れてはならないのが活動の基本となっている〝Side by side（横並びの関係）〟という理念である。医療とは切り離せない生活を送る精神障がいのある人々にとって、リハビリテーションプログラムは「患者」と「治療者」の関係性を彷彿とさせるものでもある。しかしながら、クラブハウスはリハビリテーションプログラムとして世界から高い評価を受けていながら、治療的なプログラムを取り入れておらず、治療はクラブハウスから切り離し、医療機関で行なうことを原則としている。スタッフの存在はファウンテンハウスの開設当初から、指導する立場ではなく、共に仕事を行なう仲間・同僚として位置づけられており、メンバーとスタッフはクラブハウスをより素晴らしいものにしていくための運営責任を共有している。したがって、メンバーはクラブハウスで行なわれる全てのミーティングに参加する権利があり、運営に関する決定事項がスタッフだけで決められることはない。クラブハウスにおける仲間は、メンバーだけに限らず、スタッフも仲間として、相互に学び合い、成長し合う存在となっている。

IV　居場所づくり

WANAのメンバーが自分たちの居場所を求めて活動を開始したように、今の日本でも、多くの精神障がいのある人々が自分の居場所を求めて地域生活を送っている。クラブハウスにおける居場所の考え方は、メンバーシップとして位置づけられている。メンバーシップは、登録したり、構成員になったりすることに留まらず、それぞれのメンバーが互いに協力し合い、自分の役割を果たすことで成立する。したがって、メンバーは必ず活動に参加し、自分の仕事を行なうことを求められる。仕事といっても、決して難しいことばかりとは限らない。新しいメンバーが参加すれば、そのメンバーが得意な仕事・できる仕事が何かを皆で考えながら、役割を作っていくことが重要となる。たとえば、草花の水やりだったり、めだかの餌やりだったり、窓を開けて空気の入れ替えをすることも仕事として考えることができる。日々の活動に関わっていくこと、それはクラブハウスに対する所属意識にもつながる。どんな小さなことでも、自分ができることに貢献し、他のメンバーやスタッフから必要とされる存在となる経験を通して、自分の居場所を自分で構築していく。その結果として、ここは自分たちのものという意識が生まれ、おのずとより良い場所にしようとする意識も生まれる。自分の得意なことや、やりがいを見つける経験こそが、自尊心や自信、人生の目標を取り戻すというリカバリーにもつながっていく。

ここでは、ニューヨークで出会ったメンバーRさんの例を挙げよう。Rさんは調理師として働いていた。クラブハウスにメンバーとして所属する前は飲食の職場を20カ所以上転々としていたという。無力の自分に納得ができず、自暴自棄になっていたところ、同じクリニックに通院する友人の紹介でクラブハウスへ来るようになった。Rさんは、キッチンユニットで仕事を始め、周りのメンバーやスタッフと共にどのようにキッチンを運営していくか、日々の献立をどのように考えるか、仕入れの手順をどのように行なうかなど、仲間と共にユニットのことを考えるようになっていった。そして、調理師として、他のメンバーと協力し合いながら食事を提供し、周りの人たちからもRさんの料理は美味しいと好評をもらい、厨房ではメインシェフとして頼りにされるようになった。クラブハウスのメンバーシップを通して、Rさんは自分が最も輝ける仕事を見つけ出し、周りから必要とされ、何もできないと思っていた自分の人生をリセットすることができたと話してくれた。現在、Rさんはクラブハウスに所属しながら、地域の飲食店で働いている。一般就労をしていても、Rさんにとってクラブハウスは、ありのままの自分を受け入れてくれる、なくてはならない居場所だという。

クラブハウスのメンバーシップに在籍の期限はない。一度登録すれば長期の休みがあったとしても、再び参加できる権利をもつ。したがって、「利用者」でなくなるとサービスを受けられなくなる日本の福祉サービス的な考え方とは異なる。その一方で、現行の日本の制度を利用して運営を行なっている日本のほとんどのクラブハウスは、福祉サービスにモデルを当てはめて運営せざるをえない状況にある。こうした場合でも、福祉サービスが受けられないからといってメンバーでなくなるわけではない。就労や転居、体調の変化など、さまざまな理由で「利用者」でなくなったとしても、メンバーでありつづけることができる。たとえば、東京都小平市にある「クラブハウスはばたき」の夜間プログラムや週末プログラムには、日中のプログラムに参加できないメンバーが参加する。就労したメンバーにとって夜間プログラムや週末プログラムは、いつでも帰ってくることができる、かけがえのない居場所でもある。そして、就労を目指しているメンバーにとってのロールモデルにもなる（日本クラブハウス連合2015）。就労を目標とし、実現することができたメンバーの姿を身近に見ることは、他のメンバーにとっての希望にもなりうる。就労することにより、今まで利用していた日中活動支援を集結し、地域で孤立しないような支援も重視している。さらに、体調の変化などで日中プログラムに参加できないメンバーでも、継続してメンバーでありつづけることで、いつでも帰ってこられる自分の居場所をもつことができる。こうしたメンバーとのつながりとして、ファウンテンハウスでは、メンバー全員に毎月の予定表と活動として手作りした誕生日カードを送っている。日中活動に参加することが難しいメンバーに対し、「私たちはひとりではない」というメッセージを送りつづけ、つながりを絶やさないことも活動の一部として重視されている。

また、居場所がクラブハウスに関わるすべての人々にとって、本当の居場所であるために、クラブハウスにはメンバーだけの部屋、スタッフだけの部屋はない。ファウンテンハウスでビアード氏がメンバーと専門職の隔たりを指摘して以来、所属するすべての人がすべての場所を自由に出入りすることができるようになっている。メンバー用のトイレ、スタッフ用のトイレという区別もしない。メンバー用のパソコン、スタッフ用のパソコンといった物に対する区別もない。さらに、クラブハウスにおけるすべてのミーティングはメンバーとスタッフの共同でおこなわれる。プログラムやメンバーに関することを話し合う際、スタッフだけで議論されることはない。運営費や予算、場所の移転や職員採用・給与についても、話し合いのなかにメンバーが参加する。ファウンテンハウスのような大規模なクラブハウスで、希望するすべてのメンバーが参加することが難しい会議だとしても、必ず代表メンバーが参加する。これらはすべて国際基準に記されており、スタッフが運営し、メンバーが「利用者」として利用するという概念はない。あくまでメンバーが主体となって運営を行ない、スタッフがそれを支援する役割となるパートナーであるからこそ、自分たちの居場所としての意義が生まれると考えられている。

V　社会的役割

メンバーがもつ社会的役割のひとつに、ピア（仲間）としての役割がある。ピアサポートやピアカウンセリングという言葉が一般的に使われるようになる1970年代よりも前からWANAは活動を開始しており、クラブハウスモデルはピアの力で創り上げられていったといっても過言ではない。したがって、現在でもメンバーがメンバーを支援する姿はごくあたりまえの情景として見られ、支援はスタッフが行なうものではなく、メンバーとスタッフが協同で行なうものと認識されている。スタッフは必要に応じて対応を行なうが、ニーズがなければ介入することなく活動が進んでいく。ピアサポートが実施されるユニット活動等の例は、これまでにも挙げてきた通りである。相互支援は、それぞれ個人の力を信じて見守ることが求められる。安心して失敗を繰り返すことができる環境づくりや、メンバー同士、メンバーとスタッフの信頼関係づくりは、クラブハウスにはなくてはならないものとされている。メンバーのEさんは、「私が病気のときは誰かのお世話になっていたし、誰かの支援を受けなければ生きていけない存在だと感じることが多かった。しかし、クラブハウスと出会って、メンバーがメンバーの引っ越しを手伝ったり、仕事の探し方を教えたり、履歴書の書き方を教えたり、支援する姿を見て、最初は私も支援される側にいたけれど、次第に支援する側になり、私も誰かの役に立つことができると感じられた」と話す。ピアとしての活動は、自分が本来もっていた力を取り戻すだけではなく、自信にもつながり、エンパワメントとしての役割もあるといえる（平澤2015）。

もうひとつの社会的役割として、メンバーは自分たちが所属しているクラブハウスの実践報告・研究報告・リカバリー体験報告をさまざまな場所で行なっている。それは、大学の講義であったり、国内学会であったり、一般公開されている研修会であったり、国内会議であったりと多岐にわたる。また、4年に1度ヨーロッパやアメリカで行なわれるクラブハウス世界会議や、2年に1度アジア域内で行なわれるアジア会議へも参加し、海外で自分たちと同じような活動を行なっている仲間と交流を深め、国境を超えたピアサポートに参加することができる。会議に同行することで国際的な活動に参加すれば、自分たちの日々の活動を世界に知らせていくことにもつながる。また、報告するメンバーとスタッフは、英語で報告を行なうこともあるため、メンバーの勇姿を見て、自分もいつかはこうした場で発表してみようと勇気づけられることもある。普及・啓発活動は、個々のクラブハウスごとで行なっているものもあれば、国内で設立している日本クラブハウス連合を通して、合同で行なっているものもある。とりわけ大規模な世界会議については、単独での企画・参加が難しいこともあるため、連合に登録しているクラブハウス同士がインターネットを使って会議を行ない、メンバー同士がどのような認識で会議に参加し、準備進めていくべきかを話し合っている。個々の組織で行なう活動のレベルには限界があるが、連合としてお互いに協力し合いながら参加を図ることは、メンバーにさらなる社会参加の機会を提供し、クラブハウス内だけの活動に留まることのない、社会とのつながりを可能にするといえる。

VI　おわりに

「住む＝生きる」を支えるための方法論は、それぞれの地域における伝統的、そして先駆的なモデルとして多くの取り組みが見られる。ここでは、クラブハウスモデルを一例として紹介したが、浦河べてるの家など、他のモデルで見られる視点と類似している部分も多くある。たしかに、先駆的といわれるモデルと同じ実践を、すべての実践現場で行なうことは難しい。しかし、有効的な理念や視点、要素の一部を実践のなかに取り入れていくことは明日からでもできる。地域生活を支援するための原初的なクラブハウスの活動内容が、一人でも多くの精神障がいのある人々の「生きる」と向き合うための方法の一助となることを期待したい。

文献

Anderson, B.S.（1998）We Are Not Alone : Fountain House and the Development of Clubhouse Culture. Fountain House Inc.

Clubhouse International Website.（http://clubhouse-intl.org/）［２０１６年７月20日閲覧］

Cornachio, D.(1999) Changes in Mental Care. New York Times, January 3.

Emmons, B.（1946）We Are Not Alone. Liberty, September 28, 20.

Flannery, M. & Glickman, M（1996）Fountain House : Portraits of Lives Reclaimed from Mental Illness. Minnesota : Hazelden.

平澤恵美（2015）「マディソンモデルにおけるヤハラハウスの役割――当事者のナラティブから見えてきたこと」『同朋福祉』21 ; 75-90

Jackson, R.L.（2001）The Clubhouse Model : Empowering Applications of Theory to Generalist Practice. Belmont : Wadsworth/Thomson Learning.

松村 明＝編（2006）『大辞林 第三版』三省堂

Miloslovsky, G.（1949）George Miloslovsky to Elizabeth Schermerhorn. Clubhouse Culture Archives, January 24.

日本クラブハウス連合（2015）『クラブハウスモデルを知っていますか?!』日本クラブハウス連合

野中 猛（2011）『図説 リカバリー』中央法規出版

働くことを支える

澤田恭一
丸山次郎
佐藤さやか

I 働くことを支援するうえで大事にしていること

1 「障害」より「個人」に合わせた支援

我々の職場である「就労支援センターFLaT」では精神障害者と呼ばれる、またはそうした診断を受けた人たち一人ひとりの希望や強みに着目することを心がけている。

身体疾患であれば、同じ疾患を患っていても同じ仕事を同じ職場でしなくてはいけない理由はない。それに対し「障害」と名前がついてしまうと、場所はもちろん、同じサービス、同じ支援が提供されがちではないだろうか。これはかつて就労支援の対象が主として知的障害をもつ人であった時代の名残りでもあると思う。「一カ所に集まって同じことをする」ことは、知的障害の特性を考えれば、安心感の担保など良い部分もあるのだろうし、精神障害をもつ人のなかにもそのような支援が好みであったり、合っている人もいるだろう。我々もそのような支援を否定しているわけではない。しかし精神障害をもつ人のなかには、大勢のなかで画一的な支援を受けることでは強みを発揮できない人がいることもまた事実である。そこで我々は「一カ所に集まって同じことをする」支援のあり方を専門学校型支援・予備校型支援、後述のように我々が志向する個別性の高い支援を家庭教師型支援と名づけて、新規の利用者には両方の支援のメリット、デメリットを伝えるようにしている（図1・2）。

どちらの支援がよいか支援者が決めるのではなく、十分な情報をもったうえでさまざまな選択肢から当事者自身が支援を選べることが重要だと考えている。

我々は「個人」に焦点をあてた支援を志向しているため、診断名についても本質的な問題と考えていない。利用者が診断名

飲食店を運営しながら作業トレーニングや専門的な訓練・支援を行なっている事業所や、パソコン教室、ビジネスマナー講座、コミュニケーショントレーニング、ソーシャルスキルトレーニングなどのプログラムを毎日行なっている事業所。

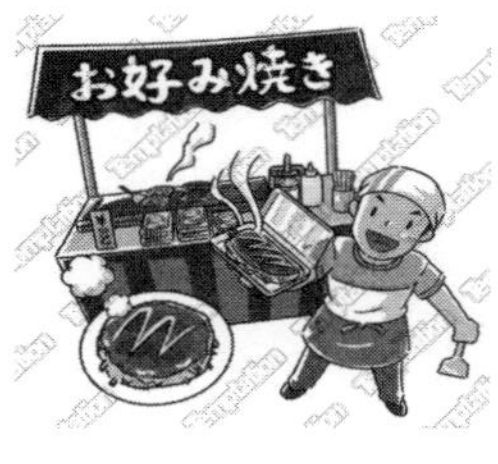

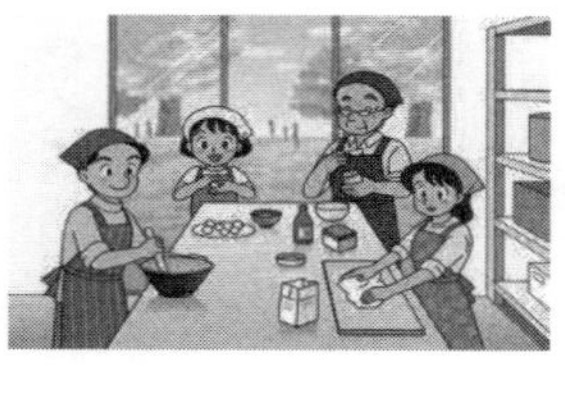
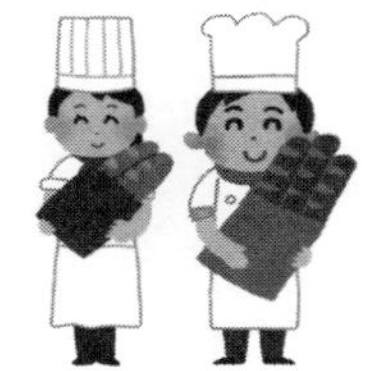
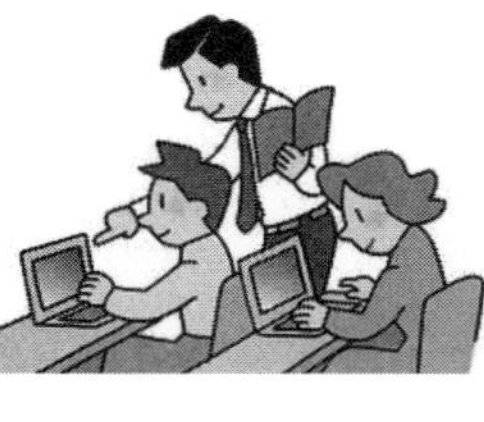

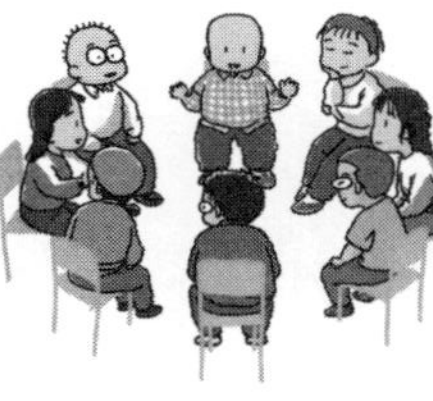

図1　専門学校型支援・予備校型支援

個別担当者の個別面談により、仕事への希望や働くうえでの不安や悩み、抱えている事情などを聞き取りながら、ハローワークへの同行、応募書類作成支援、就職面接への同行など、個別に相談・支援を実施している事業所。

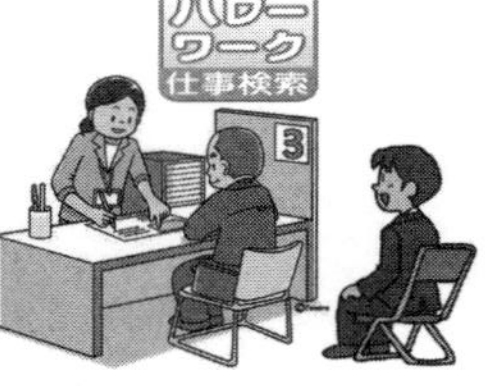

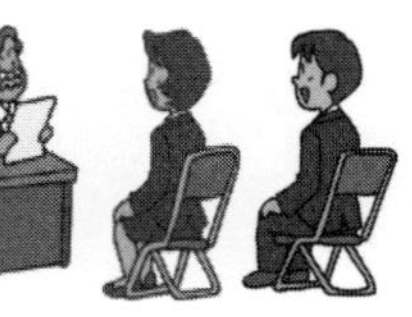

図2　家庭教師型支援

にこだわっているような場合に、そのこだわりは尊重する（より正確に言うなら、そのこだわりをもつに至ったその人なりの考えについて知りたいと思う）。しかし就労支援の支援者にとって診断名だけで支援に役に立つ情報が導かれることはあまりない、というのが実感である。以前、企業の人事部担当者から、「これまでの障害者雇用において、診断名のみで採用するかしないかを決めるという対応はしてこなかった。（障害者雇用だけに限らないが）その人が戦力になるかどうか、その人がもつスキルや経験、特性を弊社で活かすことができるかどうか、という観点から採否を判断している。「診断」という本人がもっている事実の一部にすぎないことにとらわれていては判断を見誤ると考えている」と言われたことがあり、支援者としても深く共感した。就労支援の支援者としてもやはり「その人を知っていく」ことが重要であると考え、FLaTでは、①その人の希望、目標、スキル、経験、強み、②困っていること、不安に思っていること、苦手なこと、改善したいと思っていること、という2つの軸で面談を行ない、得られた情報をもとに支援する。こうした支援のなかで、結果的に診断名を知らないままの方も多くいるが、我々としては診断名を知らなくても支援できるという実感をもっている。診断名を軽視しているのではない。疾患や障害があることを開示して就労する場合には有用な「共通言語」として活用する場合もあるが、就労支援の支援者はそれにあまり囚われない態度が必要だと考えている。疾患名や障害名によってその人の状態が整理されることで役立つことも状況によってはもちろんある（たとえば障害年金等の経済的な支援が受けられる根拠など）が、個々人が「働く」ということに関して、こうした「名前」はむしろ先入観を植えつけるという弊害も多いのではないかというのが我々の見解である。

2 支援者の役割

（1）当事者の自己決定に寄り添い、後押しする

医療機関や障害福祉サービスの職員のなかには、患者や利用者に対し「あの人は働けない」「（働くには）まだ早い」「もう遅い」などと働くことに関する「見立て」をする人がいる。悪気はないのかもしれないが、こうした見立てに根拠があることはほとんどない。どんなベテランの支援者であっても、将来のことがわかる人などいない。時に公の場でこうした意見を述べると、たとえば野球経験もない50代の人が今から大リーグ選手になりたいという希望をもった場合にもやってみなければわからないというのは、理想論ではあるがいささか荒唐無稽ではないか、というような反論が出る。しかし、当事者の希望を聞いて「無理だ」と思考停止的回答をして片づけてしまうような支援者

のほうこそ荒唐無稽であると我々は考えている。当事者の多くは、その療養生活のなかで社会参加や就労について否定的な意見にさらされている。人に言うべきか言わざるべきか考えに考えた末の「働きたい」という希望を「無理だ」と切り捨ててしまう支援者も見てはきたが、専門職である前に人としての思いやりと優しさをもっていてほしいと思ってしまうのである（「大丈夫よ。頑張ってね」と近所のおばちゃんの方がずいぶん励ましてくれているし、応援もしてくれている）。支援者を自認するならば、やっと表出された希望の種をどのように工夫して育てるかに知恵を絞るべきではないだろうか。就労は無理そうだと周囲に思われている人について、助言や反対を押し切って支援を行ない、働きはじめた後に仕事が覚えられない、職場の同僚に被害的になるなど、一般的に見て望ましくない状況が起こったらどうするのか、という問いを投げかけられることもある。このような場合にこそ、我々支援者がいる意味がある。「職場でうまくやれそうな人だけ支援する」のであれば、そもそも我々が従事している「就労支援という仕事」は必要ないと感じる。

（2）「就労支援という仕事」の危うさを自覚する

我々はもともと医療機関のなかで就労支援を始めたが、勤務時間のなかでより多くの時間を就労支援に充てたいと考え、地域に活動の場を移した。地域で就労支援を行なってみて、地域だからこそできる支援があり、やりがいを感じる一方で、医療機関にいたときにはあまり感じることのなかった難しさを意識するようになった。

我々の所属機関は種別としては就労移行支援事業所であり、1日の利用者数に応じて報酬が得られる仕組みになっている。もちろん医療機関でも、たとえばデイケアなどはおおむね同じ仕組みであるが、地域に出て利用者への支援を行なう傍らで、医療機関にいたときには専門の部署が行なっていた経理関連の作業も含め、機関全体の運営に自分たちが直接関わるようになったことで、当事者はサービス利用者であり、支援者は当事者から利用料を頂いてサービスを提供することで日々の糧を得ている、という関係性をより一層意識するようになった。そしてこのような関係性のなかで、根拠もなくいたずらに当事者の就労可能性を狭めたり、就労のタイミングを遅らせることは、自らのサービスを押し売りしようとしている一面もあるのではないかと感じるようになった。言い過ぎを承知であえて言わせてもらうと、支援者が当事者を搾取しているような関係性と言えなくもない。だからこそ不必要で不自然な支援はなるべくしないように気をつけねばと思うのである。

支援者が「あなたは働けない」とか「まだ早い」と軽々に口

にすることは「仕事をしてもよいけれど、自分たちのサービスも今のまま（できればより頻回に）利用してね」と言っていることと同じなのだと、日々自戒しつつ支援に取り組むことを心がけている。

（3）「精神障害」に対する誤解、思い込みを乗り越える

精神障害者の就労は長続きしない、という見方がある。たしかに精神障害者の在職日数は他障害と比べて短期間となっており、職場定着は大きな課題である（独立行政法人高齢・障害・求職者雇用支援機構障害者職業総合センター 2017）。他方、医療や福祉業界の支援者たちも、1つの場所で同じ仕事を続けている人ばかりではない。我々はもともと他の業種から転職して専門職の資格を取ったが、その過程で同じようなキャリアをもつ人に多く出会った。また資格取得後は医療機関で働き、現在は地域で支援機関を立ち上げて働いている。こうした自分の来歴を履歴書にすると「自分だって職場定着できているとは言えない」と感じる。もちろん、学生時代から資格に直結する勉強をして、卒業後は1つの機関で長く活動している人もいる。要するに人によりけりなのである。これまでにお世話になった企業で10年以上のキャリアをもつ新人教育研修の担当者に「最近、新卒者のなかにはやる気を感じられない人も多い。就職してすぐに退職する人も毎年一定数いる。他方、精神障害をもつ人は、働きたいのに働けなかったという経験があるからなのか、働ける喜びを感じられる人が多いように思う。仕事がその人に合えば長く働く人もいるし、退職する人もいるが精神障害をもっていることだけが理由で退職するということはあまりないように思う」と言われたことがある。この経験からも「精神障害者は長続きしない」という十把一絡げの評価は短絡的だと思わざるをえない。

このほかにも、支援者のなかには「デイケアに少なくとも2年は通って体力や職業準備性を向上させてからでないと働くのは無理」「デイケアにも定期的に通えないようでは働くのは無理」「働くなら規則正しい生活をしなくてはいけない」など精神障害に対する誤解や思い込みが少なくない。こうした言説が当てはまるかどうかは人によるし、デイケアだからこそ行きたくないと感じている人もいるだろうし、同じ人でも環境によって異なってくる。これまでの経験から、利用者だけでなく、環境（＝家族や職場の同僚など）にも積極的に支援を行なうことによって、こうした誤解や思い込みを乗り越えていけることが多い、という手ごたえを感じている。

Ⅱ　就労支援センターFLaTにおける支援の実際

1 Individual Placement and Support（IPS）モデルによる就労支援について

ここまでに記述してきた我々の支援に対する考え方や基本的な姿勢は、現在に至るまでの経験の蓄積からだんだんと形になってきたものである。この過程で出会ったのが「Individual Placement and Support（IPS）モデル」による就労支援である。

IPS（Individual Placement and Support／個別就労支援）とは、実践者であるベッカーや研究者であるドレイクたちが中心となって、1980年代後半、米国にて開発された援助付き雇用の一モデルである（Bond et al. 2008）。精神障害者の就労支援に焦点を当てたIPSは、特に8つの明確な基本原則に基づいて展開される（Dartmouth Psychiatric Research Center 2011）（表1）。

最初に我々がIPSモデルについて知る機会となったのは、『ワーキングライフ』（Becker & Drake 2003）という書籍であった。米国と日本では労働政策も企業文化も異なるため、我々もこの8原則のすべてが日本の精神障害をもつ人の就労支援に直ちに援用可能とは考えていない。しかし、より良い支援を手探りで探すなかで、自分たちが経験から培ってきた考えと非常に近い哲学をもつ支援が30年前から米国で実践されてきているこ

表1　IPSモデルの8原則

(1) 競争的就労が目標
(2) 就労支援サービスは精神保健サービスと統合されている
(3) 働きたいと思うすべての精神障害者を対象とする
(4) クライエントの好みが優先される
(5) 社会保障（生活保護・障害年金など）に関する相談サービスを提供する
(6) 働きたいと本人が希望したら迅速に就労支援サービスを提供する
(7) クライエントの好みに基づく雇用主との関係作り
(8) 継続的な支援

と、また学術的にもエビデンスが示されており多くの国で支持されていることを知り、我々の支援は間違っていなかったと大いに励まされた。

2 支援の実際

我々の支援の実際をIPSモデルの原則と合わせて紹介する。

（1）集団プログラムは実施しない

就労支援機関の多くが実施しているグループを対象として行なう作業トレーニングや、講義形式のカリキュラムなどのプログラムを、弊所では実施していない。働くために必要なスキルは職場によって違うだろうから、作業トレーニングによって身につけたスキルと就職後に現場で必要なスキルとの間にギャップを生むようなことになりかねず、またプログラムへの参加が仕事に就く時期を遅らせてしまうようであれば、本末転倒だと考えているためである。

ある仕事、ある職業に就くにあたり、準備段階が必要であることを否定するつもりはない。しかし職種にも働き方にもそれぞれに好みや志向性があるなかで全員に共通するような準備というものが、我々にはイメージできなかった。かつて医療機関内のデイケアで、さまざまなリハビリテーションの目標をもつ当事者を1つのグループにして集団プログラムを提供する日々のなかで、その支援が結果的には各当事者の生活や行動の変化にあまり結びついていなかったのではないかと考えるようになり、その反省もこの支援方針の着想の一端となった。

「集団プログラムは実施しない」ことを積極的に選択する弊所の支援方針を紹介すると、事業所内で何をしているのかと質問を受ける。具体的には「面談」の繰り返しである。1回1時間程度、時に支援者も自己開示をしながら、過去の職歴はもちろん、希望の職種や労働環境、労働条件、家族のこと、学生時代のこと、趣味・特技、現在の主治医との関係性、病状や薬とのつきあい方や考え方、そのほか生活面や精神面における本人の特性や悩みなどについて話を伺う。時には食事やお酒をともにするなど就労支援と直接関係なさそうな時間も一緒に過ごし、フラットな関係性のなかでその人のストレングスや好みなど全体像を理解できるようにする。そのなかで、いかに働いていくか、そのためにはスキルや対処方法を含めてどのような準備が最低限必要かというイメージが、速やかに当事者と支援者が共有できるようになると考えている。

こうした支援は、IPSの土台となる「個別就労支援」という哲学や、8原則のうちの「働きたいと本人が希望したら迅速に就労支援サービスを提供する」の部分に当てはまると考えている。

プログラムなどを行わずできるだけ早く求職活動を始める支援については、科学的な方法論を用いて効果検討もなされている。Bond et al.（1995）は、地域精神保健センターの通所者を「速い（accelerate）」群と「段階的（gradual）」群の2群に分け、「速い」群は研究開始と同時に就労支援を実施し、「段階的」群は研究開始から最初の4カ月間、職業準備性を高めるための訓練を実施し、その後に就労支援を実施した。就労支援自体は2群とも援助付き雇用の原則に従って同じサービスが提供された。この結果、1年後の就労率、フルタイムの仕事についている率、対象者が就労し賃金を得た週数などについて、「速い」群が有意に優れていた。これらの結果から「就労前訓練をできるだけ短くする」という考え方が倫理的な視点からの主張だけではなく、エビデンスのある実践であることが示唆されている。

（2）その人に応じた働き方を一緒に探す

職務内容（ジョブ）に対応する形で賃金が決まる「同一労働、同一賃金」に基づいた雇用（欧米型ジョブ型雇用）ではなく、職務の定めなく企業にメンバーとして参画することで、長期展望のある生活保障を得る日本独自の雇用慣行を「メンバーシップ雇用」と呼ぶ（濱口2011）。メンバーシップ雇用の枠組みでは勤務時間は画一的であり、経験の有無にかかわらず、さまざまな職務に臨機応変に対応することが求められ、できるだけ長く1つの場所で働き続けることが評価される。このような雇用慣行のもとでは「朝起きて、午前中から1日デイケアなどで過ごす実績が最低2年ないと働くなんてとても無理」という精神障害者の就労に対する思い込みが喚起されても仕方ない部分があるかもしれない。

しかし近年、発達障害者支援の視座からも、メンバーシップ雇用に当事者を当てはめる支援ではない、より多様な働き方について提案がなされている（近藤2016）。

我々も利用者に決まった働き方に合わせてもらおうとはあまり考えない。たとえば、昼夜逆転になっている利用者がいるなら、その人なりの自然な生活リズムを矯正するためにリハビリ機関に通所してもらうより、生活リズムに合った求人を探すことのほうがよほど有効だと考えている。

退職や転職についても単に「失敗」ととらえるのではなく、個別的に考えていかなくてはならない。当事者にとっても喜ばしい体験とは言えないことが多いこうした機会に、自分では気づかなかったことを第三者と話し合うことで、今後の求職活動のプラス材料とすることもできるかもしれない。また思いついたらすぐに仕事を辞めていた、というような経験を繰り返す人が、支援者が当事者と雇用主の間に入ったり、関係者を集めた話し合いをアレンジすることでやり過ごせることもある。何か策を弄するということではなく、当事者が自分の人生を考えるうえでの情報整理をサポートし、迷ったり、決められたり決められなかったり、ついには先延ばしにしたりすることにただつきあう。自分の能力や気持ちも含め「しっくりくるものにアジャストしてゆく」ためには、多少の回り道も必要になってくるものである。それは自分たち自身の経験則からの実感でもある。そして退職や転職はこれからの生活を一緒に考えていくためのヒントの宝庫でもある。

せっかく苦労して就いた仕事をすぐに辞めると言われると、支援者として徒労感を感じる場合もあるが、まるごとその経験につきあわせてもらえることは、またとない共有体験だととらえるようにしている。

このような支援は、IPSの8原則のうち「クライエントの好みが優先される」「クライアントの好みに基づく雇用主との関係作り」の部分と合致すると思われる。

(3) 生活のなかに「働くこと」を位置づける

利用者が「仕事をしたい」と表現される言葉の背景にはさまざまな気持ちが混じりあっている。人によっては、自分が心から働きたいと思っているというよりも、周囲との関係性でしぶしぶ就労支援を受けることになった、という場合もある。親から「もうこれ以上援助できないよ」と言われたり、配偶者から「次も仕事が続かなかったら離婚だから」と言われたりと、家族への責任感の重圧（経済的な重圧が多い）が強すぎて、背伸びをした条件で働きたいと話す利用者には、家賃の補助制度や減額制度の活用や健康保険料の減額申請、障害年金の申請や改定請求など他の経済的支援を受けるためのサポートと求職活動と並行させる。働くことを生活と切り離して考えることはできないし、家族関係も含めた生活支援のなかに就労支援は包括されるものであろう。就労支援中にも離婚や単身生活の開始などライフイベントがあることもしばしばである。場合によっては転居の支援をした挙句、（我々の本務であるはずの）就労支援が終了することさえある。働くことだけに特化して考えるのではなく、あくまで生活の一部としてとらえる視点は、就労前だけでなく、求職活動中や就労後の支援においても大事だと考えている。この考えはIPSの8原則で言えば「就労支援サービスは精神保健福祉サービスと統合されている」と似ているのではないかと思う。

3 ケースの紹介

Aさんは23歳のときに統合失調症を発症し、幻聴と妄想を主訴としていた。我々が出会ったときには病状は安定していたが、主治医に働くことを反対されていた。主治医としては、以前のような重篤な症状の再燃を誘発するようなことはしてほしくないということであった。それでも本人の働きたい気持ちは強く、主治医をさまざまな方法で説得しながら就労支援を実施し、2年後に就職し、現在も同じ職場で3年以上働いている。我々の見解と主治医の見解におけるギャップの大きさに驚き、また疾患名、過去の病状にとらわれすぎると判断を見誤ってしまうということを教えていただいたケースである。

Aさんは親から「もう援助はできないから自分で何とかしなさい。でも障害年金に逃げるようなことはしないでちゃんと自分で働いて稼ぎなさい」と言われていたが、本人としては「今後、親に頼らずに生きていきたいけど、これから先も病状の悪化がないとは限らないし、安定した給料を稼ぎつづけていく自信がない。自分としてはまず障害年金を受給して経済的なベースをつくっておきたいと思っている。そのうえで今後の人生にチャレンジしていきたい」という気持ちをもっており、障害年金の申請を手伝ってほしいと筆者に依頼があった。

こうした要望を受けて、最初に親御さんに対してAさんの素直な気持ちを理解してもらうよう説明し、障害年金の申請に関する支援も行なった。就職前に障害年金の受給が決まったのだが、その後の就職活動では自身の希望している職種、業務内容（ハローワーク担当者には薬の副作用による眠気の強さを理由に反対されていたもの）に就くことへのこだわりがそれまでよりも強くなった。経済的ベースが安定したことでよりチャレンジ精神が強くなったということも、その理由のひとつだと考えられる。

結局Aさんは希望を貫き、望んでいた職種、業務内容の仕事に就き、現在も働きつづけている。しかし、その過程は順風満帆であったわけではなく、就労したばかりの頃は体調を崩すことも多く、薬の副作用の眠気が原因で仕事のミスも目立っていた。そんななか「自身の感触では遅い時間帯から働きはじめるほうが自分には合っていると思う」という話があり、勤務時間についてAさんと我々で職場に相談した。その結果、勤務時間のシフトが9～17時から13～21時に変更となった。そこからは体調も安定し、眠気が原因でミスをすることも減った。

Aさんは「自分が希望していた仕事に就けたのだから自分からは辞めないよ。今の働き方は自分にしっくり来ている感じもするし、親も喜んでるしね」と語っている。自分が好きなこと、興味があること、関心があることなら続けたいと思えるし、自分の体調にも合っていると感じられれば、これからも続けられると思えるのだろう。そして、自分で決めたことなら上手くいってもいかなくても納得できるということなのだと思う。

III おわりに

繰り返しになるが、我々はIPSモデルに忠実に支援しようと考えているわけでなく、自分たちの経験から見えてきた望ましい支援とIPSモデルが似ていると考え、そのエッセンスを取り入れている。一見、効率が悪そうに感じられるかもしれないが、弊所ではこの方法で複数のスタッフを抱えて運営できている。

自分たちの支援を振り返って改めて感じるのは、支援者という立場の我々も、日々周りの人に支えてもらって生きていくことができている、ということである。「地域のなかで、その人が暮らす街のなかで、精神障害をもつ人を支えたい」という思いでFLaTを設立したときも、さまざまなアクシデントがあった。現在、FLaTが入っているビルの管理会社の方や不動産会社の社長さんにかなり助けてもらい支えてもらい、何とかスタートを切ることができた。そして今も日常のなかで多くの人たち、FLaTの大切な仲間に支えられて生きている。

困っているときに「困っている」と素直に言うのはとても勇気がいることである。我々は勇気をもって「困っている」と言ったときに、支えてくれる人がいてくれて本当に救われた。いつも「その人ができること」をしてもらってきた。我々もそんな存在になりたい。そして、その人にとっての支えとなる存在が増えていくような仕事をしていきたいと考えている。

文献

Becker, D.R. & Drake, R.E. (2003) A Working Life for People with Server Mental Illness. Oxford : Oxford University Press.（大島 巌ほか＝監訳 (2004)『精神障害をもつ人たちのワーキングライフ』金剛出版）

Bond, G.R., Dietzen, L.L., McGrew, J.H. et al. (1995) Accelerating entry into supported employment for persons with severe psychiatric disabilities. Rehabilitation Psychology, 40 ; 75-94.

Bond, G.R., Drake, R.E. & Becker, D.R. (2008) An update on randomized controlled trials of evidence-based supported employment. Psychiatric Rehabilitation Journal, 31 ; 280-290.

Dartmouth Psychiatric Research Center (2011) Practice principles of IPS supported employment. Dartmouth Psychiatric Research Center. Available from: http://www.dartmouth.edu/~ips/page48/page79/files/ips-practice-principles-002880029.pdf

独立行政法人高齢・障害・求職者雇用支援機構障害者職業総合センター (2017)「調査研究報告書No.137障害者の就業状況等に関する調査研究」独立行政法人高齢・障害・求職者雇用支援機構障害者職業総合センター

濱口桂一郎 (2011)『新しい労働社会──雇用システムの再構築へ』岩波書店

近藤武夫 (2016)「障害のある人々を包摂する新しいワークスタイル──IDEAの実践から」『LD研究』25 ; 318-320

「住む＝生きる」を支える

老後に備える

「老い」に相対する地域精神医療

伊藤順一郎
川村敏明

Ⅰ｜「苦労」をふたたび当事者へ

伊藤　―僕が監修することになった本書で、川村さんに対談をお願いしようと考えたとき、真っ先に浮かんだのが「老後に備える」というテーマでした。浦河という町、そして浦河べてるの家との長年のつきあいのなかで、利用者のみなさんもだんだん年を取ってきているし、共に生きている医療者も、また浦河という地域自体も高齢化していて、多面的な意味で「老後」を迎えつつありますよね。つまり課題は「精神障害を抱えた高齢者をどうするか」という問いに収まらない。「高齢を迎えながらどう生きていくのか」という問いは、利用者も、スタッフも、地域も、今すべてが同じ地平で抱えている問題じゃないかと思っています。そこで長年浦河という地域で利用者たちといっしょに暮らしてきた川村さんなら、今考えていることがあるのではないかと思ったんです。

僕がこのテーマについて考えるのは、老いて死んでいくとき、人とのつながりのなかに自分が生きていることがちゃんと自覚できていて、老いていく自分が助けられたり、老いていく人を助けたり、人に看取られながら死んでいったり、また人が死ぬのを自分が看取ったり……そういうことが本当に大事だということです。精神障害をもった人たちもそうでない人たちも、自分が住み慣れたコミュニティで生きていくことができたらいいなって、そういう思いがあってね。浦河でいろいろな体験をしてきた川村さんにも共感してもらえるんじゃないかなと考えて、お話をお聞きしたいなと思ったんです。

川村　―こういう時代ですから、高齢者のことが話題に上がる機会は多くなってきました。この浦河という地域で35年、精神障害の人たちといっしょに生きてきました。浦河という地域のニーズに合わせて、この地域が抱えている高齢者の問題と精神障害者の地域生活という課題をどのように擦り合わせて展開できるだろうかって、たしかに最近よく考えています。ご覧の通り、この浦河ひがし町診療所のスタッフも、僕を含めて多くが準高齢者の世代です。だからこれは他人事ではなくて、地域の人たちの課題と私たちスタッフの課題は同期しているんですよ。精神医療はこれまで地域や精神障害者本人の問題を病院や医療者が抱えすぎてきたんじゃないか……そんなこともよく考えるようになりました。この傾向を逆方向へ押し戻すにしても、声高に精神医療を批判するだけでは現状は変わらない。

伊藤　―そうですね、具体的な実践を伴っていなければきっと変わらないでしょうね。

川村　―僕らは当事者の力を掘り起こして、さらに力をつけていって、医療者との関係を改善する後押しをしてきました。そして当事者たちだけでも医療者だけでもなく、両者の間に「生活」「老後」といったテーマを置くことを心がけてきたんです。そのほうが効率がいいし効果もある。苦しい人を誰もつくらないからね。やがて浦河では医療者が当事者を抱え込む必要がなくなっていく方向に向かうと思うのですが、現実には「高齢者」というテーマを病院や施設に任せてしまう地域が日本では多い。

伊藤　―たしかに日本の医療・福祉では、高齢者を病院や施設に任せてしまうという傾向がこれまで大勢を占めてきました。

川村　―しかしそうなると、任される病院や施設のほうは、いかにして「老後」という問題を抱え込まずに押し戻すかを考えてしまう。でも、このような問題でこそ浦河の地域精神医療の経験が生かせるし、これまでとはまったく違った医療が生まれるかもしれない。今、医療や介護サービスといった福祉の仕事のなかで、子どもができたら母子手帳をもつのと同じ要領で、ある人が生きてきた人生の経過やデータ、「その人らしさ」がちゃんと書かれた自分史みたいなものがあるといいなと思って、病院に行くときにもっていける自分史の小冊子を開発しようとしています。

伊藤　―それはおもしろいアイデアですね！

川村　―支援者にとって、病歴だけじゃないたくさんのデータが埋め込まれているわけです。

伊藤　―写真や文章を見ると、病歴だけではなくて、その人が生きてきた人生そのものが見えてくるし、どのような生き方をしてきたのか、「その人らしさ」まで浮かび上がってくるでしょうね。

川村　―当事者への「見方」を変えるツールとしても大事じゃないかな、と思うんです。高齢になって認知症になってからではなくて、60歳の還暦のときくらいに自分史の小冊子をもっているというのが僕のイメージ。病院に入院するときには必ずもっていけば、はじめての診療でも「人となり」をわかってもらえるだろうし、病院での新しいコミュニケーション・ツールになるかもしれない。

伊藤　―自分で自分の歴史を振り返るわけですから、とにかく大変な情報量のツールになりますね。

川村　―それに、できればちょっと素敵なものをつくりたくてね、近いうちに試作品をつくってみようと思ってるんです。今、元浦河赤十字病院精神科の看護師長さんが勤務してくれていて、彼女はこの地域の貢献者で、精神科病床を減らすときの中心メンバーでした。彼女がいなかったら僕にはできなかったことです。それに僕が開業前に悩んでいた頃、「川村先生、あんた何かやりなさいよ。患者さんがいなかったらさ、私が患者になってやるから」って、彼女が僕の背中を押してくれてね（笑）。本当に心強い一言でした。彼女には知り合いがたくさんいますから、一声かければたくさん患者さんが来そうだし（笑）。とにかく僕たちの活動を象徴するような人だと思っているんです。この方が今は75歳で、これから本格的な老後を迎えることになります。その彼女がデイサービスに通うのではなくデイケアのスタッフとして通うと言ってくれて、自分史の計画も中心になって進めてくれています。

伊藤　―老後を迎えつつある方が地域医療のスタッフとして働いていて、言葉で言うより説得力があって「この人ってこういう人生を背負ってきたのか」と一目でわかる自分史の計画を地域の高齢者たちのために準備している……まさに「老後に備える」という対談のテーマにぴったりのお話ですね。

川村　―僕の親は魚市場で入札の競りをする花形の仕事をしていたんですけど、認知症になると、ただの「ボケたばあさん」のように扱われていました。一度そうなると、「この人がどんな人でどんな人生を送ってきたのか」ということがまったく浮かびあがってこなくなる。僕は不満というより、そこに寂しさを感じてしまうんですよね。

伊藤　―認知症の高齢者というレッテルを貼られた途端、その人のたどってきた人生がすべて消えてなくなってしまうわけですね。

川村　―そうそう。だからその人の人生全体に目を向ける視点が、医療や福祉の世界には必要じゃないかな。

伊藤　―もちろん、そうです。ただ「医療も福祉もちゃんとその人の人生を見るようにしなければならない」と言葉で言うだけではなかなか通じない現実もある……

川村　―そうですね。そのためにも早く自分史のツールをつくって、ツールをもった患者さんが10人いたら、絶対に地域でも浦河日赤の医局でも看護師の間でも「あれはなんだ?」「あれをもってくる人、すごくいいよね!」って噂になるんじゃないかって。どんなふうに高齢者とコミュニケーションを取ったらいいかわからない若い看護師でも、このツールがあれば「おじいちゃん、昆布採りの名人だったんだ」とわかる。そのことがどれだけ患者さんを安心させられるだろうって想像するとわくわくするんですよ。

伊藤　――病棟で「困った患者」と呼ばれる人も、かつては名を成した人で、小さな会社の社長だったり、学校の先生だったりすることがありますよね。その人たちが病棟のなかでひとりの患者としてしか扱われなくなって、若い看護師に「おじいちゃん、そんなことしてちゃ駄目だよ」とか言われて、途端に処遇困難ケースみたいな扱いを受ける。その人のかつての華やかな人生のことは病棟の誰も知らなくて、場合によっては主治医さえ知らなかったりもする。その瞬間、「病人としての当事者の病気をどうするか」ということに支援者の視点が限局されてしまう。一方、自分の人生を背負って病院に来ている患者さんとしては、過去の人生から切り離されて「ただの病人」として扱われるわけですから、フラストレーションを抱えることになる。

川村　――このツールは治療をスムーズに進める可能性もあるし、患者さんとの出会い方そのものを変えるかもしれませんね。

II　病気ではなく人生中心の精神医療

川村　――今、浦河町から40キロ先のえりも町で、多機能型高齢者施設を始めたいって話しているんです。この施設を利用する人が自分史のツールをもっていたら、この施設から病院を利用する患者さんのことが話題になって、高齢者に対する地域の認知が変わっていくんじゃないかな。自分が伝えたいことだけじゃなくて、「うちのおばあちゃん、こういうことが好きだけど、こういうことは嫌がる」っていう家族の言葉も書き込んでおけば、医療場面でもきっと役に立つ。これまで医療や福祉は老後のことも含めて個人の課題を引き受けすぎてきたけれど、精神医療が遠回りしてきてきた歴史を逆に生かすことができるんじゃないかな。

伊藤　――川村さんはつねづね、精神医療は当事者の問題を引き受けすぎてきたとおっしゃってきましたよね。それも、当事者それぞれの人生を理解して、当事者個人の生き方を共に考える引き受け方ではなかった。当事者に付随している病になんとか対処するところだけに焦点を当て、当事者の背景にある人生のことはほとんど見ない、とても限定された、ある意味で人生を台無しにする引き受け方だった。病を中心に考えることをまずやめることが、医療の引き受け方を変える第一歩になるのでしょうね。

特に高齢者が地域で生きていくということを考えると、今この瞬間に抱えている病は本人の人生のなかで起きてきた、ちょっと嫌でちょっと特別な出来事のひとつであって、決して人生を形づくる中心ではない。病に多少は邪魔されるかもしれないけれど、むしろ高齢者は、これまで生きてきた人生そのものを全うしたいという思いが強いのではないでしょうか。がんになったり脳梗塞になったりしたときに「治りたい」と思うのは、それまで生きてきた歴史をもう少し続けたい、もう少し楽しい人生を続けたいと思うからですよね。だから治療に伴う苦痛も我慢できる。しかし病だけでなく人生そのものを共有してくれる人がいなかったら、病とつきあうのにも耐えられなくなるかもしれない。川村さんの自分史のアイデアは、病という部分を内包した人生全体を一目で見られるツールということですから素晴らしいと思います。

川村　—患者さんは入院すると、必ず良い先生と良い看護師を探します。だから私もずっと良いほうの先生になりたいと思ってきました。でも実際は、良い先生でなくて、ほどほどの先生でいればいい。それより大切なのは、スタッフ全体が患者さんの情報を共有していることです。そうなれば患者さんは良い病院や良い先生を探すことに余計なエネルギーを使わなくてもよくなるし、スタッフも本来の役割に専念できる。僕の経験上、僕のことを「良い先生」だってほめてくれる患者さんたちの予後はあまり良くないんです。その経験を踏まえて、僕自身、あまり「良い先生」にならないようにしてきました（笑）。高齢の人にも精神障害の人にも、僕はいつでも「治さない医者」でいようとしてきました（笑）。

伊藤　—高齢者も精神障害をもっている人も、つきあい方としては同じものですよね。

川村　—そうそう、同じものです。かつての患者さんは、何かを許可してもらうのも先生次第というところがあった。畏れを抱く目だったり懇願する目だったり、あまり心地良い眼差しを僕たち医療者は向けられてこなかったと思うんですよ。でも、ある患者さんの退院の仕方をどうするかを考えるとき、ずっと前から、僕自身が決めるのではなく、患者さん本人やスタッフに退院の準備ができたら退院日を決めることにしてきました。ソーシャルワーカーにも「医師に決めてもらう」という姿勢ではなく、その場で自分で判断してほしいと伝えてきました。

伊藤　—チーム医療のなかでトップの医師が最終決定を下すというシステムは、どこか制度疲労を起こしているようなところがある。今の地域医療ではそれがはっきり表れていると思います。退院して地域に戻って生活するとき、患者さん本人や医療・

福祉スタッフの態勢が整っていなかったら、結局生活は立ち行かなくなるわけだし、それを医師がすべて把握できているかと言えばそんなことはない。だから医師が決めるというのはおかしいんです。

川村　―そうなんですよね。だから患者さんが医師だけを見ていて、目に見えない医師の権力に畏れを抱かせるようなことはしないと心に決めてきました。むしろ僕からは見えない場面こそが患者さんの地域生活にとって大事になっていくのだから、それがうまくいくための仕掛けをずっと考えてきました。医師が「退院決まったって聞いたよ、よかったね」と言えるとしたら、それって退院させてくれたのは医師じゃなくて、いろんな人たちが患者さんの退院のために応援してくれたからですよね。この退院のための「支援の厚み」が大切だと思っています。それは高齢者であっても精神障害者であっても同じことじゃないでしょうか。

伊藤　―入院から退院に至るまでの当事者のストーリーを、医師よりももっと身近な医療スタッフたちが知っているという仕掛けですね。

川村　―ただ、高齢者医療のなかにそういう景色はあまり見えてないんですよ。だからスタッフがどれくらい利用者さんのことを知っているのか、どのくらい大事な情報をもっているのかって、いつも気にかけています。これから高齢化していく浦河という地域に本当の意味での高齢者医療が根づいていくためには、スタッフが対等な立場で、かつ病気中心ではなく長い人生を歩んできたひとりの人間としての高齢者を支援するシステムをつくっていくことが大切だと思います。

Ⅲ―人生に光を

伊藤　―従来の精神医療の場合、とにかく当事者の病名や症状、検査結果などのデータだけを大量に集積しているところがありました。でも、たとえば統合失調症を30年患っている人の自分史をつくるとしたら、統合失調症によって失われてしまったことも一部にはあるけれど、病を抱えながらできたこと、病があったからこそつながれた人、病を得たことで学べたことみたいに、「病ゆえに形成された物語」も含めて情報が共有ができるといいですよね。失ったからこそ逆に手に入れられた大事なもの、そういうものを患者さんに寄り添って聴き取れる人、そして別の人に伝えられる人がいることも、高齢化社会の地域精神医療にとっては重要な気がしてきました。そしてその人は必ずしも医療スタッフでなくてもいいのかもしれない。「30年間病気だったけれど、あなたのなかにはこういう宝物がある」と言える人……

べてるのメンバーにはそういうことが得意な人がたくさんいるでしょうね。

川村　―光の当て方がうまい人だね。

伊藤　―そうですね。これまで誰もかえりみなかった部分に光を当てるようにして「老い」を考えていけたら理想的ですよね。

川村　―そうなると医者は立場がなくなりますね（笑）。「あの人、いつも病気の話ばっかり聞いてくるんだもん」って（笑）。だから「人生のお宝鑑定団」みたいな人が本当は大事なんだと思います。

伊藤　―病気の症状のことって実は表面的でもあるから、「ここが痛いんだよね」「ここが苦しいんだよね」という話は、その人の人生の苦労や苦悩を聞こうとするよりも、医師にとっては気楽にできるところも案外あるのかもしれませんね。

川村　―生活感や人生観のような当事者にとって大切な世界を切り離して、機械的に医療や福祉の既成のサービスにもっていくようでは駄目だね。なんて言えばいいのかな、「その人らしさ」が見える世界がわかるのが理想で、僕の計画している自分史でもそれを目指しているんです。

伊藤　―それは素敵なことですね。写真があってちょっとコメントがついているだけでも、病気の話ではなく、当事者の人生のことに話がスムーズに流れていきますから。

川村　―最近、ナースが中心になって浦河町に新しい高齢者施設が立ち上がったんです。ところが、そこに住んでいる人たちに楽しんでもらうプログラムがない。だから、浦河ひがし町診療所のスタッフから、楽しむことのプロが参加したりしています。たとえば利用者さんといっしょにカラオケ屋に行く。すると、どこかから噂を聞きつけて「自分も入れてほしい」っていう人たちといっしょになったり、階段がのぼれない高齢者もいるから1階限定でカラオケをしたり。カラオケ屋の経営者も慣れているから1階限定で部屋を取っておいてくれるし、時々30代の若い子もついてきたりして、そのなかで昔あった楽しいことを話したりもする。不思議なことなんですが、楽しいことをみんなといっしょにしていると、ひとりでは思い出したくなかった苦労話も自然と出てくる。

伊藤　―そうですね、安心しないと苦労話は出てこないですよね。医療が主導するのではなく、当事者中心で苦労話も含めた人生に光が当たる「場所づくり」という点でも、浦河には教わるべきところがたくさんありそうですね。

Ⅳ 頼れない病棟／頼りない医者

川村　さっきの医療が当事者の問題を引き受けすぎないっていう話にちょっと戻りますね。高齢者の問題に、地域全体に関わる人たち、特に我々60代が首を突っ込むのは、他人事じゃなくて10年先は自分たちの問題だからですよね。今はまだ介護を受ける必要がないけれど、いつか必ず訪れるテーマだから、我々の世代が関わらないといけない。かつては高齢者になると施設に入れて、「老後」というのが施設内だけの話になってしまっていた。でも、これからの地域精神医療は「老後」を地域全体の話題にしていかないといけない。

伊藤　老後というテーマは、日常を暮らしながら自然と浮かび上がってくるものですからね。

川村　家族だけの話題、施設や病院だけの話題にしておくのではなく、老後という話題に地域のみんなが関われるようにする。

伊藤　たとえば当事者の精神障害や内科疾患だけをクローズアップして医療や福祉が抱えてしまうと、患者としての顔だけが表に出すぎて、「じゃあこの患者をどうする？」という話に限定されてしまいますよね。たしかに病気は当事者の一部でもあるから、その病気をどうするかという視点は必要です。でも、障害や病気がある人でも、みんなと一緒にカラオケに行けるし、もちろん日常生活だって送れるわけだから、「当事者の病気」ではなく「病気の当事者」という全体を見る視点が大事なんですよね。そうすると、町の人も一緒に考えることができる。

川村　病院でしかできないことは病院に任せるのが当然ですが、病気以外のことまですべて病院でまかなってきた歴史はやっぱり大きな問題だった。

伊藤　それがこれまでの医療の姿だったわけですよね。

川村　逆に言えば、医療はこれまで嫌でもあらゆる問題を引き受けてしまってきたんですよね。精神科だってそうです。

伊藤　浦河ひがし町診療所でも同じところに回帰するリスクがあるかもしれないと……

川村　いや、浦河ひがし町診療所は良いんだか悪いんだか抱え込める力がないから（笑）。

伊藤　抱え込める力がないからこそ、人を頼るとか人とつなげるといった方向に動くということもあるわけですよね。

川村　浦河日赤を辞めて浦河ひがし町診療所で外来診療だけを担当するようになってから、患者さんたちの僕への期待が日赤時代よりグンと減ったことを実感しています。「この先生は入院をお願いしても入院させる力がない人だ」って（笑）。

伊藤　それは家族も患者さん自身も？

川村　そうそう、家族も患者さんも。だから患者さんも「自分の状態はこんなに悪いんだ」ってあまりアピールしなくなったんですね。

伊藤　―うーん、なるほど……わかる気がします（笑）。

川村　―「具合が悪い」って言っても、「あ、そうなんだ」って言われるだけだから（笑）。そうすると、患者さんとしては期待が外れるわけ。浦河日赤の頃は「もうちょっと頼めば入院もありうる」と思って粘っていた。いわば「一時休息所」が与えられるから。それでも開業して最初の1年目くらいは「先生、ここには入院できるところはないんでしょうねぇ？」という話をよく聞いたけど、3年目くらいになると誰も聞かなくなりました。みんなどこかであきらめたということなんですが、すると不思議なことに、患者さんもスタッフも徐々に大人っぽくなるんですよ。状態が大変なときでも、入院以外の選択肢を探して、どうやってしのぐかをみんなで考える。

伊藤　―病院も病床もないこと、つまり「病棟に頼らないこと」が前提になって、その前提のうえで何ができるかを考えるようになったということですね。

川村　―生活保護を受けた途端にパチンコに行って1週間で1円もなくなって、具合も悪くなって、もう入院するしかないという患者さんの場合、以前なら自然と入院が頭を掠めるらしく、状態が悪いと訴えたり、べてるのスタッフからそういう話が来ることもありました。こういう場合、僕は「あと数日でちょっと落ち着いてくれればいいな」と思い、べてるの向谷地さんは東京に出張で不在、そして患者さん本人は早く入院したいと思い、三者三様にどこか気持ちは入院のほうに傾いていた。でも、その選択肢そのものが、今この地域からなくなった。この現実が定着してくると、ある意味で当事者もスタッフも大人にならざるをえない。

伊藤　―その変化というのは、川村さんから見て自然な流れだと感じますか？

川村　―そうだね、みんなの自然な流れという感覚です。

伊藤　―自然にソフトランディングするためには、お互いに苦労を言い合える場所があったり、安心できる場所があったり、浦河の培ってきた文化に負うところも大きいのかもしれませんね。

川村　―浦河のメンバーのように自分のことを言葉にするという長年の下地がなければ、今のような自然な流れは生まれなかったかもしれませんね。状態が悪くなる頻度が今の何倍かあったら、「やっぱり入院の選択肢がないと……」という話になっていたかもしれないし、精神科の入院がないことへの批判も増えていたでしょうね。しかし今、もうこの地域には精神科での入院施設はない。

伊藤　―「病棟に頼らない地域精神医療」、つまり地域で障害者も高齢者も支えるところにシフトすると、患者さんの言葉が増えていくのではないでしょうか。というか、シフトするには患者さんが語るということをあたりまえの文化とすることが大切なんだと思います。それをしっかりすくいあげるためにも、患者さんが自分を語れる場を整えて、支援者のほうは早々に当事者の苦労を丸抱えしてきた医療や福祉の考え方を改めておかないといけませんね。

川村　―浦河という地域は長年、僕みたいに「頼りにならない先生」をちゃんと浸透させてきた実績があると思うんですね（笑）。よく診察に来た人から言われるんです、「先生はろくに話を聞かない」って。「先生、俺は困ってるんだ」っていう話をしているのに、僕は両足でゴミ箱をはさんで爪を切っていて全然話を聞かない。その「被害者」が何人もいたらしくてね。たしかにあとで聞けばそうだったんです、つまらない話は爪を切りながら聞いてるんですよ（笑）。そこで、僕の「被害者」の人たちがみんなで「先生にどうやって話を聞いてもらうか」というミーティングをやっていたらしいんです。その頃、病気の話をする患者さんに「なんかもっと面白い話ないの？　病気の話、あんまり好きじゃないんだけど」って僕はよく言っていたから。今は「そんなに病気の話をしなくても、ほかの患者さんも元気に暮らしてるよ」「良い話を聞かせてね」っていつも言うんです。

実際、患者さんもベテランになると、必ず良い話をどこかで見つけてきて、「1カ月前は先生のところに来るのも大変だったけど、おかげさまでこんなに元気になりました」と教えてくれる。自分なりに病気とともに生きてきた人生で取り組んできた結果を話してくれる。病院にいるのにあまり病気の話を聞かなくても仕事になるって楽しいんですよ（笑）。

伊藤　―それはやはり浦河の患者さんの、人と人のつながりがあってこそ、川村さんには困りごとを話さなくても大丈夫ということなんじゃないですか？

川村　―うーん、もちろんそれもあるけど……いや、しつけですよ、要はしつけ（笑）。子育てをして子どもを自立させていくときに、親がどの位置に立っているかというのといっしょ。いつも心配して口うるさく言う親になるか、「僕の子どもなんだから、これからちゃんとうまくいかないことがたくさん出てくるよ」と言っておいて、困ったときに「ごめん、それ僕のＤＮＡだわ」と言える親になるか。支援者もそれと変わりません。過保護の支援者になるか「頼られ過ぎない先生」になるかが大きな分岐点です。

Ⅴ　地域で共に降りていく

伊藤　―医師の多くは、「頼りにならない先生」である川村先生とは違って、「すべて自分が何とかしないといけない」「物事を解決しないといけない」という追い詰められた発想がありますよね。もしかしたら背後に病棟があると、なおさらそうなっていくのかもしれません。

川村　―大切なことは、当事者が地域のなかでどのようにしてつながっていられるか、ということですよね。べてるのメンバーのように自分の言葉をもって、みんなで自分たちの活動をつくっていく。それを医師も看護師もみんなが応援していく。「先生が治してくれた」ではなく「先生は何もしていないように見えるけどなぜか良くなっていく」という状態が望ましいと思っています。それでも医師や看護師の応援する眼差しは大事で、浦河でも、舞台上の主演俳優ではなく、照明係くらいの役目は果たしてきたはずです。

伊藤　―舞台の裏方をたくさん育てたところがあるんですね。舞台の上に役者がたくさんいる「場」を川村さんはつくった。しかも舞台は浦河という地域全体。

川村　―浦河の当事者には出たがりの人がたくさんいるんですね（笑）。舞台上の役者みたいな当事者たちの言動を見て聞いて、我々もそうだけど、当事者も自分のことに気づくようになる。だから、もっといろいろなことを助けてあげないといけない、こちらの出番をつくりすぎてはいけないと思うようになりました。ちょっと我慢してほかの人の出番をつくっていると、面白いものが展開していく。よく僕は言っているんです、「ステージの真ん中にいつも医者が立っているドラマを誰が観るんだ？」って。そんなものは1回か2回観たらもう見飽きるんですよ。面白い役者さんがたくさんいて、たまに医者が登場しても一言発して去っていくドラマのほうが、それよりずっと面白い。

伊藤　―そうですね。でも、ヒーローでいることが面白いっていう医師もいたりするんですよ（笑）。ちょっと映画の話で例えてみようと思います。「シェーン」と「七人の侍」っていう映画がありますよね。「七人の侍」と「シェーン」には両方とも正義の味方が登場するけれど、そのポジションは全然違います。「七人の侍」では、農民が野武士から村を守るために七人の侍をテストして雇う。そして雇われた七人の侍と農民が一緒にトレーニングをして野武士を倒す。七人の侍のなかにも犠牲者が出たりして、それでも「いっしょにうまくやったよな」と言い合って、七人の侍は去っていく。一方の「シェーン」は、有能なガンマンのシェーンが、ならず者に襲われて困っている街にふらりとやってきて、悪漢たちに立ち向かっていく話。シェーンはいっしょに手助けすると言う街の男たちを制して、自分だけで敵のアジトに行って、敵を倒して、そして街を去っていく。「七人の侍」は農民が成長するストーリーだから、七人の侍がいなくなったあとも、農民が自分たちの力で野武士を倒せるかもしれない。でも「シェーン」のほうはあくまでヒーローのストーリーだから、ヒーローがいなくなったあとに何かあったら、住人たちはあわてふためいて新しいヒーローを求めるしかない。医師のなかには、「シェーン」みたいなタイプになりたいと願う人って多いんじゃないかな……

川村　——自分もそう願っているし、実際に期待されてもいるということですね。

伊藤　——期待されるし、またその役割を引き受けたりもする。でも、それでは街ぐるみで当事者を支えていく「病棟に頼らない地域精神医療」は実現できないですよね。支援としては「七人の侍」型のほうが格段にいいと思います。医療も福祉も底流にあるのは人々の文化だったりするわけだから、利用者の街での暮らしや苦労の様子を学ぶなかでわかることがたくさんある。「彼はこんなこともわかるしできる」って、僕ら支援者が教えられることもある。地域医療のなかで「共にある」というのは、ヒエラルキーが固定されていない状態で支援者と利用者がつながっていることだと思うんです。このことが実感できる支援者を育てなきゃいけないなあと思います。

川村　——僕が思うに「名医」は浦河には来ない（笑）。大学から出張で来ても、1年もしたら都会に帰っていく。それなのに僕はもう35年もここにいて……「名医1年、川村35年」だよ（笑）。当事者にとって本当に必要な医師って、当事者や支援者といっしょになって親身に考えてくれる人だろうね。当事者の苦労を引き受けて解決してくれる医師が仮にいたとしても、そもそもそんな先生は浦河には現われないし……僕がここに長くいられたのは、当事者の苦労をほとんど引き受けなくて、ばらばらだったみんなの問題をひとつのテーマに束ねていくような仕事をしてきたからかもしれない。急に快方に向かうわけじゃない、慢性疾患はそうでなくちゃいけないし、老化なんて慢性疾患の最たるものだから。大切なのは、みんなで親身に考えながら、どうやって地域の「文化」をつくっていくかということだね。「文化」って言うとおおげさかもしれないけれど、医療・福祉の支援者からは当事者の役に立つサービスを提案して、当事者からも自分にとって望ましい医療・福祉サービスを提案して、お互いにとって理想的なサービスを地域で少しずつ積み上げていくということですよね。

　ところが日本の多くの地域の現状は、医療側も地域からプレッシャーがかかって不満をもっていたり、地域は地域で入院ができないことに不満を抱えていたりもする。お互いが不満でぶつかりあっているんですよ。こういう構造をなんとかしたいと思って、僕たちはかつて問題を引き受けすぎていた過去を反省して、今度は少しずつ当事者の苦労をあえて引き受けないで、問題を地域の中心に置いてみることにした。時に「もう病気の話はいいわ」とか言ったりしながらね（笑）。この改革については今後、その研究も大事になるんじゃないかと思っていて、これからどうなっていくのかちょっと楽しみです。先ほど紹介した自分史のツールも全国に発信したいし、「面白い」「役に立つ」「私もつくってみたい」っていう声が浦河の60代や70代の人から上がっているし、「じゃあみんなで始めてみようか」って計画を進めているところです。

VI　彼らこの世に遣わされた人たち

川村　—1984年に始まった浦河べてるの家の初期のメンバーも高齢化していますから、いずれ亡くなっていきます。今はメンバーたちが亡くなったあとに入る墓地も用意して、公園墓地にすることを構想しているんです。べてるの人たちは、お墓を前に語りつづけられるだけの業績を残した人たちだから。

伊藤　—そうですね、ただ亡くなって終わりにするんじゃなくて、その後のこともしっかり整えてあげないといけないですよね。亡くなってもその人のことが語り継がれるのは、本当に地に足のついた、生活に軸足を置いたコミュニティの証かもしれないですね。

川村　—この計画は結構具体的で、浦河ひがし町病院の後ろの丘の上に、眺めのいい1万3、000坪の土地があるんです。お金はないけど、僕が買っちゃおうかなと思っています。1万3、000坪で500万くらいだからリーズナブルでしょ？ そこにべてるの人たちの墓地をつくって、その公園墓地を散策すると埋葬されている人たちの過去の業績がしのべるように、入口にはちょっとした記念館があって、そこにアーカイブがあるわけ。生きている人と亡くなった人をつなぐパワースポットみたいにしたくてね。だから、浦河という地域の高齢化問題と関連する構想なんですよ。

伊藤　—亡くなっても地域で大事にされて、いつまでも仲間といっしょにコミュニティにいる……たしかに地域の課題ともマッチしますよね。

川村　—お盆だけじゃなくて生きている人がいつでも遊びに行ける場所。

伊藤　—ひとりの人の生と死まで結ぶつながりができているのは、やっぱり浦河の強みだし、先進的な地域だって言われる所以だと思いますね。

川村　―そして、地域の先進的な取り組みを見学するために全国からまたお客さんが来てくれるわけ（笑）。夢を言っているみたいに聞こえるでしょう？　だけど、僕の語る夢って結構実現してるんですよ。過去には「田んぼをつくりたい」って言い出して、2年目に入ったら土地を手に入れて、さらに2年後には米をつくったし。はじめは自分ひとりで活動していても地域で応援してくれる人が出てきて計画が実現する。ひとつの地域に35年もいると人脈も広がっているから、「この話ならあの人に聞いてみよう」ってすぐにわかるし、僕の人生が「収穫期」に入ってるんですね（笑）。

伊藤　―35年間ここ浦河にいるわけですから、川村さんの実績は大きいですよね。

川村　―自分が独断で始めたことでも、みんなにとって楽しくなりそうであれば、協力者がたくさん集まってきてくれる。ほかにも、えりも岬のあたりに百人浜っていう長い砂浜があって、観光客も来ない地元の人にとってはただの砂浜なんですが、そこにいずれ小屋を建てて「プライベートビーチ」にしようと思っているところです。自宅から1時間で遊びに行ける「プライベートビーチ」。そこは我々が昔からつながってきた漁師さんたちがいたり、浦河とはまたちょっと違う文化が残っている集落で、運動会やお祭りも集落だけで切り盛りして昭和の文化が残ってるようなところです。いつか浦河を訪れる都会からの見学者たちに「ちょっとうちのビーチに遊びに行かない」って言ってみたくてね（笑）。これも地域に今ほど目を向けていなかった浦河日赤時代には絶対に湧かなかった発想ですね。

伊藤　―それは本当に？

川村　―そうですね。浦河以外の地域に行く時間がなかったし、そもそも行く心の余裕もないし。

伊藤　―浦河日赤が精神科病棟を廃止したこの3年間で、川村さんの状況も心境も大きく変わったということですか？

川村　―ええ、もうすっかり変わってしまいました。

伊藤　―今のお話をうかがいながら、浦河以外の場所で地域とのつながりをどうつくっていけばいいだろうということを考えていました。

川村　―ただ、地域とのつながりといっても、浦河日赤時代に20年以上もえりも町に巡回診療に行っていたけれど、実は岬の先のほうまでは行ったことがありませんでした。浦河日赤時代は浦河を離れた途端、病院のことが気になっていつも「早く浦河に戻らないといけない」ということばかり意識していました。

伊藤　―その感覚は僕にもあります。物理的に離れていても、心はどこかその地域にあって、地域で暮らす人たち、働くスタッフたち、そして利用者たちのことが思い浮かんでくるから。

川村　―そうですよね。「もし急に呼ばれたら……」と思うと、自然とあまり遠くへは行けなくなる。ところが、開業してから遠出をすると、先へ行けば行くほど楽しくなる。そこではじめて自分にとって大事なところが見えてきて……

伊藤　―「人」になられたんですね、医療者じゃなくて。その感覚もちょっとわかります。僕も開業してから意識が変わりましたから。

川村　―自分の住んでいる街がすごく良いところに見えるようになったんですよね。

伊藤　―その地域の本当の景色が見えてきますよね。

川村　―えりも岬に行く途中の小さな漁港もとても良いところで、ずっと統合失調症でひきこもりの患者さんがいて、その人を連れて家族といっしょに浜に行って焼肉をやったんだけど、あれは面白かったなあ。本人が楽しいかどうかは別にして、まず僕たちが楽しい（笑）。

伊藤　―大事な感覚ですよね。もしかしたら生活してきた地域のことをずっと広い視野で考えられるようになってきたのかもしれませんね。浦河日赤を出てからのほうが、地域のいろいろな場所の見え方が変わったり、目に付くところが増えたりしましたか？

川村　―ええ、全然違います。楽しいと思える出来事がまったく違ってくる。今でも僕からイベントのアイデアを出すんですが、次第にスタッフや利用者のほうからアイデアが出てくるようにもなってきたし。

伊藤　―川村さんに乗せられて、患者さんたちも話を聞いてくれるんでしょうね（笑）。

川村　―昔は精神障害をもった人たちをどう診ればいいんだろう、どう治せばいいんだろう、この人たちとの出会いにどういう意味があるんだろうっていうことばかり考えていました。でも、その問いかけは患者さんに一方的に向けられたものだったと気づくようになりました。それよりも、その問いかけは自分たち自身、それから自分たちの暮らす地域に投げかけていくほうが、もっと意味がわかってくるんですよ。つまり、彼ら精神障害者たちは大事なメッセージを携えてこの世に送られてきたということが見えるようになる。一度きりの人生のなかで障害を抱えることになった以上、その障害を我が身に宿すことに意味があったと思える、「一流の障害者」にしなきゃいけないじゃない（笑）。だから公園墓地を用意して最期はそこに眠る、それくらい彼らの存在を大事にしてきたことを伝えたいし、彼らとの出会いに意味を見出したい。それが我々支援者に与えられた使命じゃないかなと思うようになってきましたね。

伊藤　―街に出て訪問診療をしながら働いていると、地域の魅力に気づくようになります。それは、彼ら障害をもつ人々と出会えたことの意味を感じようとすると、彼らが暮らす地域にも自然と意識が向き、彼らがほかでもないこの地域で生きていることの意味を考えさせられるからかもしれません。だから今の川村さんの言葉には、僕自身、共感する部分もあるし、そして魅力も感じます。高齢化する地域の精神医療が意味のあるものになるためのひとつの鍵は、こうして当事者たちのニーズや彼らが暮らす地域のニーズに応えながら、同時に彼らとともに「地域を耕していく」ということにありそうです。精神医療だけが孤高の存在として当事者のすべてを引き受けていく時代は終わろうとしています。当事者と地域から精神障害や加齢にともなう苦労を奪うのでもなく、かといって当事者と地域に課題を完全に委ねるのでもなく、まだ手探りにあるこの道を切り拓いていくことが、これからの地域精神医療を形作っていくのだと、今、考えています。

「家族＝環境」を支える

家族内の葛藤・混乱を支える

渡邉真里子

Ⅰ｜はじめに

私は、現在福岡市でACT (Assertive Community Treatment) 機能をもつ精神科診療所と訪問看護ステーションを仲間とともに運営している。福岡市は150万を越える大都市でありながら、人々の交流は九州らしく厚く濃く、今だに山笠を代表とする祭り文化、隣組制度がしっかり根づいており、家族内の交流も深い。このような文化背景のもと、障害をもつ方の多くは家族と同居しており、他の地域よりも同居率が高いと実感している。

私は開業直前に、監修者である伊藤順一郎先生にお口添えいただき、全国の仲間とともにACT発祥の地であるアメリカ・ウィスコンシン州マディソン市で短期間研修させていただいた。昼食の寛いだ席で、私は診療所のビルテナント契約のために連帯保証人を家族に依頼した話を、現地の研修コーディネーターで自身も精神障害の方の家族であるジョーさんにしたところ「なぜ？　マリコはずっと働いているのに、家族に頼らないといけないの？」と驚かれ納得を得ることはなかった。アメリカにおける精神障害を支える家族会組織NAMI (the National Alliance on Mental Illness) は、このマディソン市が発祥の地であることからもわかるように、家族の活動は活発である。一方、成人になると独り立ちする欧米の文化では、成人の精神障害者と家族との同居は珍しいため、支援者が直接家族に支援する機会はあまりないとのことであった。一方、日本ではまだ数が少ないホームレス支援はマディソンでも大きな課題であった。

このように障害の有無を問わず成人になると独立を促す文化のある欧米と、家族との同居が珍しくない日本との文化の違いは、障害のある本人と家族との関係性や支援の仕方に色濃く反映されると考えられる。

全国精神保健福祉会連合会が全国の家族会会員9、320人に行なった大規模調査（特定非営利活動法人全国精神保健福祉会連合会2010）において、精神障害を抱える家族から語られた苦悩は以下の7つに集約されている。

①症状悪化時に必要な支援がない
②困ったときにいつでも相談できるような場がない
③本人への専門家からの働きかけがない
④利用者中心の支援になっていない
⑤情報が得られない
⑥家族自身も身体的精神的不安を抱えている
⑦家族が仕事を辞めたり経済的負担をしている

そして、これらを解決するための7つの提言がなされている。

①本人・家族のもとに届けられる訪問型の支援・治療サービスの実現
②24時間365日の相談支援体制の実現
③本人の希望に沿った個別支援体制の確立
④利用者中心の医療の実現
⑤家族に対して適切な情報提供がなされること
⑥家族の身体的精神的健康の保護
⑦家族自身の就労機会および経済的基盤の保証

家族は利用者中心の医療のなかで、本人を支え支援者と協働したいと願っている。しかし、次々と変化する本人の様相に、支えようとする家族は時に戸惑い混乱する。ACTの活動を始めて、本当は本人を支えたい家族が混乱せざるをえない現状を目の当たりにし、重症の精神障害をもつ人が穏やかに家族と地域生活を送る道が平坦ではないこともまた実感している。

本章では、さまざまな家族の葛藤、混乱について整理し、課題を検討していきたい。

II 「診断」に対する葛藤・混乱

2001年に精神分裂病が統合失調症に呼称変更され、自殺対策からうつ病への関心が高まり、2004年の発達障害者支援法改正により発達障害への支援が進み、精神障害への世間の抵抗は多少減少した。とはいえ、特に統合失調症、双極性障害への抵抗は未だに強いものがある。いつの時点で診断名を本人、家族に伝えるか、そしてどのように説明するかは、精神科臨床に携わる者の永遠の課題である。

Case 1　30代の男性Aさん

家族への暴力行為で措置入院となったAさんは、入院主治医から発達障害が主病名と診断され、歩き回り、時に衝動的になる行動は強迫行為と判断され、SSRI（選択的セロトニン再取り込み阻害薬）と少量の抗精神病薬が処方されていた。病棟での暴力行為は続いていたが「発達障害の監禁反応」と判断された。

通院先となった当院で診察したところ、Aさんが歩き回るのは、妄想が浮かんでそれを打ち消すための行為であり、入院時の暴力行為は、「世界没落体験」から世界が破滅する前に家族と共に死ぬことを選ぼうと考えていたためであることを語った。私たちは、発達障害ではなく統合失調症であるという見立ての変更と、抗精神病薬の増薬、疲れやすさに配慮したリハビリを提案した。Aさんからは納得が得られたものの、「統合失調症」という病名に強い偏見と不安をもつ母親は「この子は発達障害です！　統合失調症という病名は受け入れない」と強く抵抗した。

Aさんの面接とは別に母親との面接を定期的に設けるとともに、そのときの症状への対処療法ではなく、統合失調症の診断をもとに長期的なリハビリ支援を組み立て、対応した。薬物療法の変更で不安が軽減されたAさんを前に、1年以上を経て母親は病名と今の支援チームを受け入れつつある。

診断は、治療だけでなく、情緒的に本人、家族の混乱を引き起こす。診断の変更や説明の不足は、医療不信を生みやすい。医療の情報は日々刷新されており、新たな発見は混乱ももたらす。今や認知症の診断で第2位を占めるレビー小体病も、つい15年前までは一般的でなかった診断名であった。

診断は、支援者に専門家として委ねられた判断である。しかしその判断は多くの精神障害において、絶対的なものではない。支援者ができることは、現時点でももっている情報を誠実に本人・家族に伝え、医学の進歩で変更はありうるとそのつど伝えることであろう。そして本人・家族からの情報は、支援者と対等な開かれた関係と対話のなかで取り組みたいと思っている。

Ⅲ　「危機」に対する葛藤・混乱を支える

精神病状態や躁うつの症状の勢いが強いとき、本人は未だ経験したことのない混乱状態に陥る。それを見ている家族も急激な本人の変化に戸惑い、本人の混乱は家族全体の混乱となる。そして家族の不安が本人をさらに不安にし、さらなる混乱を生む辛い循環が起こることもまれではない。また危機のほとんどは、病院や医療従事者の前でなく、地域の一緒に住んでいる家族の前で起こっている。

今、最も不足している支援が、急性期の危機介入であろう。全国のほとんどの都道府県にて精神科救急システムが稼働するようになり、一時期よりは精神科への相談はしやすくなったが、それは緊急入院の受け入れであり、混乱している現場である地域に駆けつけるサービスではない。移送システムが確立していない我が国において、混乱している本人を自宅から医療機関に連れ出し強制入院させることは、本人だけでなく家族にとって大変な苦痛と困難を強いることになる。日本精神科救急学会も、そのガイドラインにおいてアウトリーチでの対応は物理的・心理的な負担を軽減する方法であることを認めつつも、普及率の低さを課題としている（平田・杉山・佐藤2015）。

ACT発祥の地であるアメリカ・マディソン市では、ACTとは別に救急サービスユニット（ESU）（久永・伊藤2010）があり、当事者の専門家を含む多職種の緊急チームが支援する。これには精神科救急について学んだ警察の協力も含まれている。また精神科病院をなくしたイタリアのトリエステ地区（Dipartimento di Salute Mentale di Trieste 2004）、オープンダイアローグで脚光を浴びているフィンランドの西ラップランド地方（Seikkula & Arnkil 2006）など、地域精神保健が根づいている地域ではいずれも危機介入のためのチームが存在していて、それぞれ本人だけでなく家族への支援も視野に入れられている。

混乱の渦中の本人だけでなく、それに巻き込まれている家族への支援をどう行なうか、それが時に長く必要になる精神科との付き合い方への考えに色濃く反映される。

Case 2　70代女性Bさん

ある男性から至急相談したいことがある、と連絡があった。男性の母親であるBさんは内科で抗うつ薬を処方されていたが、Bさんの夫が癌で入院したことをきっかけに多弁となり、これまでにない尊大な態度で周囲から信用をなくしていっているとの相談であった。

家族の希望を受け初回往診をすると、背丈ほどある大きな生け花を製作中のBさんはペラペラとしゃべりつづけていた。同居する家族はBさんの気分高揚に伴う叱責に戸惑い、Bさんを遠ざけるようになっていた。うつ病でなく双極性障害の躁状態で入院加療を考えてもよい状態であるという見立てを伝えると、家族は強制的な入院だとますますBさんが精神科での治療を拒むようになると思うので、できるだけ自宅で支えたいと語った。

そこで、この時期こそ休息が必要であるが、自分では上手く休めないでいる家族には、気分調整薬で気分の振幅を抑える工夫をすること、必要があれば抗精神病薬も使うこと、早めに躁状態を抑えるとその後に必ず来るうつ状態の予防につながることなどの心理教育をテキストを用いて行なった。Bさんには、まず睡眠が大事であることを穏やかに伝え、当面週2回の訪問看護と週1回の訪問診療を入れることを伝えると、渋々同意した。

訪問で家族の不安を聞きつつ、本人・家族に双極性障害の心理教育を行ない、Bさんへの薬物調整を行ない、Bさんの躁状態は1カ月ほどでおさまった。Bさんは若い頃からもっていた躁うつの波をこれまで夫の支えで乗り切っていたが、この積み重ねで少しずつ自分の体質と受け入れられるようになった。やがて、Bさんを支える家族の不安もゆっくり軽減していった。

危機を乗り切るとき、見通しとなるモデルを示す心理教育は重要な支援となる。心理教育の重要性を世界的に広めたアンダーソンたちは、家族との最初の接触は危機的状況が過ぎたり消滅したりする以前にもつべきだと明言している。そして、初回の接触では、第一にまず家族が支えられ大切にされていると感じられる良い治療的雰囲気をつくること、第二に本人の情報の収集に用いること、第三に個々の家族の個人的ニーズと抱負と家族全体の対処の仕方に留意しつつ家族を評価すること、という3つの要点を挙げている（Anderson, Reiss & Hogart 1986）。

その後、心理教育は世界各地で検証を重ねられ、現在は時期を問わず困難な状況にある人すべてに必要な支援として知られるようになった。現在の定義は、「精神障害やエイズなど受容しにくい問題をもつ人たちの家族に（対象）、ニーズに合った知識や情報を心理面への十分な配慮をしながら伝え（方法1）、対話のなかで病気や障害の結果もたらされる問題／困難に対する対処の選択肢を増やし（方法2）、家族が社会的なつながりを取り戻すことを促進し（方法3）、家族や本人がストレスを減らし安心できる生活を実現できるよう援助する方法（目標）」とされている。障害についての知識・情報の共有と、家族自身が対処技能・問題解決能力の選択肢を増やせる支援という2つの要素が欠かせないことが強調されている。

そのなかでも特に急性期の刻々と変わる精神症状の理解とその対応に関して、支援者には、本人だけでなく家族を情緒的に支えるとともに、精神症状の評価と対処を伝える技術が求められる。また、この時期をみんなで乗り切ることができれば、精神科病院に頼らずに地域で生活できることが、諸外国、そして地域精神医療が根づきつつある日本の一部で示されている。

人が一番辛いとき、身を置きたい場所は自分の部屋、一緒にいたいのは家族ではないだろうか。私たちが支援している方々が当たり前に望むことに近づける努力が、支援者には求められている。

IV 「病」と「病をもつ人」に対する葛藤・混乱

診断がつき、当初の危機を乗り越えても、家族の不安、葛藤は続く。「薬を一生飲みつづけないといけないのですか？」「カウンセリング、漢方だけでよくなりませんか？」など度々聞かれる疑問には、「病」としての精神障害からの回復を強く願う思いが込められている。

家族会主催による講演の席で、ある当事者から「僕は統合失調症と言われているのですが、病気をもっているだけであって統合失調症という人格ではないのに、医療者からそう扱われることをどう思いますか？」という質問が投げかけられ、会場全体が重い沈黙に満たされた。

私たち支援者には「精神病」からの回復を支援しようとするあまり、「精神病という病を抱えた人」を支えることを怠ってきた歴史がある。地域には上手く医療とつながれないまま希望を失った人々がいる。そのなかには、病を抱えつづけるしかないと、責任感で耐えつづけている家族もある。

Case 3　30代男性Cさん

中学校2年のときに被害妄想が出現したCさんを、両親は医師の勧めで精神科病院に入院させた。しかし精神科病院での大部屋での生活に耐えられず治療半ばで退院を強く希望し、家族もそれに従った。Cさんは3カ月に1回薬を取りに行く以外は、自宅にひきこもる生活を選択した。まだ若いCさんをこれ以上傷つけたくないと家族は考え、Cさんが時に大声を上げたり物を壊しても我慢し、Cさんの生活を支えつづけて20年の月日が流れた。

イギリスの精神分析家ウィルフレッド・ビオンは、精神病をもつ人との精神分析の経験から、精神病状態にある人には、精神病的な自己と非精神病的な自己の両方がつねに存在していることを見出した。正常と呼ばれる人にも両方の自己があるが、精神病状態にある人は2つの自己が断絶しやすいため、分析者は自身の非精神病的な自己の目を通して、精神病状態の人の精神病的な自己の様態を理解し、彼ら自身の非精神病的な自己にも働きかけ客観視を促すことを勧めている（Bion 1957；松木 2000）（図）。病気がその人のすべてではなく一部であるという理解を本人・家族と共有し、今起こっている苦しみが病なのか乗り越えるべき課題なのかを共に考える支援は重要である。

家族の依頼によりACTによる訪問診療と訪問看護を導入したものの、Cさんは「先生怖い」「お母さん帰ってと言って」と固く扉を閉じ、訪問終了後、食器棚の皿数枚を割った。家族は

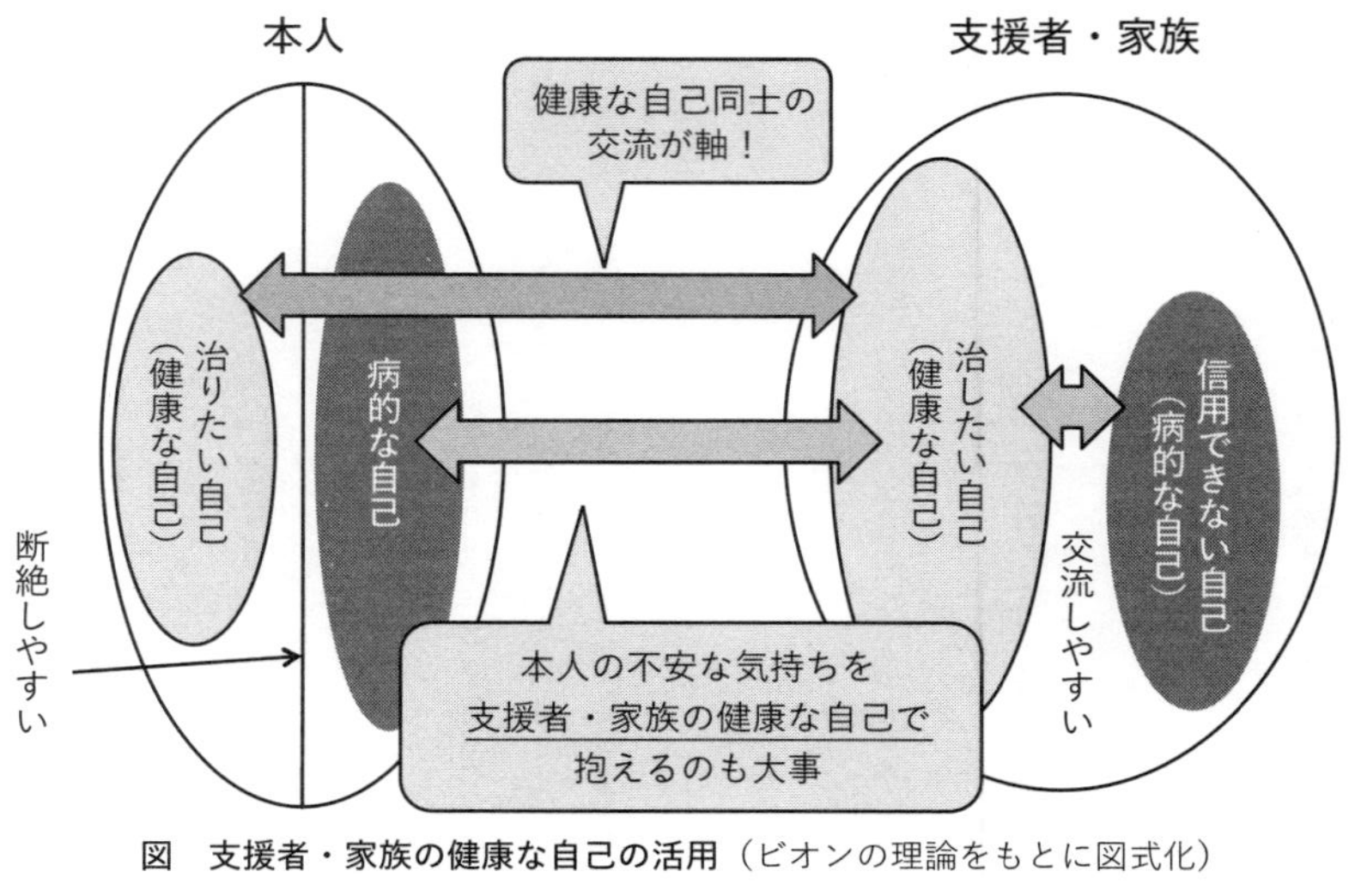

図　支援者・家族の健康な自己の活用（ビオンの理論をもとに図式化）

訪問の刺激で症状が悪化したと捉え、訪問を控えてほしいと連絡してきた。スタッフは、一旦本人への面会を控え、この間家族に対して家族心理教育をテキストを用いて8回にわたって行ない、精神病症状の理解や薬物療法の効果と限界について理解を共有した。

Cさんへの訪問を再開し、薬物療法の調整にて一日中捕われていた幻聴が少し緩んだところで、今後の人生を考えようと促しはじめると、Cさんは再び拒絶の意思を示した。そんなある日、父親が大切にしていた特注の飾り棚を割り、自分には何もできないんだと激しく感情を表現した。動揺した家族の要請で緊急訪問を行なった。

扉を挟んでスタッフと対話したCさんは、嫌がってはいたが冷静でもあった。訪問スタッフは今回の行為は症状ではなく、これまでの構造を変える不安から出たのであろうという理解を家族と共有した。そこでこの時々繰り返される事態の打開策について、家族全員とスタッフで話し合った。そのなかでスタッフから、壊したものは責任として自分の小遣いで弁償してもらってもよいのではないかと提案した。今まで耐えるしかないと思っていた母親は驚き、「私たちはCが何もできないと決めつけていたのかもしれない。これまでもずっと我慢するしかないと思っていた。Cが弁償できるなら随分気持ちは救われる」と続けた。

そこで、家族はCさんの部屋を訪ね、Cさんに、不安な気持ちは聞くが、物を壊す行為で伝えるのはよくないことを静かに伝え、飾り棚の弁償をするように伝えた。はじめは「来ないで」「いじめる」と連発し抵抗していたCさんだったが、家族の真剣な語り口に最後は耳を傾けた。

最終的にCさんは弁償し、飾り棚は職人の手で元に戻された。母親はCさんの部屋に食事を届けていたことを見直し、一緒に食事をとるよう促すようになった。父親は家族会に参加し、出会った作業所職員に、自宅に来てCさんに参加を誘いかけてほしいと依頼した。一家の止まっていた時が動きはじめた。

本人自身、どれが症状でどれが自分で乗り越えるべき課題なのかが混乱していることは多く、それを支えている家族も混乱し、時にすべてを病と捉えてしまうこともある。その思いが「病気が良くならないうちは社会に出ないほうがよいのではないか」という迷いを生み、本人の健康的な自己はより狭小化する悪循環となる。

家族、本人と共に苦しみの種類を同定し、病の部分を共に抱えつつ、自分で乗り越えるべき課題はきちんと向き合い一緒に考えていく過程は、時に痛みを伴う作業ともなる。この痛みを乗り越えられるのは、本人の健康な自己の部分の存在を、本人が、家族が、支援者が、信じられるからではないかと思う。私たち支援者が、長い過程のなかで時に希望を失いそうになる本人・家族に対し、病的な部分には一緒に取り組みながらも、本人の健康な自己を信じ励ましつづける姿勢は、本人・家族が回復していく環境をつくるうえで大事な姿勢であるように思う。

V 「自立」「親なき後」に対する葛藤・混乱を支える

本人が病を抱えつつも回復し、一人暮らし、就労や結婚、出産を望むことは、リカバリーの路のなかで起こりうる過程である。喜ばしい過程であると同時に、単身生活は症状や服薬管理の課題、就労には障害をオープンにするかどうかなどのさまざまな葛藤が生まれ、出産には遺伝や子育ての不安があり、いずれも本人だけでなく家族全体の課題でもある。

Case 4 30代女性Dさん

中学時代に幻覚妄想状態を発症したDさんは、その後両親の献身的なサポートのもと、症状がありながらも高校・大学に進学、卒業を果たし、障害者雇用にて一般企業に就職した。そして同じ障害をもつ男性との結婚を希望するようになった。これまでDさんのために発症後一日も家を空けることなく注意深く見守りつづけていた母親は、この決断に動揺し、家族会の仲間に相談した。

そこで、Dさんをサポートできなくなるのではないかという母親の不安には、症状悪化の不安と、長い間単身赴任で不在だった夫との2人の生活に向き合うことになる不安という、2つが含まれていることに気づいた。他の家族からは「うちもそうよ、夫と向き合うなんてプレッシャーだわ」と笑いを交えつつ共感の賛同をもらった。

前者の不安は、Dさんが家族・支援者との関係性も良好で、困ったらすぐに廻りに相談できる素直さをもっていると確認することで軽減した。さらに後者の不安に対しても、母親は当たり前に直面する老後の夫婦の課題にゆっくり向き合うようになった。

家族のなかに病をもつ人がいると、その症状と回復に家族の目が集中し、自分自身の人生に目を向けられなくなることがある。そんなとき、古くからの友人、家族会の仲間、支援者とのつながりをもち、家族が自分自身になる時間を当たり前にもつことは大事である。本人の苦しみを前に、当たり前の幸せに手を伸ばすことを躊躇する家族は多いが、それを考えられる土壌をつくるのもまた家族を取り巻く周囲の役割であると思う。

そして、いずれ親との別れはすべての人にやってくる。親亡き後の生活がどうなるのか、不安の声は本人や家族から度々聞かれる切実な課題である。

Case 5　50代男性Eさん

兄も同じ統合失調症を抱えるEさんは長期入院していたが、高齢の母親の「最後は一緒に暮らしたい」という希望を地域の包括支援センターおよび保健師が聞き、訪問支援を行なう当院に協力依頼があった。Eさん自身は体系化された誇大妄想をもつ一方で、作業意欲があり、おしゃれが好きな、朗らかな男性であった。Eさん、母親を中心に据え関係者全員でケア会議を行ない、通院する意識が乏しいEさんをACTによる訪問診療と訪問看護、作業所への通所により支援することになった。自宅に戻ったEさんは、時に妄想で東京に遁走するなどのハプニングを経験しながらも、親子水入らずの時を2年過ごした。Eさんの生活が落ち着いたのを見届けたかのように母親は急逝した。

葬儀を終え残されたEさんと兄、支援者と親戚でケア会議を開き、今後の生活を役割分担しながら整理した。大きな混乱はなく、Eさんは母の遺影を背に、静かに自宅での生活を続けている。

親亡き後を考えるうえで、その前にある程度の生活や経済基盤をつくっておくのは大事なことである。Eさん一家のように自宅での生活を強く望む気持ちがあり、支援者と上手くつながっていれば親亡き後の生活は意外に落ち着いたものになることが多い。

しかし、将来を想像するのは不安なことではある。その不安に寄り添い、自立、親亡き後への備え、それらに向けた本人と家族それぞれの心の準備と環境の準備を支えるのも、大切な支援のひとつであると感じている。

VI　気持ちを支えつづける——不確かさを共にもちこたえること

フィンランドの西ラップランド地方で実践され、アプローチのパラダイムシフトとして大きな脚光を浴びているオープンダイアローグ（Seikkula & Arnkil 2006）は、24時間のアウトリーチで実践される、本人・家族・支援者による家族療法をより発展させた対話技法である。危機介入に重点を置き、そのなかで「開かれた対話」を行なう治療効果は、初発の精神病において2年後の生活機能の高さ［1］、病的な状態の低さ、寛解率の高さからも顕著である。

オープンダイアローグの大事な要素のひとつに、「不確かさをもちこたえる」という姿勢がある。20数年精神科ケアの領域でオープンダイアローグの実践を積んだヤーコ・セイックラは、不確かさへの耐性を高める条件として、①参加者が平等に扱われているか、②テーマに自由に深入りできるか、③具体的に行動に移せる確かなプランが話し合われるかどうかを挙げている。

精神分析の領域でも、分析家に必要な姿勢として、知らないことに持ちこたえる能力である「負の能力」の重要性が強調されている。負の能力は、18世紀のイギリスの詩人ジョン・キーツが詩人に不可欠な能力として表現したものであり、「真実や道理を得ようといらだってあがくことなく、不確実、神秘さ、疑惑の中にいることができる」ことと表現される（松木2009）。

精神障害が家族にもたらすさまざまな問題には、すぐに解決しないものもある。私たち支援者が求められていることは、疑問に答え治療すること以上に、本人、家族のいる不確かさのなかに共にいつづけるところにあるのかもしれない。その姿勢と覚悟が、地域での精神保健を支えるように感じている。

註

1――GAF尺度の高さにより測定されている。GAFはアメリカの『精神障害の診断と改訂マニュアル（DSM-Ⅳ-TR）』でとりあげられた「機能の全体的評定」と訳される簡易尺度で、心理的・社会的職業的機能のみに着目している。今は日本のみならず世界的に精神保健領域の支援者によって汎用されている。

文献

Anderson, C.M., Reiss, D.J. & Hogart, G.E. (1986) Schizophenia and the family : A Practitioner's Guide to Psychoeducation and Management. The Guilford Press.（鈴木浩二・鈴木和子＝監訳（1988）『分裂病と家族――心理教育とその実践の手引き』金剛出版）

Bion, W.R. (1957) Differentiation of the psychotic from the non-psychotic personalities. International Journal of Psycho-Analysis 38.（松木邦裕＝監訳・中川慎一郎＝訳（2007）「精神病パーソナリティの非精神病パーソナリティからの識別」『再考――精神病の精神分析論』金剛出版）

Dipartmento di Salute Mentale di Trieste (2004) La Guida Ai Servizi di Salute Mentale.（小山昭夫＝訳（2006）『トリエステ精神保健サービスガイド――精神病院のない社会へ向かって』現代企画室）

平田豊明・杉山直也・佐藤雅美（2015）『日本精神科救急学会 精神科救急医療ガイドライン２０１５年版』

久永文恵・伊藤順一郎（2010）「アメリカ・ウィスコンシン州デーン郡における地域精神保健活動――マディソンモデルの実際」『専門医のための精神科臨床リュミエール22』中山書店

伊藤順一郎（2016）「心理教育を中心とした心理社会的援助プログラムガイドライン暫定版２００４」（心理教育家族教室ネットワーク主催家族心理教育インストラクター研修会テキストにて改変）

松木邦裕（2000）『精神病というこころ』新曜社

松木邦裕（2009）『精神分析体験――ビオンの宇宙』岩崎学術出版社

Seikkula, J. & Arnkil, T.E. (2006) Dialogical Meetings in Social Network. Karnac Books.（高木俊介・岡田 愛＝訳（2016）『オープンダイアローグ』日本評論社）

特定非営利活動法人全国精神保健福祉会連合会（2010）「精神障害者の自立した地域生活を推進し 家族が安心して生活できるようにするための効果的な家族支援等の在り方に関する調査研究（平成21年度厚生労働省障がい者保健福祉事業障がい者自立支援調査研究プロジェクト）」

「家族＝環境」を支える

精神障がい者家族が地域で当たり前に生きるために

岡田久実子

I　それまではごく普通の家族だった

私の長女が統合失調症を発症したのは、社会人として高齢者施設で働きはじめて2年目を迎えた頃であった。長女を社会に送り出し、親としての責務のひとつを果たせたという安堵感と、親である私自身が仕事に対する責任とやりがいを深めている時期でもあった。子どもが成長して社会に出れば、これまで経験しなかったさまざまな困難に出遭うであろうことは、自分自身の経験からも覚悟はしていたけれど、まさか精神病という困難に出遭おうとは想像もしておらず、まさに青天の霹靂であった。我が家の場合には、長女が急激な変化を見せるという始まりだったために、その日、その瞬間から、家庭内が一変した。と同時に、それまでは何ということもなかった近隣の人たちの存在が急に気になりだし、つねに近隣の視線を気にするようになり、何事もないような素振りで生活を送ることに必要以上のエネルギーを注いでいた。我が家のなかで起きていることは我が家のなかで解決しなければならないと思い込んでいたため、必死であった。我が家で何が起きているのか、どうすればよいのかも判断ができない状態だったともいえる。なぜなら、その日、その瞬間まで、私たち家族はこの地域でごく普通に生活していた、ごく普通の家族だったからである。

家族会で出会う多くの人たちも、細かな状況こそ違えど、同じような体験をしている。そして、その後も長期にわたり、家族内で起きるさまざまな混乱状態を抱えながら、その地域で生活しつづけなければならないのである。そのことがどれほどのことであるのかは、体験した者でなければわからないであろう。

我が家の長女の主な症状は「泣き叫び」であった。日常的に交わす何気ない家族の言葉に強く反応して、あたかも長女自身

続けている多くの家族がいる。私は家族会活動を通して、全国の各地域でそのような方々と出会ってきた。

II　地域家族会の役割とは

1　もくせい家族会との出会い

世界でもいち早く精神障害者家族会が活動を始めたといわれる我が国では、現在1，200ほどの家族会が各地で活動をしている。私は、そのなかのひとつ「もくせい家族会」に、偶然、出会うことができた。希望に満ちた思いで手に入れた職場を失ってしまった長女を抱えて、どこかに居場所がないものかとたどりついたのが、もくせい家族会が運営する精神障がい者の作業所であった。その作業所で月1回行なわれる家族の集いに参加したことが、私の家族会との出会いである。そこでは、誰にもわかってもらえないと思っていた、それまでの辛く苦しい体験を、ただただうなずいて聴いてもらい、語るのも辛い体験が温度差なく理解してもらえる感覚を得ることができた。そして、自分と同じような体験をしてもなお、この地域に「笑顔で生きている人たち」がいる、その事実が、絶望していた私には一筋のまぶしい光に思えた。その後もしばらくは、長女の状況は一進一退であったけれど、家族会の人たちの笑顔との出会いは、私

が全否定されたかのように「怒り」「嘆き」、身体中のすべてのエネルギーと感情を押し出すかのような叫び声を上げながら泣きつづけるのである。私にとっては、その声がまるで全身を貫く銃弾のように感じられ、身体中が震え、痛み、切り裂かれるような思いがした。と同時に、地域の人たちはどんな目で我が家を見ていることかと、また心が重く沈むのである。家族会のなかでは、病気をもつ本人の症状から昼夜を問わず突然に大声で叫び出したり、状況によっては救急車や警察に助けを求めなければならなかったり、時には本人が近隣の家に押しかけてしまい警察を呼ばれる騒ぎになるなどの体験が語られる。なかには、近隣住民から「早くよそに引っ越してもらいたい」と言われた家族さえいる。そのような状況を経てもなお、あるいは、そのような状況を繰り返しながらも、同じ地域で暮らしつづけなければならない、それが私たち家族の現実なのである。

病気になった本人が順調に回復し、人並みの生活が送れるようになってくれば、時間の経過とともに、家族もまた地域での生活を取り戻すことができるようになるであろう（何が人並みかは個々の価値観の課題としたい）。では、本人の回復が思うようにならなければ、家族は絶望感や疎外感を抱えたまま地域で生きるしかないのであろうか……決してそうではない。現に、精神障がいをもつ人の家族として、住み慣れた地域で堂々と生活を

自身の生活を取り戻す大切な道しるべとなった。私に安心感をもたらし、病気について学ぶ意欲や長女の状況を冷静に受け止める気持ちの余裕につながった。そして、病気や治療、回復などについて、専門家の研修会と共に会員仲間の体験からも具体的に学び、少しずつ病気を理解し、精神障がいを抱えて生きる長女の人生を、否定的な感情を伴うことなく受け止められる自分へと変化していった。そのように私自身の家族として生きる姿勢が安定したことは、長女の状況改善にも大きく影響を与えたと感じている。

このような私自身の体験から、地域家族会は地域の社会資源のひとつとして、①地域を耕す役割、②家族の相互支援の場としての役割、③制度改革といった運動体の役割など、大変に重要な存在であると考えている。③については、これまで取り組まれている国や行政への要望活動などに集約されるので、ここでは①と②について、改めて考えてみたい。

2 地域を耕す役割

もくせい家族会は、私が参加しはじめた頃から「開かれた会」であった。会員として登録できるのは家族だけだが、家族や家族会活動について興味関心をもつ地域の方々や専門職の方には積極的に門戸を開き、家族への理解を深めてもらうという流れがあった。家族会で「精神保健ボランティア講座」を主催し、また定例会には精神医学や福祉を学ぶ大学教員や学生が参加することが当たり前のこととして行なわれていた。このことは、「隠さずに生きる」という家族としての大切な姿勢を、会員仲間が自然な形で受け入れる土壌となってきたのではないかと思う。さらに、そのようにしてつながった専門職や研究者の方々と協働して、家族だけではなしえないことにも取り組んできた。

かつて、「もくせい家族会」は他の会と同様に、本人のために地域の居場所である作業所をつくることに懸命であった。それは家族にとっても重要な課題であり、大変なエネルギーを必要とした。しかし、いざ作業所が立ち上がっても、家族会会員が抱える当事者たちの多くはそこに通うことができなかった。地域につくられた居場所の点と家庭の点をつなぐ支援が皆無であることに気づいたのである。さらに、家族自身も当事者を外へとつなぐ方法がわからず、試行錯誤の結果、家庭内で何とかバランスを保つことにエネルギーを使い果たしている現状も見えてきた。そのようななか、「さいたま市でACT［1］を立ち上げてみないか」という夢のような提案に、半信半疑で取り組みはじめたのだった。行政職の理解者を得て月1回の会議を継続しつつ、専門家の力を借りて5回の研修会を開催することで、市内の関係者の顔と姿がよく見えるようになった。そこで出会った心ある方々と「さいたま市ACT推進会議」を継続しながら、さいたま市内で精神科訪問看護ステーションとACTチームの立ち上げが実現することになった。私たち家族はこの間、ただただ篤く「つなげる支援」の必要性を思い、訴えることしかできなかったが、その声に耳を傾け、具体的に動き出すエネルギッシュな専門職・支援者の方々とつながることができたからこそ、夢が叶ったのだと思う。それは、精神障がい者とその家族が暮らしやすい地域づくりを実現するための具体的な実践でもあり、地域にある資源や人々を掘り起こし、つながりを広げていく、まさに地域を耕す役割を担っている活動であると思う。このように、家族が自分たちの抱える課題を発信しながら、地域の支援の方々とつながりを創り出し地域を耕していくことは、地域家族会の大切な役割だと考えている。「さいたま市ACT推進会議」は、家族会主催の「さいたま市メンタルヘルスネットワーク」と名称を変えて、さらに新しいメンバーも加わり、誰もが暮らしやすい地域づくりのために、現在も活動を続けている。

3 家族の相互支援の場としての役割

家族構成員の精神疾患という課題に直面するまでの人生が多様であったように、家族会に参加する家族の方々の体験は実に多様である。その多様性こそが、何より家族会の強みでもある。書籍や専門家の講演などでは、一般的な病気や対応の知識は得られても、個々の実情に当てはめると、なかなか納得できる情報にはなりえないという経験をする。しかし、家族が集まり語り合うと、実にさまざまな状況・病状があり、失敗も含めた対応や工夫が、その語り合いのなかから溢れてくるのである。そのため、必ずといってよいほど、我が身に引き寄せて考えることができる貴重な情報が見出されてくる。この貴重な家族同士の体験の語り合いの場をつくることが、家族会の大きな役割のひとつである。しかし、さまざまな状況を抱えた複数の家族同士の話し合いの場を進めることは、そう簡単ではない。ともすると愚痴のこぼし合いに終始したり、それまでの苦労を励ましとともに叱責してしまったり、他者との比較に陥って落胆する者が出たり、先輩家族の体験や知識が一方的に披露されるだけなど、本来の家族会の機能がうまく発揮できない場となることも起こりうる。

現在、より効果的な家族相互の語り合いの場をつくる方法をプログラム化したものとして、「家族による家族学習会」プログラムが全国の家族会に広がっている。2007年から認定NPO法人地域精神保健福祉機構コンボで開発・普及してきたが、2016年4月から公益社団法人全国精神保健福祉会連合会みんなねっとが普及事業に取り組んでいる。

「家族による家族学習会」プログラムは、発症から間もない、地域で孤立しがちな家族に、正しい情報と家族の体験的知識を伝える家族相互の教育プログラムとして開発された。地域で孤立した家族を家族が支援できるようにと願う研究者や専門家の思いと、もっと早く正しい情報、役に立つ情報に出会いたかったという家族の体験とが合致したことで生まれた、日本で初めての家族から家族へ伝える教育プログラムといえる。

このプログラムの特徴に、閉じたメンバーで、グループで実施するということがある。

それまで、学習会といえば、講師の方がテーマに沿った話をし、家族はそれを聴いて質問をする……というものしか経験がなかったが、グループワークによる学習会という方法を知り、大変に驚くと同時に魅力を感じた。1人だけが勉強し準備をして頑張るのではなく、数人の仲間で役割を分担しながら、共にその場を進めていく……私自身が思い描いていた家族会運営のノウハウがそこにはあった。まったく初めての家族を迎えて、家族だけで学び合い語り合うのでは何が起きても責任がもてない、という家族もいたが、これまでも家族同士の語り合いを活動の中心に据えて取り組んできた者にとっては、さほど心配には思わなかった。何かあれば、必ず相談に応じてくれる支援体制があると信じられたからでもあったと思う。このプログラムは、家族向けの心理教育テキスト[2]を声に出して読み合わせることにより専門的な知識を確認しながら、その内容にまつわる個々の体験や疑問や困りごと、そして抱え込んできた感情をも語り合える場をつくることができる。秀でた知識やリーダーシップをもつ者でなくても、実施する際には、グループワーク、おもてなしの心構え、「困難」を「黄身」、「工夫やできていること」を「白身」ととらえ、対話のなかで「黄身」への共感と同時に「白身」を見出して支える対応をしていくという「ゆで卵理論」などの心理教育的な配慮を「担当者養成研修会」[3]に参加して学び、「家族学習会実施マニュアル」[4]に沿って実践を重ねることで、語り合いの場をつくる力をつけていく。「家族による家族学習会」を実践し、このような力をつけた家族が増えることで、家族会本来の機能が発揮できる家族会がさらに増えていくことが期待できると考える。スタート当初は暗中模索の状況であったが、試行錯誤しながらも、できあがってみると、その内容はまさに家族会機能の根幹をプログラム化したものであり、私自身は「家族だからできる家族支援プログラム」だと考えている。

Ⅲ　家族自身のリカバリーのために

それまで、ごく普通に暮らしていた家族が、精神障がい者の家族としてその地域で普通に暮らせるようになるために、地域家族会があるといっても過言ではないであろう。当事者には当事者のリカバリーがあり、家族にも家族自身のリカバリープロセスがある。家族がそのプロセスを歩みはじめるきっかけはそれぞれかもしれないが、地域家族会が本来の機能を発揮できる場を創り出すことができれば、そのきっかけとなることは間違いない。地域家族会は、まさに家族自身のリカバリーを支えるためにあるといえよう。

ここ数年来、家族支援ということに注目が集まってきているが、残念なことにその具体的な対策はなかなか見えてこない。大阪市内のある病院では、地域家族会が病院内に出向いて、「家族による家族学習会」を開催したことを契機として、家族支援の重要性と家族のピアの力を再確認したことから、病院内に地域家族会会員が家族相談を受ける場を設置する試みが始まった。医療関係者や支援者の多忙や人手不足が理由で家族支援に取り組めないのであれば、ぜひ地域家族会のこのような力を活用して家族支援に取り組んでいただけたらと思う。そのためにも、地域で活用してもらえる力を、地域家族会が自ら育てていくことも必要ではないかと考えている。家族は支援を受けるだけの立場ではなく、家族支援を自ら実践できる立場でもあるという自覚をもって地域で活動していくことは、家族自身のリカバリーのステップをさらに進めることにもなるのではないだろうか。

註

1――「Assertive Community Treatment（包括的地域生活支援）」の略。重い精神障害をもった人であっても、地域社会のなかで自分らしい生活を実現・維持できるよう包括的な訪問型支援を提供するケアマネジメントモデルのひとつ。

2――『統合失調症を知る心理教育テキスト家族版「じょうずな対処――今日から明日へ」』認定NPO法人地域精神保健福祉機構コンボ

3――「家族学習会担当者研修会」として、基本的には家族会の各都道府県連が主催する研修会。

4――「家族による家族学習会」を実施するための詳細な手順がまとめられている。「家族学習会担当者研修会」に参加した家族は「実施マニュアル」の内容を学び「家族による家族学習会」を実施する資格を得ることができる。

「ケア＝サービス」の具体的な姿

薬物療法

藤田大輔
佐藤さやか

I　はじめに

筆者は、精神科病院での急性期病棟における治療、また慢性期病棟における治療・療養の経験ののち、精神保健福祉センターでの行政機関として精神保健福祉医療施策に関わり、県の事業として重度精神障害者に向けた生活の場における、多職種アウトリーチチームによる支援プログラムであるAssertive Community Treatment（以下、ＡＣＴ）を実践してきた。同センター退職後は、在宅療養支援診療所を立ち上げ、理念を共有する訪問看護ステーションとチームを構成し、民間医療機関でのＡＣＴ（ACT-Zero岡山）を実践している。

今回、筆者に与えられたテーマは、薬物療法についてであるが、在宅支援の経験を積むに従い、薬物療法に頼る割合は減り、さまざまな対人関係も含め、環境調整が本人、そして家族を含めた治療にもなりうることを目の当たりにしてきた。過度に薬物療法に頼らない包括的な治療や支援は、ＡＣＴという多職種チーム支援が土台にあってこそ実現できたものである。

II　ＡＣＴについて

ＡＣＴのシステムの特徴としては、多職種スタッフによるチームアプローチ、スタッフ一人が受け持つケース数が10人を超えないこと、生活の場で直接サービスを提供すること、１日24時間・週７日体制、ケースマネジメントの手法を活用してサービス利用者の人生の上でのリカバリー（回復）に向け支援することが挙げられる。

大和診療所で提供するACT-Zero岡山（以下、ＡＣＴ-Ｚ）の概要について説明する。筆者は前職である岡山県精神保健福祉センターを退職し、2009（平成21）年4月1日より岡山市内において往診・訪問を中心に、通常の外来機能の低い在宅療養支援診療所を開設した。また、それと同時にACTという理念を共有した訪問看護ステーションとACT-Z事業体を形成した。これら2機関は別組織ではあるが、ACT事業に関しては緊密な連携がとれる体制を組んでいる。その後、相談支援事業により進められていく我が国の精神障害者に向けたケアマネジメントにおいて、経営的に計画相談ケースを相当数抱えざるをえない状況で進んでいく制度を問題視しNPO法人を設立し「相談支援事業所舵（かじ）」を立ち上げた。他の相談支援事業所と異なるのは、危機介入も含めた利用者のニーズに寄り添い、在宅支援を経験したACT-Zスタッフが相談支援専門員として常駐し、訪問に意識を置いていることである。また、2016（平成28）年7月1日より、約20年にわたり岡山市内で地域精神医療を実践してきた「こらーる岡山診療所」（以下、こらーる）の閉院跡地に移転した。移転後の大和診療所は、こらーるの外来患者の引き継ぎにより外来機能を増し、今までの訪問機能も維持して臨床活動をしている。

表1 ACT-Zスタッフ構成（人数）

大和診療所		訪問看護ステーション宙（そら）	
作業療法士	1	保健師	1
精神保健福祉士	4	看護師	3
臨床心理士	1	作業療法士	2
事務	1		
精神科医	1		

構成については表1に示す。そのような構成のもと以下の理念を大切に支援を実施している。

【理念】

- 病気からの回復だけでなく、利用者や家族が自分らしい人生を生きられるようリカバリー（回復）を支援する。
- 地域のなかで、利用者や家族のニーズを大切にケアマネジメントを実践する。
- 地域や医療から孤立している重度の精神障害者が、人や医療と緩やかに出会えるよう新しい視点・発想・関わりでACTを実践する。

さて、上記精神保健福祉センター、民間診療所それぞれでのACTの実践を通して地域精神医療に携わるなかで、精神科病院勤務時代に比し精神科治療に対する筆者の認識が徐々に変わってきている。筆者の精神科医療における薬物療法の位置づけに対する意識に大きな変化をもたらしたのは、多職種アウトリーチチームによる生活の場での実践により、以下に述べるような治療に対するイメージをもてるようになったことが要因である。

III　多職種アウトリーチチームで可能となる精神科医療に対する意識の変化

1　治療の前提――緩やかな人と医療との出会いと症状評価

在宅医療においては当事者と支援スタッフの出会う場が当事者の安心できる場である家であることが大半である。外来や病棟という場に比べて、この出会いは心理的に緩やかなものとなる。緩やかな人と医療との出会いのなかでは、緊張、不安、イライラ、または幻聴、妄想なども、そうでない状況に比して軽減される。治療開始の段階で、緩やかな出会いが実現されているならば、医師が評価する精神症状もそうでない場面と比べてより少なく、軽いものとなる。必然的にこうした症状評価のもとに投与される向精神病薬も、種類、量とも少なくてすむのである。緩やかな出会いのもと、評価された精神症状に対し、薬物治療前に以下に述べるような環境調整がなされるならば、さらに薬物療法の標的となる精神症状は軽減されるのである。

2　治療（薬物療法）の実際

一般的な向精神病薬治療については、他誌に数多く記載があるためそちらを参考にしていただきたい。以降の持論は生活の場での精神科医療の実践から得られた、ある種独自の精神科薬物療法論になる可能性があるため、若干説明を加える。

筆者は、十数年前より地域精神医療、そのなかでも在宅医療を実践している。そんな筆者のなかでは徐々に薬物療法への期待、依存が減ってきている。薬物の処方以外の支援に関する発想が実践経験をもとに増えていっていると言い換えることもできるであろう。本稿のテーマと離れていくように思われるかもしれないが、薬物を使わないことを意識することも広く薬物療法ではなかろうか。

こうした発想で治療に取り組むには、薬物療法導入前のアセスメントから立てられるプランのなかに、薬物療法以外のプランが組み込まれているかが大切である。薬物療法開始前、もしくは同時に薬物療法以外の支援（筆者はリハビリテーション、環境調整と認識している）を実施できることにより、明らかに薬物療法に頼る割合は減るのである。これは筆者の一臨床家としての経験則だけでなく、データでも示されている。Satake et al. (2011) は、52名のACT利用者の1年間追跡した結果、抗精神病薬の処方量が有意に減少したことを報告している。

筆者のなかでは、薬物療法と同等に環境調整、リハビリテーションが存在している。それらは「生活の場での支援であること」「タイムリーであること」という要件を満たすならば効果は絶大である。こうした意識をもつ筆者は、薬物療法を意識するがゆえ、薬物療法以外の可能性を探り、これらの支援を先の要件を満たして投入することを優先する。

このような取り組みのなかでは、外来の場面でも訪問先でも、もっぱら知りたくなるのは、その人の病状や問題点ではなく、「ホッとできる時間、空間」「安心できる時間、空間」「楽しい時間、空間」などである。極端な言い方をすれば、その人の精神症状よりもそれらを教えてもらうことのほうが重要なのだ。あとは、それらの時間をどのタイミングで、どんな場所で、誰と過ごしてもらうかだ。ただ支援者に教えてもらうのではなく、当事者には実際に体験してもらう。たとえ日常的にそのような時間から遠ざかっていて、心地よさ、安心、楽しさを忘れていたとしても、実際に体験すれば再度イメージできるようになる。そのような体験は、自分のなかに、苦しいときにホッとする時間、安心できる時間、楽しい時間を処方できる「引き出し」を増やすことになる。この自分で行なう処方は、自分のなかにある「引き出し」を開けることなので、外来診療で薬物を処方してもらうのと違い、医師は必要ではない。また、基本的には副作用を気にする必要もない。

ただ通常の外来診療のみでは、しばらく遠ざかっていた「引き出し」の体験／再体験を促すのは容易ではないため、こちらから出向いて（訪問）、一緒に動いて「引き出し」体験がしやすいようにアシストする。訪問という手段によって「引き出し」体験へのハードルを低くし、心地よさ、ホッとした気分、楽しさを新たに体験するなり思い出すなりしてもらう。こうしてその人のなかのイメージが鮮明となり、「引き出し」がいざというときに頼りになる存在となるのである。

3 ケース紹介

さて、そのホッとする時間、安心できる時間、楽しい時間である「引き出し」が役に立つのはどのようなタイミングで、どのような内容なのだろうか。具体的な例を挙げて説明してみる。

統合失調症のAさんは50代の男性で、20代に発症、数カ所の病院で入退院を繰り返し、相談を受けたときにも幻聴や興奮があるとのことだった。Aさん本人の通院は中断したままで家族のみが通院していた。主治医からACTの話を聞いた家族から「このまま病院にだけかかっていても変化への希望がもてない、なんとか良い方向にもっていけないか」と相談があった。支援開始時点のAさんは家族とも会話がなく、幻聴に影響を受けて生活している状態で、家族に対して興奮状態となったり手を上げることもあった。初訪問時にはスタッフを認識せず、おそらく幻聴の影響で一人で手を動かしているような状態だった。

本人からは「引き出し」になりそうな安心する時間、楽しい時間をすぐには聞き出せないと判断し、我々はまず家族とのコミュニケーションから始めることにした。Aさんに関する楽しい昔ばなしを聞いたり、音楽を一緒に聞いたり、時には庭でバーベキューをすることもあった。最初はまったくスタッフとコンタクトをとらなかったAさんだったが、スタッフと家族の交流が続くなかで、自室から笑い声がしたり、話には加わらないがその横でお茶を飲んだりするようになった。スタッフが週に1～2回、筆者が1カ月に2回程度の頻度で、こうした訪問は2年ほど続いた。その後、Aさんからだんだん近づいてくるようになり、同じテーブルに座ったり、ケーキを食べたり、ついには視線が合う、うなづくなどのソーシャルなコンタクトがとれるようになった。

ここまできて少しずつホッとしたり、安心したり、楽しい時間である「引き出し」について聞いてみると、Aさんは「海、ドライブ、洋楽を聞く時間である」と教えてくれた。Aさんは人との交流があまり得意ではなく、対人交流でストレスを受けると最初にイライラしたり、特に理由もなく不安になる。その状況が放置されると次に夜間不眠となる。さらにその状況も放置されると幻聴が聴こえはじめるとのことだった。

こうした当事者一人ひとりのもつ体調悪化の過程を理解することは「引き出し」を使うタイミングを知るためにとても重要である。「引き出し」体験が最もその効果を発揮するのは、多くの場合、その悪化の初期のタイミングである。Aさんの場合は、夜間不眠や幻聴が聴こえはじめる前の、イライラしたり不安になったりするタイミングで「引き出し」を使うことが良さそうだとスタッフは判断した。

次に「引き出し」体験の内容であるが、Aさんには上述のように自分のなかにいくつか引き出しがあった。自ら「引き出し」を開け、これらを組み合わせて自分に処方するわけである。Aさんは「海へドライブして、その車のなかで好きな音楽を聴く」という最強のプランを立てた。このように引き出しは1つだけではなく、いくつかの引き出しを開け組み合わせることも自由なのである。

最後に、この時間を意識して作るということが課題になる。意識して時間のやりくりをしたり、工夫や少しの努力がないと、「引き出し」を使う時間を作ることができず、いつも通りの1日になってしまう。加えて、初期にはこのタイミングが自分ではわかりにくかったため、Aさんはいつも相談している信頼できる訪問スタッフからアドバイスを受けることにした。統合失調症をもつ人が体調悪化の前にその人特有の「注意サイン」をもっているということは、これまでもよく知られてきたことである(Herz & Melville 1980)。また「注意サイン」が生じたときに、それを周囲の人に相談するように、という心理教育ツールも多く発行されている。さらに「注意サイン」について相談するスキルを、Social Skills Trainingを使って練習するようなツールも開発されている（佐藤・森田2006）。いずれも再発防止にあたって大事な事柄なのだろうが、たとえば「ああイライラするな、不安だな、このままいけば眠れなくなるな」と当事者が理解していても、それを相談すると結局薬物が増えるだけ、という支援環境のなかでは、いくら相談することが良いとわかっていても、またそのスキルがあったとしても、これらを発揮しようがない。わが国の心理教育やリハビリテーションプログラムの普及に際して、この土台の関係性をいかに構築するのか、という部分がいささかおろそかにされているのではないか、という気もする（逆に安心できる関係性がしっかり築けていれば、情報の入手やスキルの獲得は自然と後からついてくるもののようにも感じる）。

Aさんの場合には、訪問支援の過程でスタッフとの安心できる関係性が築けていたため、「引き出し」を使うタイミングについて相談することにはまったく問題がなかった。また、実際にACTの訪問車で音楽を聴きながら海へのドライブに行き、大いに「ホッとする時間」「安心する時間」「楽しい時間」を過ごし、いつものAさんに戻れた。こうした成功体験（自分で処方した「引き出し」によって体調の悪化を防ぐことができた体験）をAさんと我々ACTスタッフが共有できたことで、これ以降の支援でもスタッフの提案にAさんが拒否することなくしっかり向き合ってくれるようになった。

Aさんのような支援について紹介すると、時に「薬物をまったく処方しないこともあるのか？」と聞かれることがある。そのようなケースももちろんある。

Bさんは40代女性で、20代に発症し統合失調症と診断されている。発症から医療保護入院による入院を数回経験されており、退院のたびに自宅にひきこもり、医療中断しがちであった。最後の退院時に病院および家族から筆者のACTチームに訪問の依頼があり、チームスタッフは1～2週に1回、筆者は1カ月に1～2回の頻度で訪問を開始した。訪問が始まった当初、Bさんは「この人たちは何をしに来たのだろう」という感じで我々にほとんど関心を示さなかった。

そこで筆者から「医療を施されるような感じがするだろうけど、あなたが人生の主役として歩む応援をしたい。幼少のころからの夢や挫折、今やってみたいことなど聞かせてほしい」と繰り返し語りかけ、Bさんの話に耳を傾けた。また慣れてきたらBさんの希望する自然を感じられる散歩などをスタッフが共に行ない、できるだけ「ホッとする時間」が共有できる支援を行なった。このあたりの支援は前述のAさんと同様である。

薬物療法については、ACT介入時にBさんには1日にリスパダール6mg、ワイパックス1・5mg（リスパダール2mg、ワイパックス0・5mgを1日3回）が処方されていた。筆者からBさんに「薬自体をまったく飲みたくないのか、なかには飲める薬があるのか」と確認すると、不安が強いからワイパックスは飲みたいが精神科の薬（リスパダール）は飲みたくない、とのことだった。そこでワイパックスはそのままにして、まずリスパダールを半分にした（リスパダール1mg、ワイパックス0・5mgを1日3回）。Bさんの病歴を考えると大胆な減薬だと感じる医師もおられるだろう。その後、症状が悪化して大ごとにならないかと聞かれることもある。しかし、筆者からすれば当事者が希望しないことを説得することのほうがよほど大変だと感じる。また仮に体調が不安定になっても、回復のために必要な事柄をチームの側だけで丸抱えはしない。その責任は当事者にもとってもらうし、自分が決めたからこそ処方通りに飲めるという側面もある。こうした薬物調整は、頻回に当事者と接点をもてる訪問支援だからこそできるものである。

しばらく上記の処方で過ごしてみると、Bさんが訴えるような不安感から生活に支障が出ていることがそれほどないようにチームには感じられた。そこで筆者から「本当にワイパックスが必要なのか。訪問やその他の生活場面で楽しい時間を増やしたら、今よりもっと不安も減るのではないか」と提案した。つまり医師の側から一層の減薬を提案したわけである。Bさんは当初困惑したようだったが、結局最初の1年で1日の処方量はリスパダール1mg、ワイパックスは屯用のみとなった。支援するなかで、スタッフから見ると処方通りに薬を飲んでいないと感じることもあった。しかしそこで「飲んでいないのではないですか」と聞くのではなく「生活のなかに何か不具合はないですか」と聞くようにした。実際に不具合がないなら、飲みたくない薬を飲む必要はなく、こちらが薬物療法の見立てを見直せば良いだけであるし、不具合があるなら「困っていることを解決する」という共通の土台のなかで当事者と医師が相談すれば良い。結局、支援開始から5年経った現在、Bさんはまったく薬を飲んでいないが、そのような状況下でも体調をコントロールしながら自身のリカバリーをスタッフと共に模索している。

Ⅳ　まとめ

今回、薬物治療のテーマに対し、筆者が実践しているACTの概要を説明し、そのACTの環境があるなかで、筆者の精神科医療に対する意識の変化について説明してきた。また薬物に頼らない広い意味での薬物療法について具体的な事例を通して説明した。

筆者が本稿で伝えたかったことを改めてまとめると、次のようになるだろう。

（1）薬物療法と環境調整およびリハビリテーションは等価な支援である。

（2）薬物療法の前にそれ以外の支援を実施することで、処方量を少なくすることができる。

（3）当事者のもつ「引き出し」を活用することで、さらに処方量を少なくすることができる。

（4）こうした薬物に頼らない薬物療法を実施するためには、当事者が安心できる場所に支援者が訪問し、当事者と支援者の信頼関係を築くためのシステムが不可欠であり、ACTチームはその機能を有している。

（5）重い精神障害をもつ人たちを地域で支えるためには（1）〜（4）の支援のいずれもが重要であるし、これらの支援があれば支えることが可能である。

冒頭に述べたように、筆者は精神科病院や公的な医療機関での臨床活動を経験した後に現在の活動に至っている。この過程でかつての職場と同じような環境にいる精神科のドクターに「患者が部屋から出てこなかったり、薬を飲まないとはっきり言っているのに、医師が月に何度も、しかも長期間に訪問するというのは理想的だが現実的でない。自分はそんなに往診できない」などの意見をもらうこともあった。筆者はそのようなとき、医師である自分も含めた支援者の訪問が継続的に提供されることこそが治療的なのだと説明してきた。またチームのスタッフには、我々は薬を処方する人や飲んでいるかを監視する人ではなく「関係作りのプロフェッション」であるべきだと常々話している。ここでいう「関係作り」とは、病気や症状を減らそうとするのではなく、健康な時間を増やすためにどうしたらいいか当事者と共に考えることである。こうしたことを横において薬物療法だけを行なうことが労多くして益少なしであることは、ケースを通じてお伝えできたのではないかと思う。薬物を使わないかかわりのなかに、現代の精神科医療が忘れてしまいかけている大切な要素が含まれているように筆者には思われるのである。

文献

Herz, M.I. & Melville, C. (1980) Relapse in schizophrenia. American Journal of Psychiatry, 137 ; 801-805.

Satake, N., Hazama, K., Sono, T., Takahashi, M. & Ito, J. (2011) Changes in antipsychotic medication in clients of assertive community treatment in Japan : A one-year follow up. Clinical Practice & Epidemiology in Mental Health, 7 ; 1-3.

佐藤さやか・森田慎一＝執筆／井上新平・安西信雄・池淵恵美＝監修（2006）『精神障害をもつ人のための退院準備プログラムリーダー用マニュアルおよびワークブック』丸善

「ケア=サービス」の具体的な姿

身体ケアと一般医療連携

青木 勉

Ⅰ　はじめに

我が国では、重症精神疾患患者の地域移行が他の先進諸国に比し著しく遅れていたが、２００４年厚生労働省が提示した「精神保健医療福祉の改革ビジョン」では、「入院医療中心から地域生活中心へ」という方策を推し進めていくことが示された。そして、２０１２年度医療計画に精神疾患が5大疾病のひとつとして加えられて以後、医療政策の面で一般医療と精神医療の連携が重要視されるようになり、特に精神疾患患者の身体合併症の治療対策の整備が課題として挙げられるようになった（清水2016）。重症の精神疾患患者が地域で生活するためには、精神疾患はもちろんのこと、身体疾患の治療とケアが必要となることは言うまでもない。本章では、精神疾患患者の身体ケアを一般医療との連携を中心に概観し、次に筆者の所属する総合病院国保旭中央病院と、その二次医療圏である千葉県海匝（かいそう）地域での経験を紹介する。

Ⅱ　重症の精神疾患患者の身体疾患の治療とケアの現状

１９６０年代から、重症の精神疾患患者については、精神疾患のみならず身体疾患の治療とケアに関しても、長らく精神科病院を中心とした精神医療機関に委ねられてきた。我が国の精神病床35万床のうち、26万床は精神病床のみをもつ病院に存在しており、一般科が併設されておらず、医療法特例による医師や看護師などマンパワーの制限もあって、身体疾患の診療体制の整備が不十分な状態が現在も全国的に続いている。また、一般科をもついわゆる総合病院は、診療報酬上、一般科と比較して著しい経済格差をもつ精神科を新たに併設することは稀で、医師をはじめとするスタッフ不足も重なって、精神科病棟を有していた総合病院においても既存の病棟を閉鎖する動きが続き、総合病院精神科の病床数は減少を続けてきた（林 2010）。

しかし、高齢化に伴う精神疾患患者の身体疾患の治療とケアに対する需要の高まりとともに、重症の精神疾患患者の地域生活を支援する目的で、診療報酬上さまざまな取り組みがなされるようになってきている。たとえば、重篤な身体疾患を合併した重症精神疾患患者が精神科に入院できるように、精神科身体合併症入院料病棟が新設されたり（佐藤 2012）、一般科で精神疾患患者の入院治療が円滑になされるように、精神科医、看護師、臨床心理士、作業療法士や精神保健福祉士といったコメディカルスタッフがチームで診療に当たる精神科リエゾンチーム加算が算定されるようになった（藤原 2013）。そして、身体合併症患者に対しては、精神科の入院料に加え、精神科身体合併症管理加算の算定ができるようになった。また医療経済的に、総合病院が精神科救急業務に関わる精神科病床を有することを診療報酬上評価するために、総合診療体制加算における精神科病床の規定が盛り込まれるようになっている。これらの政策により、総合病院における精神科の地位向上が進み、重症の精神疾患患者の身体ケアの体制が徐々に整備されつつある（小石川 2014）。

III 総合病院国保旭中央病院神経精神科・児童精神科における身体ケア

1 海匝地域と旭中央病院神経精神科・児童精神科の概要

当院が存在する千葉県の北東部に位置する海匝地域は、３市をその範囲に含む総人口16万９、２６０人（県全体の約３％）、面積は３１６・２㎢（県全体の約６％）の二次医療圏を指す。当院は、総病床数９８９床、診療科39科、ＰＥＴなど先進医療機器を装備し、第三次までの救命救急センターを併設する基幹総合病院である（図１）。神経精神科・児童精神科は１９６５年に併設され、我が国における地域精神医療の先駆的役割を担ってきた。２００２年以降、重症の精神疾患を患っていても「その人らしく」地域で生活することができるように、さまざまな精神科サービスを整備し（表１）、精神科病床数を２５０から40（児童ユニットを含む）へとダウンサイジングし、多機能型多職種チーム医療、医療や保健福祉との連携をもとに、地域型精神医療モデル「旭モデル」を展開している（青木 2015）（図２）。そのサービスの中核となるのが、アウトリーチサービスである。院外に精神科特化型訪問看護ステーション「旭こころとくらしのケアセンター」を併設し通常訪問を行なうほか、院内に多職種によるコミュニティ・メンタルヘルスチーム（ＣＭＨＴ）を編成

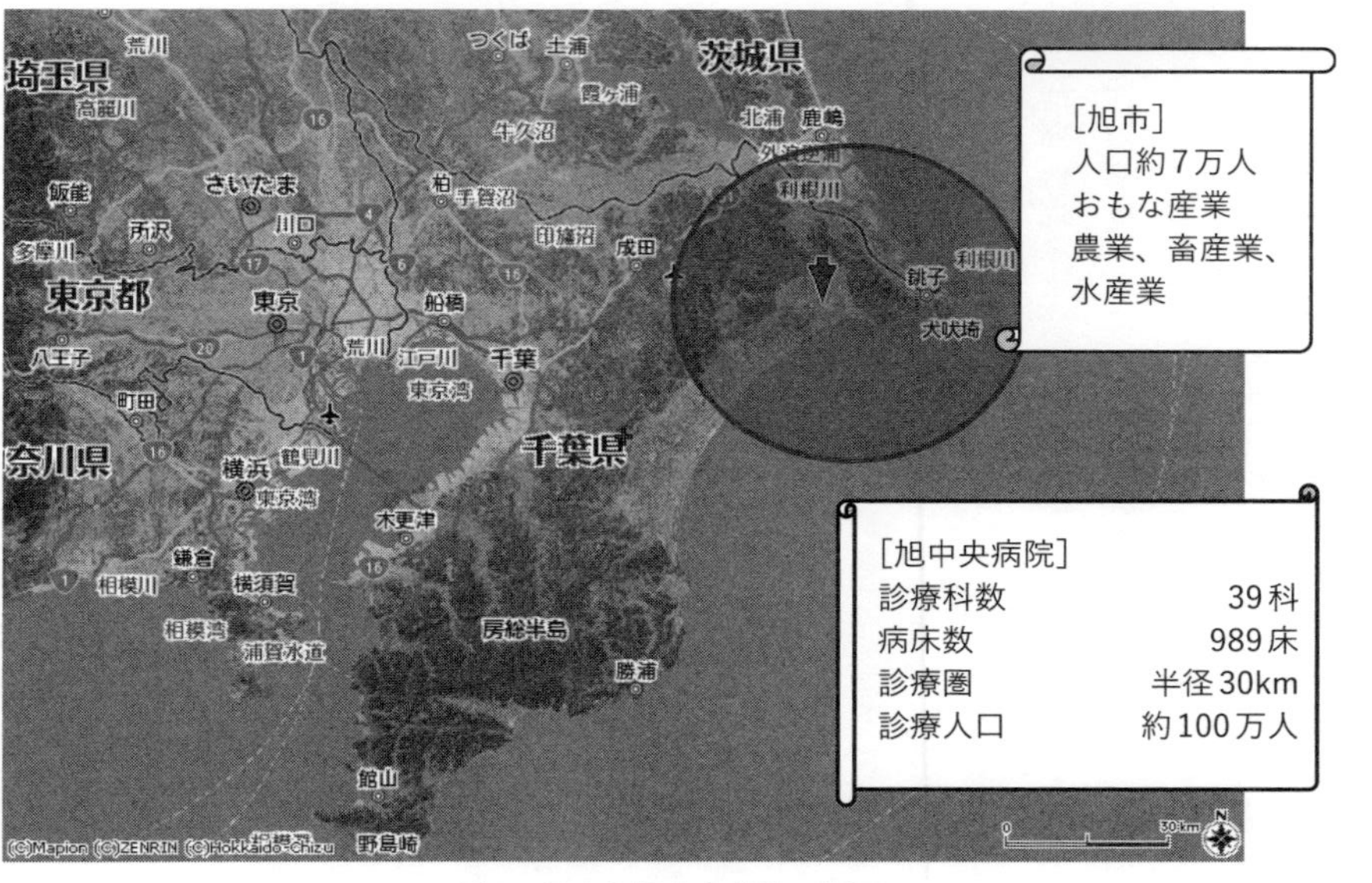

図1　旭市と旭中央病院の概要

表1　地域移行のための取り組み（2002年以降行なった地域移行の主な取り組みを示す）

2002	精神科サービスリフォームのため多職種のプロジェクト会議発足
2003	長期在院調査実施、長期在院者152名
2004	退院支援プログラム開始
2005	急性期多職種チーム発足
2006	救急入院料病棟稼働
2009	精神科特化型訪問看護ステーション開設
2010	移行型グループホーム開設
2011	多職種コミュニティ・メンタルヘルスチーム発足、クロザピン使用開始
2012	「こころの医療センター」開設、精神科連絡協議会開始 精神科リエゾンチーム発足、精神保健医療福祉フォーラム開催（アンチスティグマ）
2014	ピアサポーターによる権利擁護事業実施、長期在院者0名に

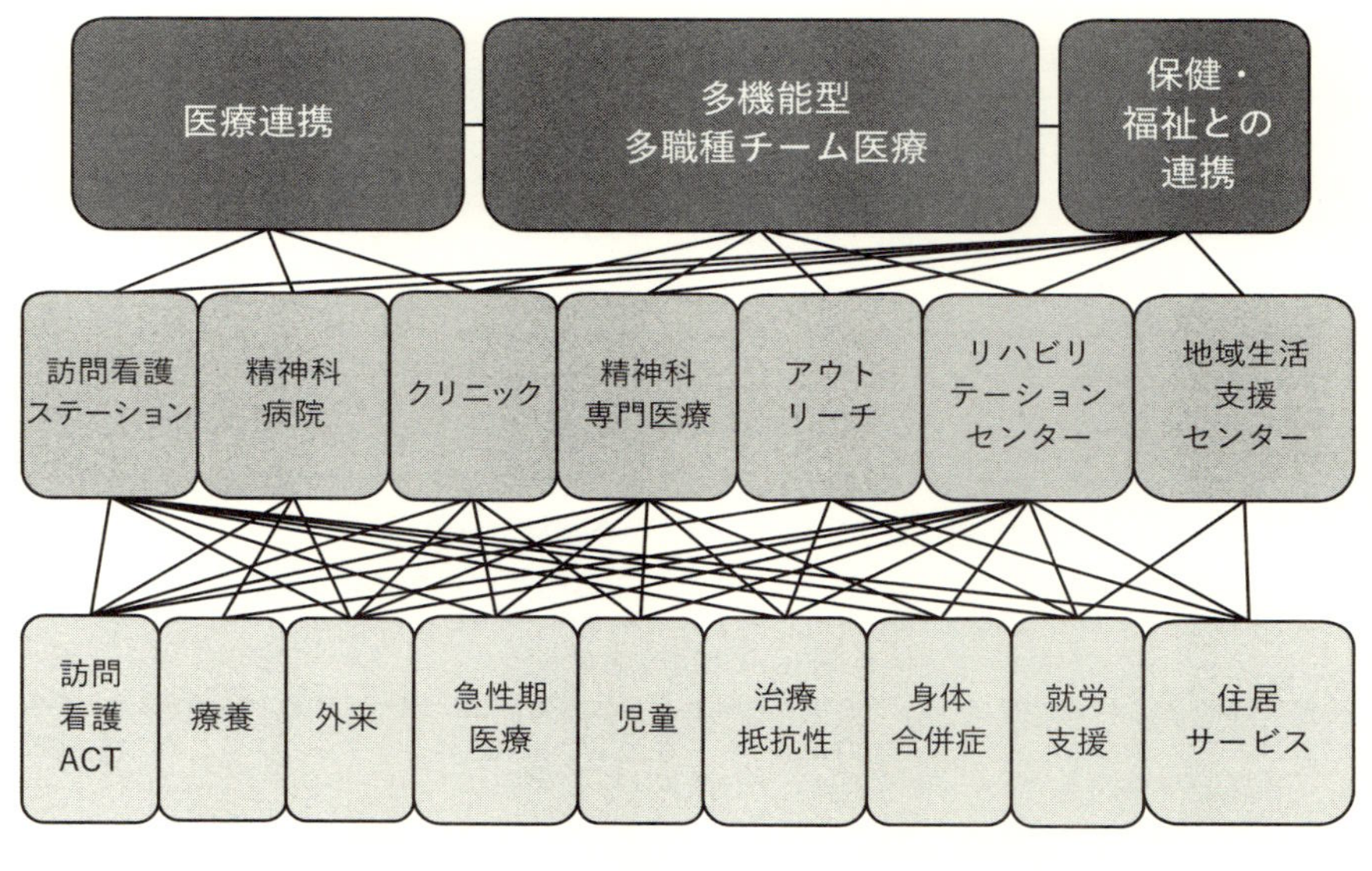

図2　旭モデルの概略図

千葉県海匝地域では、医療連携（多機能型多職種チーム医療、保健福祉との連携）によって、訪問看護、療養、外来、急性期医療、児童、治療抵抗性の治療、ACT就労支援、住居サービスなど多岐にわたるサービスが可能となっている。

し、重症精神疾患を抱えている利用者に対して包括型地域生活支援（ACT）を指向するサービスを提供している（図3）。

スタッフは、医師11名（精神保健指定医6名、日本精神神経学会専門医6名、初期研修医2名）、コメディカルスタッフ22名（精神保健福祉士9名、臨床心理士6名、作業療法士5名、ピアスタッフ2名）、看護師46名からなり、精神科救急、リエゾン、急性期、回復期、身体合併症、児童等入院、地域移行、在宅支援それぞれに多職種チームを編成し、多機能型多職種チーム医療を実践している（赤須2011）（図4）。

ハードウェアは、こころの医療センター、精神科特化型訪問看護ステーション「旭こころとくらしのケアセンター」の2つである。こころの医療センターは、地域の保健、医療、福祉との連携を強化するため、地域精神保健センターを設置し、地域生活支援室、コミュニティ・メンタルヘルスチーム（CMHT）をもっている。病棟は、稼働42床の精神科救急入院料病棟（いわゆるスーパー救急病棟）で、身体合併症をもち、重篤な精神症状のため一般科での入院治療が困難な患者用に精神科ICUを4床併設している。そして、最大13人まで入院可能な児童ユニットも有しており、外来の児童専用ユニットとともに、子どもの診療を可能にしている。また、リハビリテーションセンターを有し、子どもから高齢者までのリハビリテーションを行なって

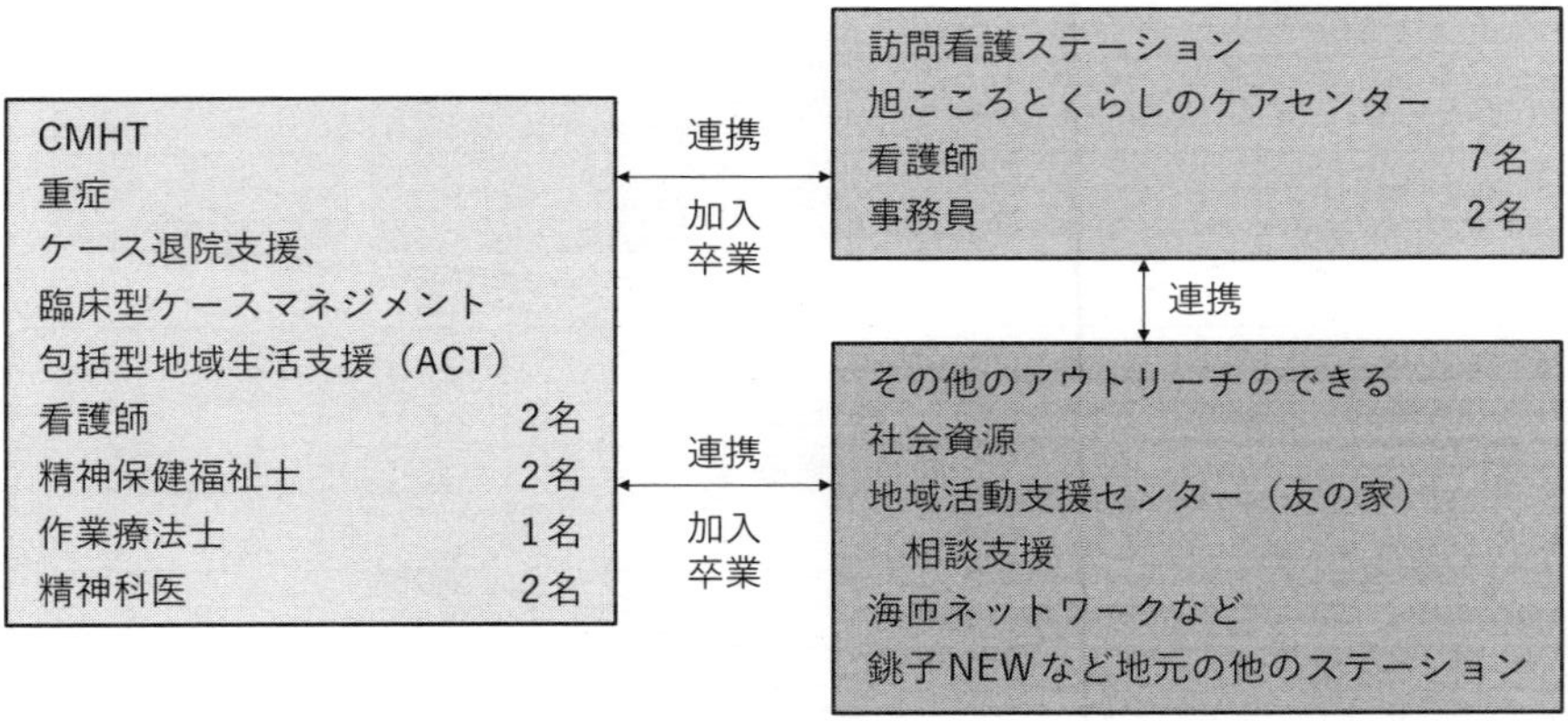

CMHT
重症
ケース退院支援、
臨床型ケースマネジメント
包括型地域生活支援（ACT）
看護師　2名
精神保健福祉士　2名
作業療法士　1名
精神科医　2名

連携
加入
卒業

訪問看護ステーション
旭こころとくらしのケアセンター
看護師　7名
事務員　2名

連携

連携
加入
卒業

その他のアウトリーチのできる
社会資源
地域活動支援センター（友の家）
相談支援
海匝ネットワークなど
銚子NEWなど地元の他のステーション

図3　訪問のシステム

精神科特化型訪問看護ステーション「旭こころとくらしのケアセンター」には7名の看護師と2名の事務スタッフがおり、地域活動支援センター、友の家や、海匝ネットーワークなどの福祉機関、銚子NEWなど他のステーションと連携して訪問を行なっている。

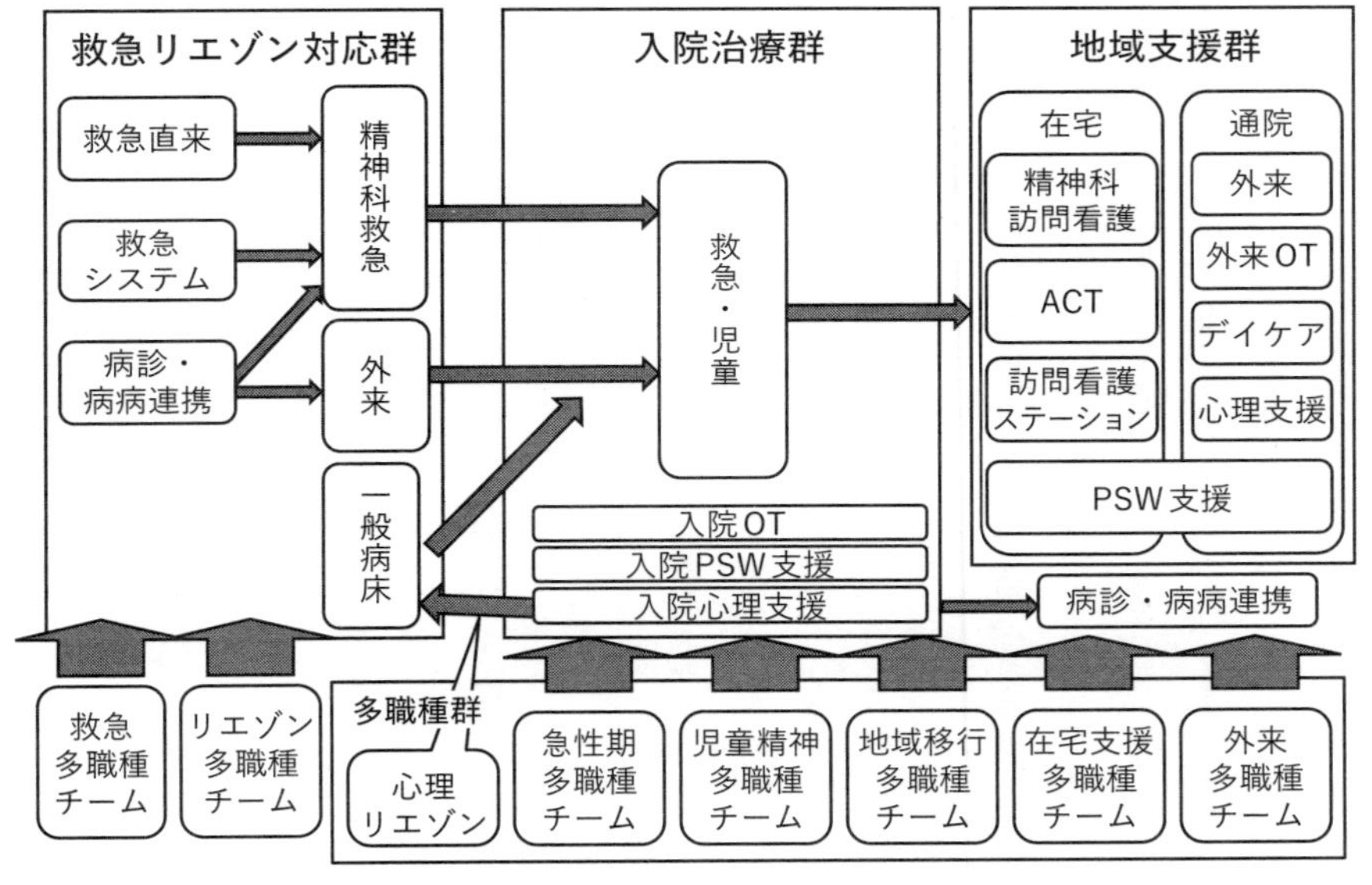

図4　当科の多職種チーム

2005年急性期多職種チームを立ち上げたのを皮切りに、現在、地域移行、在宅支援、外来の多職種チームと地域連携のための多職種チームが機能している。

いる。身体合併症については、従前より精神科医による他科病棟の往診を行なっていたが、２０１２年から多職種による精神科リエゾンチームを稼働し、毎週リエゾン回診やカンファレンスを定期的に開催して、重症の精神疾患を抱えていても身体科での入院治療が可能となっている。

これらのサービスにより、重症精神疾患患者の地域移行が可能となり、大幅に平均在院日数を短縮し（２００４年度３２７日、２０１５年度44・7日）、事例の救急化を防止して（精神科救急件数２００４年度1、４４０、２０１５年度６４８）、世界標準の地域精神医療を展開している。

２ 地域の精神保健医療体制との連携

海匝地域では、２０１４年12月から2カ月ごとに保健所が中心となり、地域内の４つの精神科病院、１つのクリニックのＰＳＷが地域連携会議を開催し、２０１６年1月より茨城県南部や隣接する圏域に拡大している。そこでは、①各病院の空床状況の報告、②地域の医療機関の役割分担（デイケアなどを含む）、③救急病院で入院時アセスメントを行ない、退院の目処を立て、休息期・回復期は地域の精神科病院で退院支援を行なう連携を実施している。この連携のなかで、身体合併症医療についても、急性期は当院の役割として、身体合併症をもつ入院・外来患者の受け入れを行なっている。

３ 当院における精神障害者の身体合併症治療の歴史

当院では、院外の精神科病院やクリニックから紹介された多くの重症精神疾患患者が、精神疾患のない患者とともに一般科に入院して治療を受け、退院していく。入院中、私たち精神科に相談がない場合も多いが、その光景は残念ながら我が国では稀ではない。現に、精神疾患があるという理由で救急受診を断られる事例が後を絶たないという（傷病者の搬送及び受入れの実施基準等に関する検討会2009）。前述のように多くの総合病院には精神科は併設されておらず、実際に精神疾患を合併している患者の受け入れが治療上困難であるのが一因である。しかし、精神科を併設していても一般科への受け入れが困難な場合も少なくはない。

では、なぜ身体合併症をもつ重症の精神疾患患者が、当院の一般科で受け入れられるようになったのであろうか。その理由として、「精神科なくして総合病院と称されない」という病院開設者の言葉に象徴されるように、総合診療における精神疾患の重要性の認識を、病院スタッフが共有していることが挙げられる。そしてそこには、50年以上続く当科の歴史と一般科スタッフへの教育・研修が大きな影響を及ぼしている。当院は１９８１

年の臨床研修指定病院指定以来、全国に先駆けて医師の初期研修中に精神科でのローテート研修を開始した（青木2006）。精神科研修をする前、初期研修医の多くは、今までの人生で重症の精神疾患患者との交流がほとんどなく、統合失調症や双極性感情障害といった重症の精神疾患に対する偏見は残念ながら根強い（Stuart, Florez & Sartorius 2012）。しかし、研修を開始して精神科救急の現場に触れ、一般科や精神科病棟、外来、訪問先の患者様の自宅やグループホーム、あるいはデイケアなどのリハビリテーションの場で、患者から、精神疾患のみならず人が精神疾患を病むことの多くを学ぶ。研修はわずか1、2カ月間であるが、精神科研修を終了する頃になると、患者との面接やコミュニケーションをリラックスしながら行なうようになり、精神疾患に対する偏見は軽減していく。そして、その後各科の専門医、指導医として勤務するようになってからも、その経験や知識を基盤に、重症の精神疾患患者の身体合併症治療に違和感なく取り組めるようになるのである。

4 当院におけるリエゾンサービス（図5）

当院における重症精神疾患患者の身体合併症治療を理解するうえで必要な精神科サービス提供体制について触れる（青木2016）。

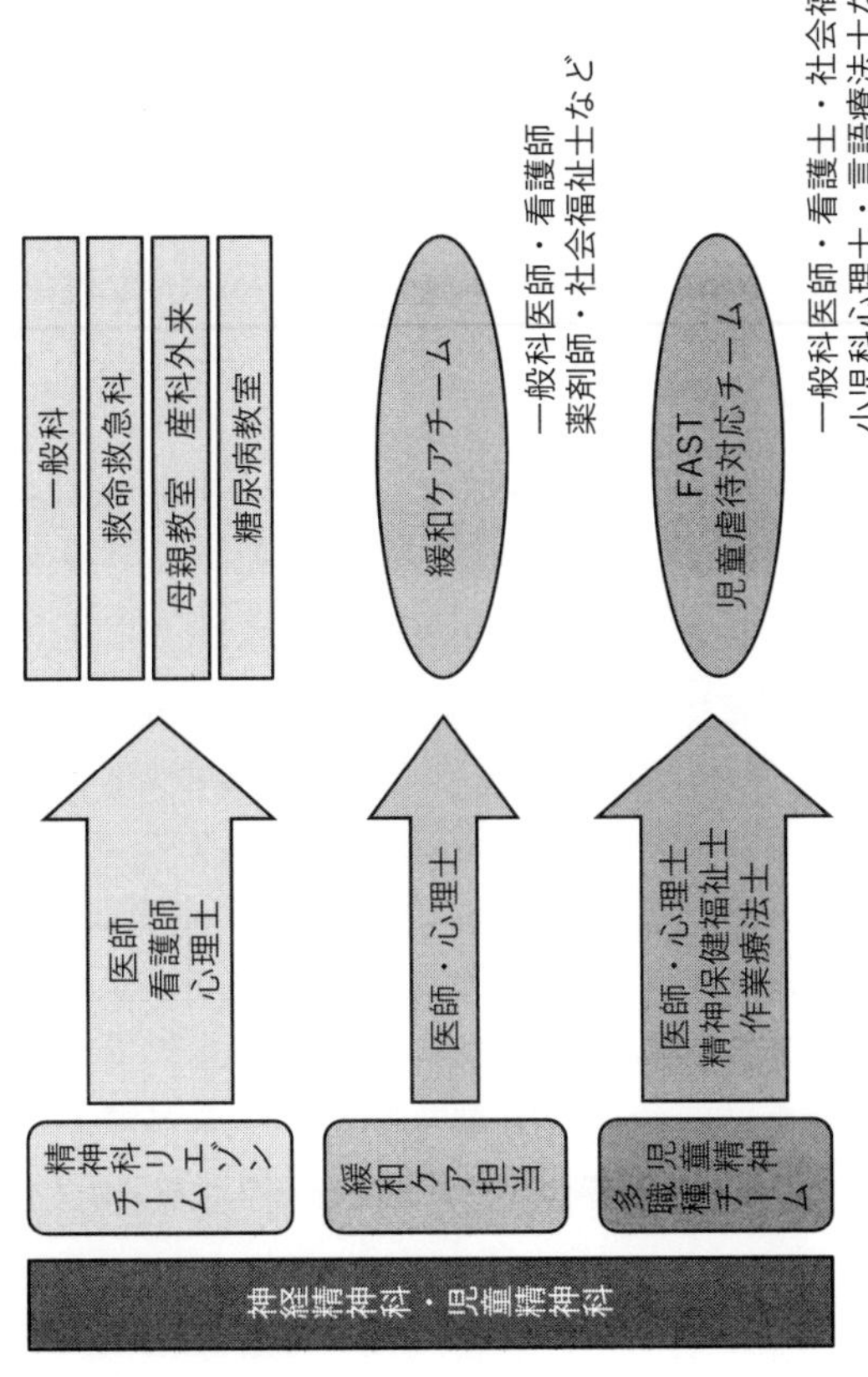

図5　当科のリエゾンサービス

当科では、図のように精神科リエゾンチームが一般科、救命救急科、母親教室や産科外来、糖尿病室を担当し、緩和ケア担当が緩和ケアチーム、そして児童精神多職種チームが児童虐待対応チームと役割を分担して、リエゾンサービスを行なっている。

（1）精神科リエゾンチーム

精神疾患を抱える方が一般身体疾患の治療を受けるのは、非常にハードルが高く、多くの当事者が苦労している（中井2007）。このハードルを下げ、病院に頼らない地域ケアを可能にする、有力な手段のひとつがリエゾンサービスである。リエゾンサービスは、自殺企図や身体疾患にせん妄や精神疾患を合併した一般病床の入院患者に対するアウトリーチサービスであり、チーム医療における推進が望まれている。その理由として、①クリティカルパスを活用した一般病棟における医療の効率化、標準化、可視化の実践が重要であること、②総合病院における精神科医の人員不足、精神科医の負担の増大を解消する必要があること、③精神科リエゾン対応能力の向上が求められること、④総合病院におけるコメディカル（精神保健福祉士、臨床心理士など）の関わりが適切に評価される必要があること、⑤早期発見、早期介入と同時に、精神疾患が併存する身体疾患患者に対して、一般病棟で診療できる体制の構築が必要であること、⑥精神科病院や精神科診療所で診療していた精神疾患患者の身体合併症治療をしっかり保証する必要があること、などが挙げられている。従前は精神科医のみで対応していたが、診療報酬の点数化とともに２０１２年度から精神科リエゾンチームが稼働している。チームは、精神科リエゾンについて十分な経験を有する専任の精神科医、精神科リエゾンに関わる所定の研修を修了した専任の常勤看護師、精神科リエゾンについて十分な経験のある専従の常勤精神保健福祉士、常勤作業療法士、常勤薬剤師、常勤臨床心理技術士から構成されている。チームの役割として、①精神症状（殊に妊産婦）の評価、治療、心理療法の実施、②精神疾患の啓蒙活動、危機管理意識の向上、医療安全意識向上など病院全体への介入、③チーム支援による安心感の提供、心理的対応技術の向上などの教育支援としての治療者への介入、④メンタルヘルス研修や、医療事故に際しての心的外傷の継続支援などの専門支援による職員のメンタルヘルスを担当することが挙げられる（赤穂2014）。リエゾンチームの精神科医、看護師、臨床心理士などが、毎週一般身体科病棟を回診し、他の精神科医や薬剤師とともにミーティングを開いて症例を検討しており、２０１５年度の実績は６２５件であった。

（2）緩和ケアチーム

精神科医、臨床心理士が、一般科医師、看護師、薬剤師、社会福祉士とともにチームを組み、入院や外来で緩和ケアサービスを行なっている。対象となる患者のなかには、重症の精神疾患患者もおり、精神疾患の合併の有無にかかわらず、十分な緩和ケアを一般科で受けることが可能となっている。

(3) 児童虐待対応チーム (Family Assist Team : FAST)

精神科医、臨床心理士、精神保健福祉士、作業療法士が、一般科医師、看護師、社会福祉士、言語聴覚士とともにチームを組み、小児科や精神科の外来や病棟で、児童虐待やその恐れがある親や、虐待を受けていたり、その恐れがある子どもに対して、虐待防止のためのさまざまなサービスを行なっている。

5 当院におけるアウトリーチサービスと身体合併症治療

アウトリーチサービス利用者のなかには、統合失調症や双極性感情障害に加えて、いわゆるメタボリックシンドロームや治療抵抗性統合失調症治療薬のクロザピンによる薬剤性副作用が危惧される利用者、そして重症慢性腎不全、閉塞性肺疾患、後天性免疫不全症候群など重症身体疾患を合併している利用者もいる。そのような利用者に対しては、訪問ごとに血圧、心拍数、体温、酸素飽和度などのバイタルサインの測定など身体状況に注意を払っているが、ことに重症の精神疾患を抱えている利用者を有するCMHTでは、精神科医、初期研修医も毎朝ミーティングに参加し、利用者の身体状況に対して注意を払い、必要があれば往診をして対応するようにしている。また、前述したように、院内では多職種によるリエゾンチームを稼働させ、万が一そのような利用者が入院を要する場合でも、当該身体疾患の専門科での入院治療がスムーズに受けられるように配慮している。そして、ハウジングサービスを提供している各施設の世話人と定期的な連絡会議を開催し、利用者の身体状況を含む情報の共有化と対策を検討している。さらに、緊急時世話人が困ったときに解決できるよう、24時間365日の支援者相談電話を開設している（図6）。また、特に重症の精神疾患患者のために、毎月海匝保健所との定期的な連絡協議会を開催し、保健所と情報を共有し、身体疾患についても対策を協議している（図7）。

6 当科外来における身体合併症治療

当院のある海匝地域では、地域移行によって多くの重症精神疾患患者が地域生活を営んでいる。自宅で生活されている方をはじめ、グループホームを基盤に多くの方が地域で生活をしており、旭市内だけでもグループホームに居住している重症の精神疾患患者は100名を超える。彼らが身体疾患を予防する手段は、住民検診が中心となる。長期入院退院後、多くの患者は健康意識が高まり、自らが身体の健康状態に強い関心をもつようになり、グループホームの世話人や、医療機関の主治医や担当の看護師、精神保健福祉士に自らの身体疾患について質問をしたり、受診希望する方も多い。また、外来でも医師、看護師、精神保健福祉士によるチームで、身体合併症や内服状況に応じ

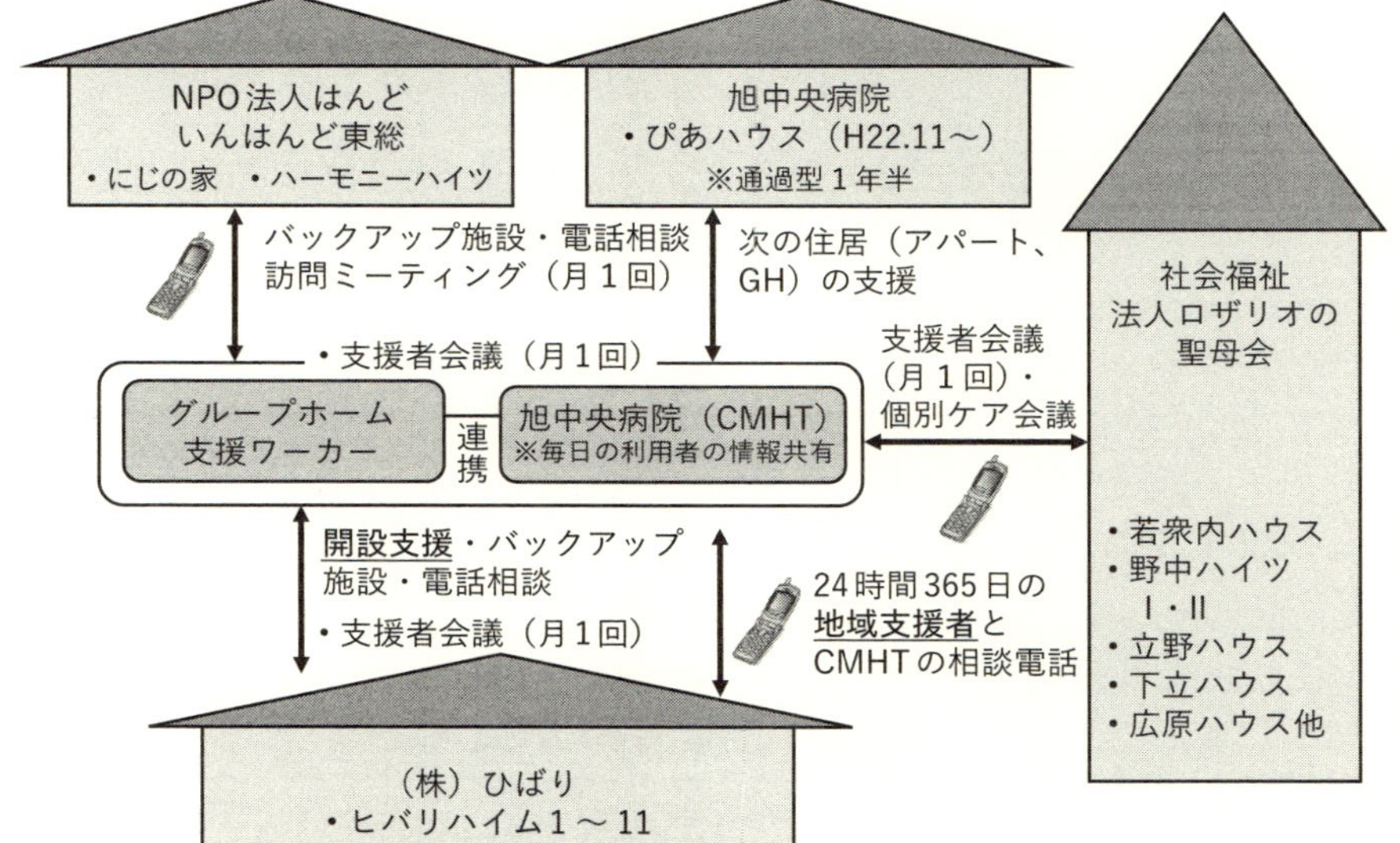

図6　重症者を支えるための旭市のグループホームとの連携

CMHTがグループホーム支援ワーカーとともに、ハウジングサービスの開設支援、バックアップのための訪問ミーティング、支援者会議や24時間の電話相談を行なっている。

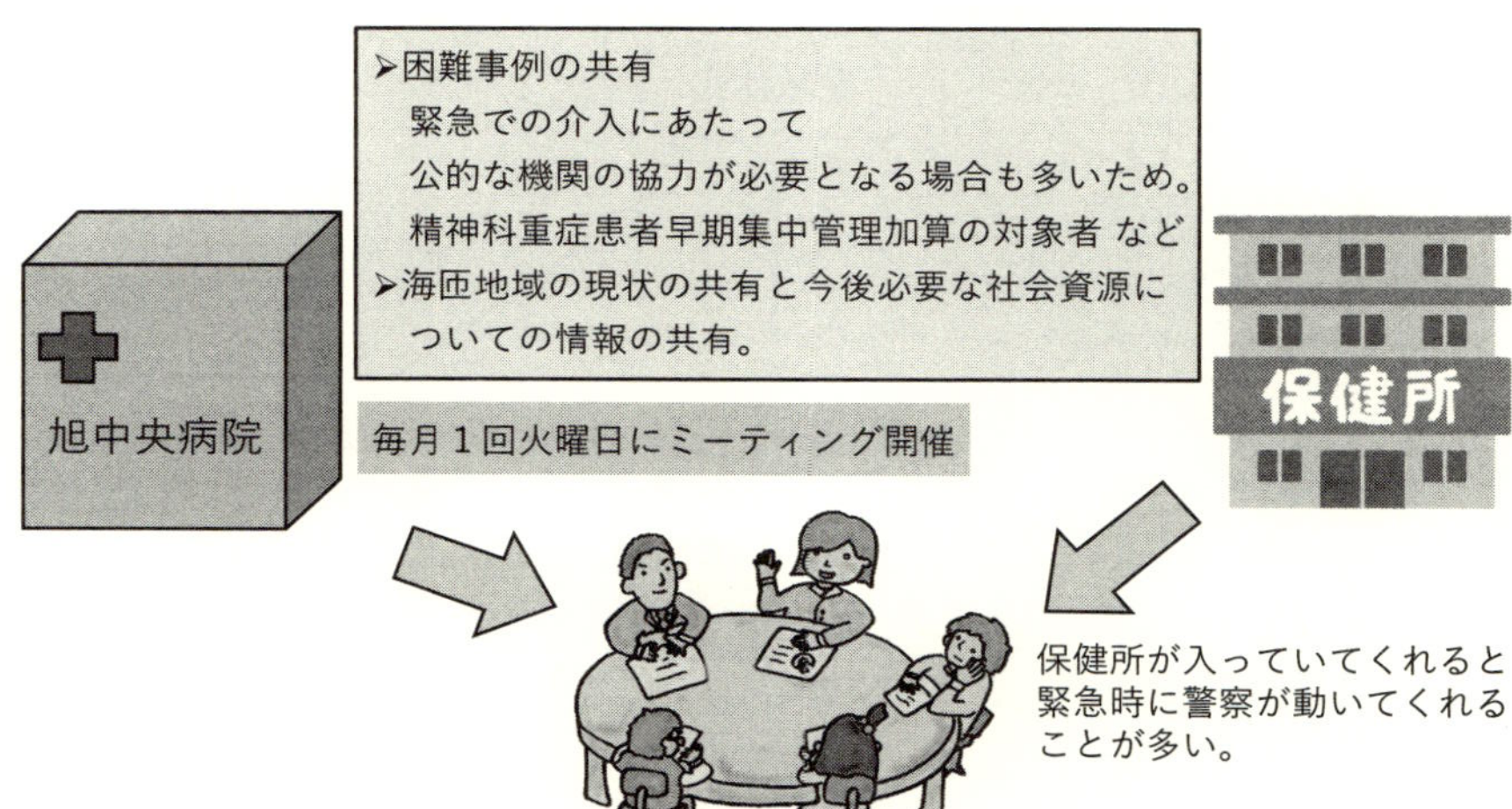

片倉知雄「退院支援とアウトリーチ 第11回千葉統合失調症治療研究会（2015.11.18）」

図7　海匝健康福祉センターとの連携

毎月CMHTが海匝健康福祉センターのスタッフとミーティングを開催し、困難事例や海匝地域の現状を共有している。

て、血液検査や心電図検査を定期的に施行し、必要があれば近くの開業医に紹介をしたり、緊急性が高い場合には、当院の救命救急センターや一般科に診察を依頼するなどしている。

Ⅳ　今後の課題と展望

前述の通り、重症精神疾患患者の地域移行が進展するにつれて、彼らが地域で生活するために身体疾患の治療とケアの重要性が高まってきている。それに対応するためには、今後精神科を有する総合病院が中心となって、精神科病院と一般病院やクリニックが連携する、病病・病診連携を強化することが喫緊の課題である（図8）。また、精神疾患をもつ身体合併症の患者用のクリニカルパスを作成・運用することなどにより、精神疾患を患っていても、それを患っていない患者と同様に身体疾患の予防、治療、そしてケアを受けられるシステムの構築が望まれる（吉邨2013）。

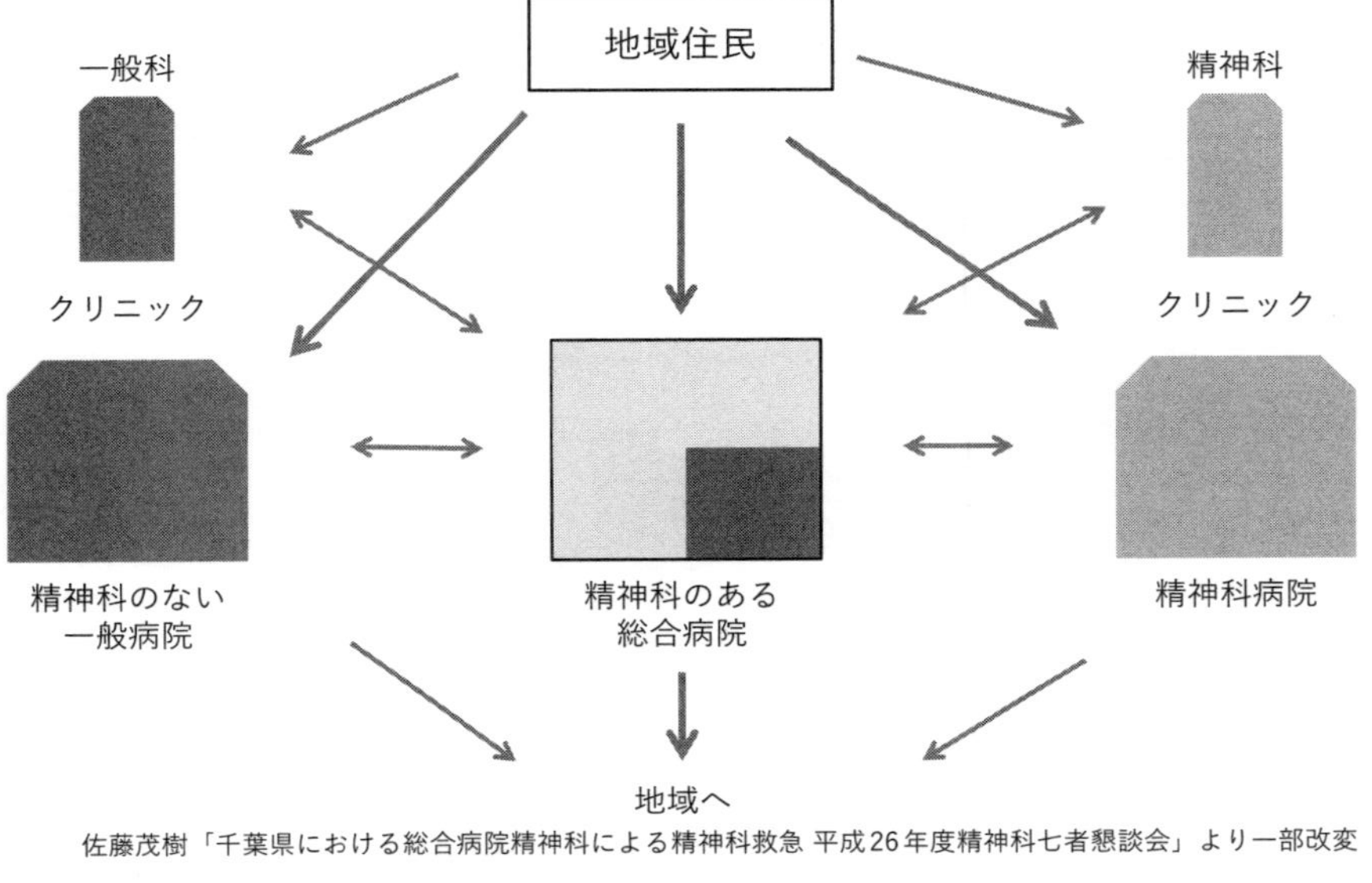

佐藤茂樹「千葉県における総合病院精神科による精神科救急 平成26年度精神科七者懇談会」より一部改変

図8　総合病院精神科を中心とした地域医療連携

精神科のある総合病院が中心となって、一般科や精神科のクリニック、精神科のない一般病院や精神科病院と連携を行なう体制の構築が望まれる。

V　おわりに

WHOによれば、「健康とは、病気でないとか、弱っていないということではなく、肉体的にも、精神的にも、そして社会的にも、すべてが満たされた状態にあること」と定義されている。重症の精神疾患を抱えていても、入院に頼らず地域で「健康」に生活ができる社会は、万人にとっても住みやすい世界であろう。私たちは、精神医療と一般医療の連携のみならず、保健福祉関係者、利用者やその家族、そして地域住民と連携をして、地域で「健康」な生活を送ることのできる社会を一歩一歩構築していきたい。

文献

赤穂理絵（2014）「精神科リエゾンチーム――多職種協働チーム医療を考える」『臨床精神医学』43；905-911

赤須知明（2011）「精神科救急と多職種チーム．心理士の立場から」『精神科救急』14；54-57

青木 勉（2006）「自治体立総合病院の経験から卒後研修を考える」『精神医学』48；947-952

青木 勉（2015）「旭モデル――旭中央病院神経精神科・児童精神科における地域精神保健医療福祉」『精神神経学雑誌』117；538-543

青木 勉（2016）「総合病院精神科での実践」窪田彰＝編『多機能型精神科診療所による地域づくり――チームアプローチによる包括的ケアシステム』金剛出版

藤原修一郎（2013）「精神科リエゾンチーム加算の影響と意義」『医学のあゆみ』244；345-347

林修一郎（2010）「精神科医療の現状と課題」『精神医学』52；249-256

小石川比良来（2014）「総合病院精神科機能の充実と地域との連携」『精神神経学雑誌』116；576-583

中井和代（2007）「家族から見た専門家チーム」『精神科臨床サービス』7；602-603

名雪和美（2014）「地域移行支援がなぜ進まないのか――退院後支援環境構築の視点から」『精神科治療学』29；85-90

野口正行（2014）「有床総合病院精神科の現状と課題」『臨床精神医学』43；809-815

佐藤茂樹（2012）「総合病院における精神科救急――合併症病棟の実践よりコミュニティ精神医療を展望する」『日社精医誌』21；103-110

清水洋延（2016）「精神疾患患者の入退院・地域移行を支える連携体制の実際」『地域連携 入退院と在宅支援』6；63-68

Stuart, H., Florez, J.A. & Sartorius, N. (2012) Paradigms Lost Fighting Stigma and the Lessons Learned. Oxford University Press.（石丸昌彦＝監訳（2015）『パラダイム・ロスト』中央法規出版）

傷病者の搬送及び受入れの実施基準等に関する検討会（2009）「傷病者の搬送及び受入れの実施基準等に関する検討会議報告書」pp.11-12

吉邨善孝（2013）「身体合併症を有する精神疾患患者の地域連携クリティカルパス」『日社精医誌』22；170-177

「ケア＝サービス」の具体的な姿

アウトリーチ

吉田光爾
金井浩一

本章では、精神障がいのある人を支える支援としてのアウトリーチの必要性と、実践の展開について論じる。「病棟に頼らない」地域精神医療を実現するためには、当事者に地域の暮らしを頑張ってもらえばいいというものではない。逆に当事者からも病棟からも信頼されるように支援を行なうことで可能になるものである。ここでは、地域で頼られるための重要な支援技法としてのアウトリーチについて概説する。

I　アウトリーチ支援の背景

1　アウトリーチ支援の必要性

精神障がいのある人へのアウトリーチ支援が、どのような必要性にこたえて展開されてきたのかを見るうえでは、米国における精神科病院の脱施設化の歴史をたどることが役立つであろう。

１９５０年代までの米国における精神障がいのある人のケアは、大規模な精神科病院の入院治療が中心であり、収容施設としての性格の強いものであった。しかし、大規模施設での入所ケアが施設症（Institutionalism）とよばれる機能低下を引き起こすという指摘（Barton 1959）などを呼び水に、１９５０年代以降に脱施設化運動が活発になり、１９６３年にはケネディ教書（精神病及び精神薄弱に関する大統領教書）が発表される。

しかし、脱施設化による州立病院の閉鎖とともに、地域で暮らすことになった精神障がいのある人々は、さまざまな生活上の困難に直面する。特に十分な受け皿が準備されなかったことは、精神科病院への入退院を繰り返す回転ドア現象（revolving-door phenomena）を生み出した。また精神科病院によって集中的に提供されていたケアが、地域での社会資源に分散したことで、ケアの責任性が不明確になり、十分にサービスを活用できず、地域で孤立したりホームレスになるなどの問題も数多く見受けられた。こうした事態は１９７０年代には「脱施設化と地域精神保健の失敗」として指摘されるようになる（Goldman 1998）。

こうした問題を受けて勃興したのが、ケアマネジメントである。ケアマネジメントは地域に分散するサービスを当事者のニーズにあわせてパッケージ化して責任をもって供給するものだが、精神科病院での集約的なケア機能を代替する必要性から発展してきた。こうした社会背景のなかでケアマネジメントは、１９７０年代後半から連邦政府のプロジェクトを通じてその有効性が検証され、制度化にいたる（大島2016）。

しかし、このサービスの仲介を基本とする仲介型のケアマネジメントでは、特に重い精神障害のある人々には必ずしも有効ではないことも指摘されてきた（Franklin et al. 1987）。重い精神障がいのある当事者は、しばしば対人関係や症状・病識の不安定性などをかかえており、サービスからこぼれ落ちがちであること、また定型的なサービスをパッケージ化しても状態の不安定性から必ずしも有効に機能するように転じるとは限らないこと、生活像や病状の急変への緊急時対応が必要になることなどの課題が存在するからである。

このケアマネジメントの機能を補うのが、本章で詳述するアウトリーチである。すなわち支援者が機関でサービスを提供するのではなく、①サービス利用の途切れがちな当事者に対して支援者が積極的に関与し、サービスを不断に提供する、②通所や通院によって事業所でサービスを提供するのではなく、アウトリーチする支援者が当事者に直接的・個別的な支援を行なう、③頻回に利用者と会うことで利用者の状態に随時柔軟に対応する、④生活や症状の危機に対して救急対応する。

こうした頻回なアウトリーチ機能を含んだケアマネジメントは、集中型・包括型ケアマネジメントモデル（Intensive Case Management（ICM), Assertive Community Treatment（ACT））とよばれ、各地で実践されていく。たとえばＡＣＴでは、①重い精神障がい者を対象にする、②支援チームがサービスを直接提供する（そのために多職種構成をとる）、③チームスタッフはサービスを受ける人への責任を共有する、④スタッフと利用者の比率を1：10に抑える、⑤治療やサービスの範囲は包括的で柔軟なものとする、⑥介入は病院やクリニックでなく生活の場所で行なわれる、⑦サービスを受けるのに決まった期限はない、⑧治療、生活支援、リハビリテーションは個人ごとに決められる、⑨24時間体制でサービスが提供される、⑩チームは利用者が治療を受けつづけることや治療への反応をモニタリングすることに積極的に関わる、などの原則に基づくチームを構成し（アメリカ連邦政府保健省薬物依存精神保健サービス部2009）、質の高いアウトリーチ支援が供給されていった。また、実践と同時に、その効果に関する複数の臨床研究も行なわれていった。これらの臨床研究をレビューしたMueser et al.（1998）やMarshall & Lockwood（1998）論文では、ACTやICMの実践は、対照治療群よりも入院日数の減少、居住の安定性、治療中断が少ない点でのアウトカムを上げていることが報告されている。こうしてアウトリーチ支援は、重い精神障がいのある人たちの地域生活を支える支援技法・制度として、世界的な評価を確立していったのである。

２ アウトリーチ支援の原則

こうした歴史的な経緯を踏まえると、アウトリーチ支援は脱施設化というパラダイムシフト、「病棟に頼れない」ということを背景に生み出されたと言える。しかし、諸外国が脱施設化を経た後にアウトリーチ支援を生み出したのに比べ、現在の日本では脱施設化が十分進展しているとは言いがたい。このような我が国の社会的背景のなかで、アウトリーチ支援が展開された場合、「病棟に頼らない」パラダイムシフトを引き起こすものではなく、むしろ「病棟を延長する」になってしまう危険がある。ここでは、それに陥らないために必要なアウトリーチ支援の理念・原則とは何かを整理しよう。

（1）アウトリーチ支援は医療・福祉サービスにつなげることが第一目的ではない

サービスの届きにくい利用者のもとへ赴く、というアウトリーチ支援の特性上、未受診や治療中断、ひきこもりの状態になっている人々が社会資源、特に医療を利用できるようになることは、多くの人が寄せるアウトリーチ支援への期待である。

しかし、アウトリーチ支援の第一目的とは「地域で暮らしている当事者の生活を支える」ことであり、「リカバリー（Recovery）のプロセスを支え、それに寄り添うことである」（伊藤2015）ということを忘れないようにしたい。このリカバリーを支えるうえで、薬物療法や入院などの医療が重要な役割を果たす場面も多々あるだろう。しかし、あくまでそれらはリカバリーのために活用される「手段」であり、「医療につなげる」ことが目的ではないのである。

三品（2009）は、治療中断や未受診の状態にある人々に関わるに際して「治療、服薬、入院の3つはほとんど禁句」と述べる。アウトリーチ支援の対象となる当事者は、過去の強制的な入院や、精神保健福祉の支援現場のなかで不当に扱われた外傷体験のある人も稀ではなく、支援に対する不信を強くもっている場合もある。そのような当事者の前に支援者が立つ際には、「無理やり精神科医療などに自分をつなげようとする人」ではなく、いかに「その人の希望する生活を応援する人」として立ち現れるか、ということが問われているのである。

後述するように、非自発的な入院や治療が必要とされるシビアな場面に直面せざるをえない状況が出てくるのも確かである。しかしアウトリーチ支援は、当事者にとって最後の牙城である居宅や生活の場に割り込んでいく支援であり、侵入的な要素をはらむ支援だからこそ、その侵入性が強制性や暴力として顕現しないように、利用者のリカバリーを支えるのが第一であるとつねに意識することが重要である。

(2) アウトリーチ支援は居室を病室にする支援ではない

利用者の生活場面に赴くことにより、生活に密着・個別化された支援を展開できるのがアウトリーチ支援の強みであるが、この「個別性」という観点が重要である。当事者の居室に伺うと、個々の人生を反映した生活環境の多様さに圧倒されるものである。それぞれの家族のこれまでの歩みや、生き方、歴史が反映された豊饒な環境がそこに広がっており、ひとつとして同じ場所は存在しない。当事者やその家族が大事にしてきたそれぞれの流儀・営み・環境があり、その具体的な情報やセッティングをヒントとして生かしながら、その人の希望する生活を送るための支援を展開できることが魅力なのである。

しかし、居室に赴くことは、ややもすれば「疾病の管理」というニュアンスで実践されてしまうことがある。たとえば服薬状況や症状のモニタリングは重要な点ではあるが、利用者の生活の個別性を無視して医療ケアを画一的に行なう（例 開口一番に症状の話をする、つねにバイタルのチェックから始める、「薬を飲んでいますか?」と問う）ことは、暮らしの場を「病室」の延長としかねない。アウトリーチ支援は、多様性・個別性のある生活の場を「疾病」という観点から画一的に管理するべく一方的に侵入するものではなく、生活の場に招き入れてもらうことで、当事者や家族がどのような人生を送ってきたのかを教えてもらい、これからどのような生活を送ろうとするのかを共に考えていくためのものである。それぞれの市民としての生活の場を、病棟の延長上の「患家」として植民地化することは、当事者にとっての「ホーム」を「アウェイ」に転換することであり、アウトリーチ支援の本質から遠く離れたものである。

(3) ストレングスモデルの重要性

リカバリーを支える支援において重要なのは、ストレングスモデルの観点である。前述したようにアウトリーチ支援では、関係づくりの難しい利用者と関わるなかで、リカバリーをサポートすることが求められている。そのような利用者との関係づくり・支援の展開においては、「利用者のストレングスとは何か」を知ることが助けになる。

ストレングスモデルは、1990年代前半に米国カンザス大学のラップたちによって提唱された支援モデルである。ストレングスモデルでは、本人や環境のストレングス、すなわち「願望」「能力」「自信」「環境の資源」「社会関係」「機会」に着目して、利用者のリカバリーを支えていく (Rapp & Goscha 2006)。これまでの支援で中心的であった「問題解決モデル」では、本人の問題に焦点を当て、その問題をいかに解決していくかが関心の中心であったが、しばしばこうしたアプローチは利用者のレッテル貼り・非難に転じ、当事者を抑圧してきたとラップは指摘する。こうした抑圧のなかでは、当事者と支援者の関係は、ネガティブな感情や衝突や離断に見舞われるものである。ストレングスモデルでは、利用者の意欲やストレングスに着目することで、利用者をエンパワメントする良好な関係を築くことが重要視されており、当事者との新たなパートナーシップの可能性をもたらす。ある支援者の言葉を借りれば、ストレングスモデルは「当事者のことを好きになる」ための枠組みであり、アウトリーチ支援を有効に進めるための大事な骨組みである。

(4) パターナリズムに対する考え方

これは前述の (1) や (2) と相反するようであるが、精神障がいのある人での支援ではパターナリスティックな関わりを問われる場面も生じてくる。たとえば当事者が自死や自傷の危険に陥ったり、家族や近隣とのトラブルによって大切な関係から排除されかねない状況に、生活に深く入り込んでいるアウトリーチの支援者はしばしば直面する。そうした場面において支援者は、リカバリーやストレングスモデルの尊重という価値観と、パターナリスティックな関わりの必要性との間で、葛藤を抱えることになる。

伊藤 (2012) はこの点に関して、「このような葛藤を強くはらんだ状況のときに、チームとしての方針を明確にし、関与し続けるスキル」がアウトリーチ支援に必要であると述べている。Rapp & Goscha (2006) も「危機を最小にし、その状況によって失うもの (たとえばアパート、仕事など) を少なくすることによって、利用者の望む人生を援助することである。そのためには入院の説得をする必要が生じる場合もある。重要なのは、その後も関わり、より早く危機から回復できるよう援助することである」と述べており、利用者を守るために、パターナリスティックな関わりが避けられない場合もあることに触れている。そうしたパターナリスティックな関わりによって、当事者と支援者の関係が一時的に危機に陥る状況も出てくるかもしれないが、そういった葛藤や危機を継続的な文脈のなかでとらえ、「お互いにとってのこの逆境を乗り越えて再び関係をつくっていく」ことができるかがアウトリーチ支援において問われるのではないかと西尾（2015）は指摘している。

3 日本におけるアウトリーチ支援の展開と制度面の課題

さて、重い精神障がいのある人への支援として世界的に評価を受けてきたアウトリーチ支援であるが、わが国ではどのように展開されているのであろうか。

まず、代表的なアウトリーチ支援であるＡＣＴは、２００２年から国立国府台病院において厚生労働科学研究費の助成を受けて臨床試験が行なわれた（伊藤ほか2008）。本研究では、入院日数の低減や利用者の高いサービス満足度などにおける効果が示唆されている（Ito et al. 2011）。この実践を嚆矢として、ＡＣＴの支援は全国に広まり、全国各地でＡＣＴの事業所が支援を展開し（三品ほか2014）、その事業者は「ＡＣＴ全国ネットワーク」という組織を形成している。しかし多職種アウトリーチ支援を行なうための報酬制度は十分に整備されているわけではなく、各事業所は訪問看護ステーション・診療所・福祉事業所など複数の制度を組み合わせて運営を成り立たせている。

他方で、必ずしも多職種による支援というわけではないが、精神科訪問看護は地域のなかで大きな役割を果たしている。精神科訪問看護を行なう病院・ステーションはその数を着実に伸ばしてきており（萱間ほか2009）、その効果としては問題行動の減少などが挙げられると報告されている（萱間ほか2005）。ただし、特に事業所数が多く地域支援の中核となる訪問看護ステーションでは、リハビリ職や精神保健福祉士の配置が必ずしも多くない（中央社会保障医療協議会・診療報酬改定結果検証部会2013）など、支援の多職種性という観点では課題が残る。

また、障がい福祉サービスにおいても、アウトリーチ支援は、障害者総合支援法の各制度のなかで取り組まれている。ケアマネジメントという観点では、相談支援事業にはサービスなどの利用計画を作成し、各種サービスの仲介と導入をしていく役割を期待されている。相談支援事業について「訪問」の語は規定に存在しないが、三菱総合研究所（2008）による比較的活発な相談支援事業所の実態調査では、10日間の業務調査で来所相談は6・6回だが、訪問・外出同行は7・7件となっているなど、アウトリーチ支援の要素が含まれている。また生活面への具体的なアウトリーチ支援という点では、同じく障害者総合支援法における自立訓練（生活訓練）の活用が挙げられる。生活訓練は、知的・精神障がい者が地域生活を営むうえで生活能力の維持・

向上などのため一定期間の訓練を提供する支援であるが、通所訓練に組み合わせた訪問支援が可能とされている。訪問による生活訓練については全国各地で、通所につながりにくい人、生活状況・課題が不明瞭な人、生活課題に関する柔軟な訪問支援を必要とする人、退院・退所後に生活スキルのサポートが必要な人などを対象としたアウトリーチの要素を取り入れた支援が展開されている（社会福祉法人豊芯会2015）。しかし、福祉的な支援は、医療面での支援ニーズのある利用者には十分提供できないという面がある。

また国は2011年から未治療や治療中断している精神障がい者等に対する精神障害者アウトリーチ推進事業を実施し、これを受け、2014年には精神科重症患者早期集中支援管理料が診療報酬として新設された。しかし本管理料は、患者の算定要件・施設基準の厳しさから十分な実施に至らず（萱間2015）、基準の緩和・見直しが求められている。

このようにわが国では、精神障がいのある人に対するアウトリーチ支援を行なうための複数の制度はあるものの、診療報酬による医療サービスと、障害者総合支援法を中心とした税による福祉サービスが混在しており、必ずしも整合性のある制度になっているわけではない。特に多職種アウトリーチ支援についていえば、重い精神障がいのある人に対しては医療と福祉のサービスを統合して供給することが理想的ではあるが、この制度の不整合を調整・横断しつつ一体の支援として利用者にサービス供給を行うシステム上の負担が事業者にとっては大きく、経済的に十分ペイしているとは言えない状況にあり、サービスの普及を阻む状況となっている（吉田ほか2012）。

次節では、このような課題を乗り越えつつ、実際のアウトリーチ支援の展開例として、京都で行なわれているACT-Kの実践を紹介する。

Ⅱ　アウトリーチ支援の実際

1　ACT-Kの成り立ち

ACT-Kは日本初の民間ACTチームとして、2004年6月に京都市中京区にてスタートした。長年の精神病院勤務を経て、旧来の精神医療のあり方に疑問をもち、新たな地域精神医療のあり方を模索していた医師の高木俊介は、京都の大学教員である三品桂子と出会い、欧米にて重度の精神障がい者を支えるケアマネジメントモデルとして定評のあったACTに辿りついた。精神障がい者のコミュニティケアシステムが未分化な日本において、新たな精神医療のあり方を提唱し、制度として定着させていくためにACTをどのように展開していくのか――

そのためには、継続的かつ発展的な採算性の見通しも必要だった。それらを総合的に研究・模索した結果として、精神科診療所、精神科訪問看護ステーション、ＮＰＯ法人の３機関から構成されるチームで展開していくことを考え出した。診療所は往診とコメディカルによる訪問を主体とし、訪問看護ステーションは当時少なかった精神科専門に特化した。また、ＮＰＯ法人では京都市内の大学教員が理事となって、研究・教育・広報・啓発などを担い、理事たちが所属する大学の学生に一定の研修を実施して、ＡＣＴ活動に参画する学生ボランティアの養成も行なった。

高木と三品は、ＮＰＯ法人京都メンタルケアアクションを２００３年12月に立ち上げて、「ＡＣＴを京都で」というタイトルで２００４年２月に講演会を開催し、多くの人々の注目を集めた。同年６月にたかぎクリニックを開設し、11月にはクリニックから「ねこのて訪問看護ステーション」を有限会社として独立させ、３機関による協働で活動を進めた。クリニックからは主に医師と精神保健福祉士の往診・訪問と薬剤師による配薬や服薬相談、訪問看護ステーションからは看護師、作業療法士の訪問を展開し、両機関の組み合わせによって、24時間３６５日、多職種チームでのアウトリーチによる濃厚な在宅支援を実現することができた。ＡＣＴが活動の中心ではあったが、ＡＣＴ対象者以外であってもアウトリーチが求められているケースについては、できる限り対応してきた。高齢の方や、発達障がい、重複障がいのある方など、クリニック、訪問看護ステーションがそれぞれ単独に対応しているケースもあった。入院から地域生活へ移行するケースについて病院からの相談を受けた支援や、地域で孤立している家族からの相談、地域住民からの訴えを受けた行政機関からの相談などさまざまなケースに関わり、頻回な訪問や泊まり込み支援など、危機介入から家族支援、就労支援まで、必要と思える支援はチームでつねにミーティングを行ないながら展開してきた。

２０１４年、日本におけるＡＣＴの研究・啓発については一定の役割を達成したという判断をもって、京都メンタルケアアクションを閉鎖。同年、たかぎクリニックを運営する医療法人内に相談支援事業所「しぽふぁーれ」を開設した。

２０１７年４月の診療報酬改定により、算定要件・施設基準が厳しく、長期的な支援を見込めない「精神科重症患者早期集中支援管理料」を算定する以外には、クリニックと訪問看護ステーションの同月内の訪問を同時算定することができなくなった影響を受け、ＡＣＴ-Ｋは従来の支援体制を見直さざるをえなくなった。後述する臨床面の課題を踏まえ、私たちの理念、哲学を大切にしつつ、どのようなチーム体制をもってより質の高い包括的支援を行なっていくのか，今まさにチーム内での発展的対話を続けている。

2 アウトリーチ支援の一日の動き

ACT-Kの業務は朝9時，毎日3機関のチームスタッフ全員が顔を合わせる1時間のミーティングから始まる。前日の訪問や夜間緊急電話の内容の共有と，検討事項があればそれを行なう。当日の訪問予定も共有・調整する。利用者の緊急時や，担当スタッフが不在の場合にもすぐ対応できるように，チームスタッフ全員が利用者全員の大方の最新状況を把握している必要があるためだ。

ミーティングはスタッフ単独での訪問支援が主となるアウトリーチチームにとって大切な時間であり，訪問以外の時間のうちかなり多くの比重を占めている。浦河べてるの家では「三度の飯よりミーティング」という言葉があるくらいだ。ミーティングで顔を合わせるコミュニケーションを多く重ねることで，スタッフ一人ひとりがケースを抱え込まずに支援を実施でき，日々刻々と変化する利用者のニーズに柔軟に対応した支援を，タイムリーな方針をもってチームで行なうことができる。また，利用者それぞれのリカバリーを促進する支援をしっかり行なえているかどうかの確認を続けることも可能になる。頻回なミーティングを限られた勤務時間内で重ねていくためには，焦点を絞った話し合いをする工夫と技術がスタッフには求められる。また，声の大小などのスタッフ間の格差のない，フラットなチームの雰囲気の維持も必要になってくる。ACT-Kでは前述の毎朝のミーティングのほかに，ケースの検討を中心とする全体ミーティングを毎週金曜日夕方に2時間，チームの運営や理念についての対話を全員で行なうミーティングを毎週木曜日朝に45分間設定し，実施している。そのほかには後述するITT（Individual Treatment Team／個別援助チーム）が訪問以外の空いた時間に随時集まり，各ケースの動きの確認やプラン検討のためのITTミーティングが行なわれる。ACTでは，ひとりのスタッフが10人までの利用者について主担当となってケースマネジメントの責任をもつ。主担当は，他のスタッフ2〜3名（多職種が望ましい）と組み，その利用者のケースマネジメントと日常支援を行なう。この小さなチームのことをITTという。ITTはチーム全体のなかで利用者に関する情報の責任をもち，ケースマネジメントと支援の提供や調整を中心となって実行する。つねにITTは互いに電話連絡をとりながら訪問支援を行なう。複数のスタッフでケースを担当することで，多角的な視点で関わることが可能となり，また燃えつきを防ぐことにもつながっている。

毎朝のミーティング後，10時頃には全スタッフが訪問に出かけ、5～6件の訪問を済ませて事務所に帰ってくるのはだいたい夕方になる。そこから記録書きや、利用者や他機関との電話連絡、スタッフ相互のケース報告などコミュニケーションを図って、18時から翌朝までの利用者対応は緊急電話当番スタッフに引き継がれる。休日も休日出勤スタッフと緊急電話で対応している。

次にACT-Kでの事例を通し、アウトリーチの目標や大切な理念についてお伝えしたい。

3 実践事例紹介

30代の男性、マサオさんは自宅にひきこもり、幻覚妄想の世界のなかで長年人を避けて暮らしてきた。かつては病状に突き動かされて、近隣住民に迷惑をかけ、警察保護から強制入院を経験したが、以後治療は中断していた。ここ10年ほどは落ち着いて、家のなかで過ごし、自室で独語、時に火を焚く儀式をしていた。同居の父親はいつ火事になるかと日々怯えつづけながらも、マサオさんの食事などの世話を一手に担ってきた。経済的に生活が切迫し、父親が福祉事務所に相談。保健所を紹介され、そこからチームに訪問の打診があった。

訪問するもマサオさんの拒否が続いた。訪問するたびに部屋に閉じこもっていることが多く、置き手紙や自室に向かっての声かけを重ねた。時にはタバコなど、マサオさんにとって必要なものを差し入れた。1年間ほど定期的な訪問を続けるなかで、居間でかろうじて会ってくれるようになった。自室で火を使う彼は、煤で真っ黒な姿のまま、ひたすら独語をしながら煙草を吸い、会話はほとんどないが、共に時間と空間を過ごすことができるようになった。そこから少しずつ、彼が好きなスパイス料理やインド文化のことを話してくれるようになったり、お香への興味なども話題に上がった。アロマテラピーの得意なスタッフがアロマテラピーを実践する関わりのなかで、自分の好きな香りのお香を勧めるとマサオさんは興味をもった。そこからマサオさんはお香に夢中になり、以降自室での火を焚く儀式が減り、その代わりお香を炊くようになった。

訪問開始から3年目のある日、マサオさんから初めての緊急電話があった。「大変や！　お父さんが倒れてる！　早く来てくれ！」という絶叫だった。すぐに救急車を手配し、駆け付けるも、すでに父親は心肺停止状態で死亡が確認された。直後のマサオさんは父親の死にそれほど喪失感を感じてはいなかったが、徐々に将来の生活への不安感が募り、幻覚妄想が増えて昏迷状態に陥った。コミュニケーションはもちろん、食事もできず、トイレでの排泄もままならない。ITTを超えて、チームスタッフ全員で1日4～5回の訪問シフトを組み、夜間も彼を支えた。

生活保護申請など経済面での準備も急いだ。そのうち安心感が出てきたのか、徐々にマサオさんとコミュニケーションがとれるようになり、笑顔も見られるようになってきた。

父親の急死から半年後、すっかり元気になったマサオさんは「仕事がしたい」と言い出した。また、自立して車を買いたいとも言う。すでにスタッフと好きなスパイス料理を食べに行くなどの外出ができるようになっていたマサオさんは、担当スタッフと共にハローワークへ向かった。そこで窓口担当者から、精神科デイケアや作業所にも定着した経歴もなく、ましてや障がい者手帳も取得していないマサオさんに求人は紹介できないと言われてしまう。意気消沈したのも束の間、彼は障がい者手帳は取得しない、つまりいわゆる障がいはクローズで就職先を見つけると決意を話し、スタッフも彼を信じ、応援を約束したのだった。そこから、火の扱いには慣れていた彼はスタッフと共に勉強し、危険物取扱資格にチャレンジしたり、フォークリフトの免許を取得。履歴書の書き方をスタッフに教えてもらいながら求人情報を見つけ、さまざまな面接を受けた。髪形を整え、身ぎれいにした彼はとてもカッコよかった。そしてついに苦労が実り、とある工場への採用が決まり、週5日の就労をすることになった。職場に定着するまでは仕事が終わるたびにスタッフと会い、その日の仕事の振り返りとストレスの解消を重ねた。

今では同僚のパートの女性たちに愛され、弁当を作ってもらったり、交流しながら就労を続けている。仕事を始めてからのマサオさんは忙しく、なかなかスタッフとも会えなくなったが、ほとんど独語もなくなり、火を使っていたかつての独特の儀式もなく暮らし、ついに最近、車を購入したと報告があった。

ちなみにマサオさんは私たちとの出会いから、昏迷状態のとき以外は服薬をほとんどしていない。それは拒否ではなくプライドがあるからだと彼は言う。彼を支え、奇跡のような回復に導いたものは果たして何だったのか。それは私たちとの出会いを通じて得た社会への安心感と、彼自身の力で勝ち取った「自分の足で自分の人生を歩いている」という実感、そしてプライドなのではないかと思う。

④ アウトリーチ支援の目的

あらためてアウトリーチ支援の目的とは何だろうか。それは、誰もが安心して住み慣れた場所で暮らせることである。とりわけ重度の精神障がいのある方は地域で孤立し、声も出せず、誰ともつながりをもてず、さまざまな既存のセーフティネットからも漏れてしまいやすい。ACT-Kではそんな方々が安心して地域で暮らせることを支援したいと思っている。

重度の精神障がいのある方は医療ニーズ（実際は本人よりも周

囲からのニーズ）が高いため、アウトリーチ支援の目的は真っ先に医療につなげることのように思われがちだが、そうではない。利用者が支援者との関わりを通じ、希望を見出し、望む生活を語れるようになり、その生活を実現することが目的である。望む生活を少しでも楽に送るために、医療は支援者によって選択されるのではなく、利用者自身によって選択されるものである。そうなるためには、支援者自身が医療は生活支援のひとつの手立てであるととらえ、利用者にも積極的にそうとらえてもらえるような関わりをしていくことが大切である。

また、重度の精神障がいのある人々のほとんどが、過去に他者や社会によって住みたい場所で生きたいように生きる当たり前の権利と責任を奪われ、絶望し、傷ついた経験をもっている。その多くは医療や福祉などのパターナリスティックな「支援」による。事例で紹介したマサオさんもその一人だった。アウトリーチ支援では、支援する人／支援される人の関係を超えて、ひとりの人と人としての関わりを通じ、彼らが社会への信頼感を取り戻して、もう一度この世界で生きていこうと思い直せるように、当たり前の権利と責任をお返しすることも大切な目的だ。

そのためには、支援者が利用者の問題にばかり着目せず、利用者のストレングスをとことん信じ、利用者ニーズに沿いながら、リカバリーへのプロセスを共に歩むパートナーシップを利用者と形成するなかで、エンパワメントしつづけることが重要になる。

5 臨床面の課題

ここでACT-Kのチーム理念を紹介したい。

〝つながりあう〟

- 私たちは、その人らしい生活によりそい、人と人として共に歩みます。
- 私たちは、つねに希望をもち、お互いを尊重し、しなやかに発展しつづけます。
- 私たちは、誰もが自由と権利をもって、安心して暮らせる地域社会づくりに挑戦します。

これは２０１４年に半年以上をかけて、チーム全員での話し合いを重ねて生まれた新しいチーム理念である。チーム設立10年目にして、あらためてチーム理念を皆で話し合った背景には、活動10年で明らかになってきたさまざまな課題、特に臨床上の閉塞感、煮詰まり感をチームが経験しはじめ、これから発展的に変化をしていかなければならないとスタッフそれぞれが思いはじめたという経緯がある。そのなかで見えてきた臨床上の課題をいくつか挙げてみたい。

1つめは〝出口〟についての課題だ。ACTは米国発祥の支援システムであるが、米国ではACTは制度化されており、ケアマネジメントモデルを基盤に置いた既存の地域精神保健福祉ネットワークのなかにしっかりと位置づけられている。そのため、最重症の障がいのある方はACTによる濃厚な支援を受け、次第にそこまで濃厚な支援を必要としなくなってきたら、利用者とチームでの話し合いのもと、次なる支援の利用に移る。いわゆる〝ステップダウン〟（利用者中心で考えれば〝ステップアップ〟が正しいと個人的には思っている）が制度上で可能になっており、外部ゲートキープ機能も制度に位置づけられて各地域に存在している。そのような仕組みがあったからこそ、アメリカでのACTは限定された条件や定義のなかで、最重度のステージにおいてのみ包括型でケースに関わるというクライテリアを守りながら、有効な地域の一資源として存在できてきた。

一方で、日本のACTは制度化されていない。制度外の重度の精神障がいのある人を対象に特化した、ある種特殊なケアマネジメントシステムとして存在している。そのため、今後も日本の地域で住みつづけるだろう利用者のリカバリーを考えたときには、利用者のステージの前進に応じて、制度内で各地域で展開する精神保健福祉ネットワークに緩やかにつなげていかなければならないという大命題がある。制度外のため外部の既存のゲートキープ機能はなく、その緩やかなつなぎをACTチーム自体が行なっていく必要がある。しかし、その大命題である他支援への移行がなかなかうまくいかない。

ACTは初期のステージにいる利用者は包括型、つまりあえて抱え込む方法で支援するが、すでにもっとステージの進んだ利用者についても抱え込みつづけてしまい、利用者の歩みを止めてしまう依存関係を生んでしまう現状が出てきているように思う。ACTのスタッフは利用者への対応に追われる毎日のなかで、ついケースマネジメントの視点を忘れてしまいがちになる。そうなると今利用者がどのステージにいるのかを見失ってしまい、ルーティンの関わりをよしとする状況が生まれる。チーム全体で各ケースのITTの方針を常々確認し合い、背中を押し合うことが大切だ。そのためには前述したミーティングの質を上げ、アセスメント力や技術の向上をつねに図り、プラン表など共有ツールの整備を徹底することが重要になる。

いざACTの濃厚な支援を受けてきた利用者を、次のステップの支援として既存の福祉サービスにつなげようとしても、なかなか次のステップの支援を担える機関はそう多くはないのが現状だ。一定の生活の安定と症状の回復をみた利用者でも、重症の精神障がいのある人には引き続き、ある程度の福祉と医療の壁を越えた濃厚な支援が必要になる。それが既存の支援体制では簡単ではない。そもそもＡＣＴで対象になったような重症の人は福祉サービスが関わる段階になく、入院治療の対象ではないかという認識がいまだ日本では根強く、そういった認識の差の壁もある。また、ＡＣＴは利用者のすべてのニーズをひとつのチームで包括的に支援できてしまう仕組みであるため、他機関などの外側から動きが見えにくく、連携が難しいと感じるという声もある。〝ステップダウン〟ならぬ〝ステップアップ〟を目指した既存支援への移行は大きな課題なのだ。

２つめに〝入口〟の課題もある。地域にてアウトリーチを期待されるケースは、ＡＣＴモデルのなかで対象者として限定されている統合失調症などの人々だけではない。発達障がい、知的障がい、認知症、アディクション、それらの複合的ケース、社会的ひきこもりなど多彩だ。どんなケースであるにせよ、アウトリーチを熱心に展開しなければ希望は見えてこない。多くのケースは医療、福祉両方のアウトリーチを必要とされており、そのような機能をもつ機関はどの地域にも少ない。たとえば、相談支援事業のなかでは、サービスにつながらない方も相談支援の対象にしていくと位置づけられてはいるが、報酬面では個別給付の対象ではなく、多くは行政の委託を受けた動きになっている。そのため他機関へつなぐ機能が優先され、じっくりと関わることが難しく、また福祉制度であるために医療ニーズが出てきた際には対応しにくい。そのような状況のなかで、ＡＣＴのように医療と福祉の機能を備えた多職種アウトリーチチームは過剰な期待を抱かれ、どの地域においても駆け込み寺のようになってしまう。今後、地域ニーズにどこまで応えていくのか、あくまでＡＣＴとしてクライテリアを限定して展開していくのか、あるいはＡＣＴの構造や理念を中心に置きつつも、もう少し日本にあったゆるやかなＡＣＴ的な構造と理念をもって地域ニーズに応えていくアウトリーチチームとして展開するのか。アウトリーチ支援の目的は誰もが安心して住み慣れた場所で暮らせることであり、ＡＣＴはあくまでそのための手段であり、目的になってはならない。しかしＡＣＴという構造に守られていたからこそ、チームが燃え尽きることなく、必要な人に濃厚な支援を届けることができた。これは支援者がつねに抱えるジレンマとなっている。

以上のような課題を私たちＡＣＴ-Ｋは感じてきた。これらの課題を踏まえ、これからのチームの目指す姿を表す言葉として〝つながりあう〟を理念に掲げた。２０１４年に相談支援事業所をチーム内に設立したのはその第一歩である。地域と、他機関と、利用者と、チームスタッフ同士がつながりあって協働し、病棟に頼らずに重度の精神障がいのある人たちが地域で暮らしつづけることを支えていくにはどうしたらいいのか、日々模索しつづけたいと思っている。

III　おわりに

本章では、アウトリーチ支援に関する理論的展開と、その実践に関して詳述してきた。最後に再び強調しておきたいのは、アウトリーチ支援は「病棟に頼らない」地域精神医療を可能にする重要なツールであると同時に、「病棟を延長する」危険性をもつ《諸刃の剣》である、ということである。

アウトリーチ支援は侵襲性が高い支援であることはすでに述べたが、同時に《密室性》の高い支援でもある。その支援は、利用者と支援者・実践事業者の二者関係のなかにとどまり、具体的に何がどのように行なわれているのかが、他者にはわかりづらい。筆者の言葉で言えば、「一緒になんとなくお茶を飲む1時間」も、「利用者の人生に関わる濃密な1時間」も、外から見ると区別がつきにくい。この《密室性》は支援の質を容易に低下させる。すなわち利用者－支援者関係における利用者の立場の弱さと相まって、強力な侵襲性・管理性をアウトリーチ支援に与えかねない。また、この密室性がもつ危険は利用者との関係性に現れるだけではなく、さまざまな関係機関・資源が存在する地域社会のなかで、アウトリーチ支援の事業者が「ひとりよがり」「抱え込み」になってしまう危険性にもつながる。本章の後半でACT-Kの実践を語り、そのなかで「つながりあう」「抱え込まない」ということを繰り返し強調してきたが、これはアウトリーチ支援がひとりよがりのものにならないか、実践者にはつねに自らを問いつづける姿勢が求められているからではないだろうか。

たとえば、ACTの事業者の連合体であるACT全国ネットワークでは、米国で開発されたDartmouth Assertive Community Treatment Scale（DACTS）（Teague et al. 1998）というフィデリティ（忠実度）尺度を日本版に改良したものを用い、互いの実践を年に1回ピアレビューすることで、互いの実践の透明性を高め、質を担保するフィデリティ調査を行なっている。これは、アウトリーチ支援の危険性を認識しているからこそ実施している活動と言える。また、各チームはACT実践の形を大切にするとともに、地域のニーズに開かれ、「ひとりよがりにならない」「つながりあう」新たな姿を模索している。

アウトリーチ支援は、サービスから零れ落ちがちな人、社会との関係を失った人に直接支援を届けることのできる有効な支援である。しかし、だからこそ、困難を目の前にした人々にとって、《応援してくれる存在》・《希望をもたらす存在》として立ち現われることが大切である。利用者にとっての支援者が、病棟を頼らず地域生活を応援している存在として立ち現れているのか、自分を管理する存在として利用者の目に映っているのか、自らの実践のあり方を問うていくこと、そしてその問いかけを続ける力が求められていると言えよう。

文献

ACT全国ネットワーク（http://assertivecommunitytreatment.jp/）［2017年10月1日閲覧］

アメリカ連邦政府保健省薬物依存精神保健サービス部（SAMHSA）＝編［日本精神障害者リハビリテーション学会＝監訳］(2009)『アメリカ連邦政府EBP実施・普及ツールキットシリーズ』日本精神障害者リハビリテーション学会

Barton, R. (1959) Institutional Neurosis. Bristol : John Wright & Sons.（正田 亘＝監訳 (1985)『施設神経症――病院が精神病をつくる』晃洋書房）

中央社会保険医療協議会・診療報酬改定結果検証部会 (2013)「訪問看護の実施状況及び効率的な訪問看護等に係る評価についての影響調査（平成24年度診療報酬改定結果検証に係る調査（平成24年度調査））」厚生労働省

Franklin, J.L., Solovitz, B., Mason, M. et al. (1987) An evaluation of case management. American Journal of Public Health 77-6 ; 674-678.

Goldman, H.H. (1998) Deinstitutionalization and community care : Social welfare policy as mental health policy. Harvard Review Psychiatry 6-4 ; 219-222.

伊藤順一郎 (2012)「精神科医療機関に必要なアウトリーチサービスのスキルと研修」『精神神経学雑誌』114-1 ; 26-34

伊藤順一郎＝編 (2015)「研究から見えてきた、医療機関を中心とした多職種アウトリーチチームによる支援のガイドライン（厚生労働科学研究費補助金　難病・がん等の疾患分野の医療の実用化研究事業（精神疾患関係研究分野）「地域生活中心」を推進する、地域精神科医療モデル作りとその効果検証に関する研究）」(http://www.ncnp.go.jp/nimh/fukki/documents/guideline2.pdf)［2017年10月1日閲覧］

Ito, J., Oshima, I., Nishio, M. et al. (2011) The effect of Assertive Community Treatment in Japan. Acta Psychiatrica Scandinavica 123-5 ; 398-401.

伊藤順一郎・塚田和美・大島 巌ほか (2008)「重度精神障害者に対する包括型地域生活支援プログラムの開発に関する研究（平成17～19年度総合研究報告書）」

萱間真美 (2015)「全国の多職種アウトリーチ支援チームのモニタリング研究（厚生労働科学研究費補助金 障害者対策総合研究事業 障碍者政策総合研究事業（精神障害分野）精神障害者の地域生活支援の在り方とシステム構築に関する研究 平成27年度総括・研究分担報告書（主任研究者＝伊藤順一郎））」

萱間真美・松下太郎・船越明子ほか (2005)「精神科訪問看護の効果に関する実証的研究――精神科入院日数を指標とした分析」『精神医学』47-6 ; 647-653

萱間真美・瀬戸屋希・上野桂子ほか (2009)「訪問看護ステーションにおける精神科訪問看護の実施割合の変化と関連要因」『厚生の指標』56-5 ; 17-22

Marshall, M. & Lockwood, A. (1998) Assertive community treatment for people with severe mental disorders. The Cochrane Database of Systematic Reviews Issue 2.

三品桂子 (2009)「多職種による重度精神疾患者への治療介入と生活支援に関する調査研究報告書（平成21年度厚生労働省障碍者保健福祉推進事業）」

三品桂子・吉田光爾・久永文恵ほか (2014)「重い精神障害のある人を対象とするACTの理論的背景と導入の工夫」『ソーシャルワーク研究』10-3 ; 12-20

参考文献

ACT-K出版委員会＝監修（2010）『日本で始めるACTチームの立ち上げ方——アウトリーチによる包括的地域生活支援のコツ』久美出版

高木俊介（2010）『こころの医療宅急便——精神科在宅ケア事始』文藝春秋

高木俊介＝監修／福山敦子・岡田 愛＝編（2013）『精神障がい者地域包括ケアのすすめ——ACT-Kの挑戦〈実践編〉』批評社

遠塚谷冨美子・吉池毅志・竹端 寛・河野和永・三品桂子（2016）『精神病院時代の終焉——当事者主体の支援に向かって』晃洋書房

三菱総合研究所（2008）「平成19年度障害者保健福祉推進事業 サービス利用計画作成費の支給対象者を中心とした相談支援事業のあり方に関する調査研究報告書」

Mueser, K.T., Bond, G.R., Drake, R.E. et al. (1998) Model of community care for severe mental illness : A Review of research on case management. Schizophrenia Bulletin 24 ; 37-74.

西尾雅明（2015）「コラム19 入院を判断するときの視点」伊藤順一郎＝編「研究から見えてきた、医療機関を中心とした多職種アウトリーチチームによる支援のガイドライン（厚生労働科学研究費補助金　難病・がん等の疾患分野の医療の実用化研究事業（精神疾患関係研究分野）「地域生活中心」を推進する、地域精神科医療モデル作りとその効果検証に関する研究）」（http://www.ncnp.go.jp/nimh/fukki/documents/guideline2.pdf）［２０１７年10月１日閲覧］

大島 巌（2016）『マクロ実践ソーシャルワークの新パラダイム——エビデンスに基づく支援環境開発アプローチ（精神保健福祉への適用例から）』有斐閣

Rapp, C. & Goscha, R. (2006) The Strength Model. New York : Oxford University Press.（田中英樹＝監訳（2008）『ストレングスモデル——精神障害者のためのケースマネジメント』金剛出版）

社会福祉法人豊芯会（2015）「平成26年度厚生労働省障害者総合福祉推進事業「訪問による自立訓練（生活訓練）を活用した地域生活支援の在り方及び有期限の施設入所を活用した退院支援に関する研究について」研究結果報告書（主任研究者＝岩崎 香）」

Teague, G.B., Bond, G.R. & Drake, R.E. (1998) Program fidelity in assertive community treatment : Development and use of a measure. American Journal of Orthopsychiatry 68-2 ; 216-232.

吉田光爾・前田恵子・泉田信行ほか（2012）「Assertive Community Treatmentにおける診療報酬の観点から見た医療経済実態調査研究」『臨床精神医学』41-12 ; 1767-1781

「ケア＝サービス」の具体的な姿

ケースマネジメント

梁田英麿

Ⅰ　はじめに

ケースマネジメントは、１９６０年代アメリカにおける脱施設化政策のもと、精神障害をもつ人が退院して地域で暮らすようになったときに、その生活を支援する方法として工夫されたものである。その後も歴史的な必然性から、さまざまな社会的不利を伴う人々に対する支援の方法として、知的障害や身体障害、介護などの諸領域でも工夫がなされ、かつ多くの先進各国で応用されるようになっていった。

こうした広がりに伴い、用語としてはケースマネジメントのほかにも、ケアマネジメントやケアコーディネーションなど、種々の考えや視点を反映した名称が使われるようになっている。いずれにしても、そうした多様性を尊重しつつ、ケースマネジメントの成り立ちからして「病棟に頼らない」ことを目指して開発された支援技術であるという認識にもとづき、本稿では用語を「ケースマネジメント」に統一して使用する。

ケースマネジメントでは、生活に困難をもつ人々に対して、さまざまな種類のサービスを適切に組み合わせて、一揃いのパッケージとして提供していくのと同時に、その利用者への支援を通して、さまざまな領域のさまざまな職種だけでなく、家族はもちろん、アパートの大家や近隣住民などを巻き込みながらネットワークを形成していく。

ケースマネジメントの目的は、単にサービスを寄せ集めて利用者に提供することではないし、経費を節約して効率的な福祉を行なうことでもない。本来の目的は、利用者の生活能力が高まり、最終的には自立的な生活ができること、地域のコミュニティ作りが円滑となり、地域全体の問題解決能力が向上することを目指していくところにある。

誤解を恐れずにいえば、いくら「病棟に頼らない」といっても、その志だけで、入院以外の具体的な代替案がなければ、安易な入院が繰り返されても仕方がないように思う。実際のところ、「病棟に頼らない」ためには、精神障害をもつ人へどのように丁寧に関わっていくのかということも重要だが、入院に代わる支援の仕組みを地域で構築していかなければならない。その意味では、利用者に対する直接援助技術はもちろんのこと、地域でのネットワーク作りに関係してくる間接援助技術（ケースマネジメントの応用機能）にも私たちは目を向ける必要があるのではないだろうか。

間接援助技術には、障害をどのように理解して対応するべきかという障害論、家族の理解と支援に関する家族論、社会保障を中心とする制度論、地域の見方と介入方法に関する地域論、サービス組織運営のための組織論などが関係してくる。これらはケースマネジメントを実践していくうえで必要な知識であり、実務上の重要な技能であるともいえる。

特に地域論や組織論の観点からケースマネジメントを考えると、どんなに優れた支援者であっても、精神医療保健福祉の総合的なサービスをたった一人で行なうことは不可能であるのは明白だ。入院以外の代替案を実現していくためには、支援者は家族と交渉し、近隣住民と交渉し、学校や企業とも交渉し、また精神障害をもつ人自身とも交渉を繰り返さなければならない。交渉という対話は、時間と手間のかかる実践活動ではあるが、これを惜しんでいては精神障害をもつ人のより良い生活を実現していくことは難しく、入院医療中心の日本の文化も変わらないだろう。

しかし、意外なことに、日本の専門教育においては、いずれの職種においても、領域を超えた多職種による連携の仕方についての教えが非常に少ないのが実情だ。いま求められているのは、専門分化して複雑になった多様な職種や各機関の援助を統合していくための交渉術である。そこで本稿では、その技能を高めるための手がかりとして、カンファレンスとチームワークに焦点をあてるところから話を始める。

ケースマネジメントの亜型であるACT（Assertive Community Treatment）モデルの特徴を参考にしながら議論を進める予定だが、単一クラスターによるチームの話に留めるのではなく、たとえば、地域を基盤とした相談支援事業所と医療機関との連携の仕方など、領域を超えた多職種によるネットワーク作りの場合でも参考になることを目的としている。

II 統合していくための技能に関して

1 ＡＣＴ型のケースマネジメント

精神障害をもつ人に用いられるケースマネジメントの種類には、「仲介（標準）モデル」「臨床モデル」「ストレングスモデル」「リハビリテーションモデル」「ＩＣＭ（Intensive Case Management）モデル」「ＡＣＴモデル」など、さまざまなモデルがある。各モデルの特徴や援助機能については、表をご参照いただきたい（大島 2004［p.46］）。

このなかでも、ＡＣＴモデルといわれる最も集中型・包括型のケースマネジメントについては、世界各国で無作為比較試験による評価研究が行なわれ、入院期間が短くなったり住居での安定度が高まったりするなどの優れた援助効果が認められている。特に重度の精神障害をもつ人を対象とした「科学的根拠に基づく実践（Evidence-Based Practices : EBP）」の代表的なプログラムとして、先進各国で実施体制の整備が進められてきた。

ここでいうＡＣＴとは、通院や通所などが難しく、既存の精神保健・医療・福祉サービスでは地域生活を支えることが困難な重い精神障害をもつ人を対象に、多職種の専門家のチームが包括的で継続的な訪問支援を行ない、入院に頼ることなく地域生活を支えていく援助方法である。

表 精神障害者ケースマネジメント各モデルの特徴（Mueser et al. 1998）

	仲介モデル	臨床モデル	ストレングスモデル	リハビリモデル	ICMモデル	ACTモデル
支援者対利用者比	1：50＋	1：30程度	1：20～30	1：20～30	1：10～15	1：10
利用者との接触頻度	±	＋	＋	＋	＋＋	＋＋
直接サービスの提供	±	＋	＋	＋	＋＋	＋＋
アウトリーチ（訪問）	±	±	＋	＋	＋＋	＋＋
24時間対応サービス	なし	なし	なし	なし	時々ある	あり
利用者担当の分担	なし	なし	なし	ほぼなし	なし	あり
治療の統合	±	＋	±？	±？	＋＋？	＋＋
当事者によるサービス提供	なし	±	＋＋	＋＋	±	±
技能訓練の強調なし	なし	±	＋	＋＋	＋？	＋？

±低、＋中程度、＋＋高

仮に患者の処遇や生活環境に課題のある入院治療だったとしても、必要なケアを明確な責任体制のもとで系統的かつ継続的に提供できていた。これに対し、脱施設化によって利用者が地域に戻ることができても、ACTが登場する以前には、彼らに対する援助責任の所在が不明確なことで、新しく導入された地域ケアプログラムを上手に使いこなせない事態もあったようだ。

誤解のないように補足するが、ここでACTの独自性を強調したいわけではない。モデルによって対象者の層が違うだけで、ACTとそれ以外のモデルのどちらが優れているのかといった議論は不毛だと考えている。むしろ地域のなかで、それぞれのモデルが相補的に機能していけるようなシステムを構築していくことが必要だろう。

ACTモデルのケースマネジメントの意義は、サービスの継続性が確保され、それまで問題になっていた地域サービスの断片化や重複・分散化・非効率化に対応できるようにもなり、サービスの継続性や包括性・責任性が地域の場で高度に実現できることにある。いずれにしても、ケースマネジメントを実施する主体が、病棟に代わって利用者の地域ケアの責任の固定点となる意義は大きい。

たとえば、利用者Aさんに対して、日中活動のための事業所のスタッフとグループホームのスタッフ、相談支援事業所のスタッフと医療機関からの訪問看護のスタッフのほか、実家に住む家族も関わっている場合があるとしよう。これら多領域にわたる多職種の構成員が、ネットワークとしてAさんの地域ケアに責任をもち、かつ有機的に機能していくためには、どのような仕組みが必要なのだろうか。

ここでは、その手がかりとして、長年ACTに携わってきた私の経験をもとに、ACTの実践のなかでも、カンファレンスの実際とチームワークの在り方を抽出してみたい。

② カンファレンスの実際――横並びの構造

それぞれのチームのサイズにもよるが、ACTでは、精神科医や看護師、精神保健福祉士、作業療法士、心理士、薬剤師、就労支援の専門家、当事者スタッフなどの構成スタッフ全員が毎朝顔を合わせ、前日24時間（月曜日であれば金曜日の夕方から週末分も含む）のチームに登録している利用者全員の申し送りを行なう。直接接触があった場合はもちろんのこと、電話による相談内容や家族とのやりとりなど、利用者への支援内容と、そこで把握された新たな情報をスタッフ全員で共有する。

ここでは、接触がなかった利用者の場合でも、司会進行役は必ずその名前も読み上げる。利用者全員の名前が読み上げられることによって、「声の小さい」利用者に対しても、スタッフの関心が隅々まで行きわたるよう工夫されている。仮に接触頻度が少なくなってきている利用者がいれば、なぜその頻度が少なくなっているのかをきちんと検討したうえで、次の利用者の申し送りへと進んでいく。

こうしたカンファレンスは、単に情報を共有するだけでなく、深刻な事態に陥ることを未然に防ぐために、その日や週末などに起こりうる見通しについて早い段階で見直しを行なう場でもある。

精神科臨床では突然事態が急変することはめったになく、具合が悪くなる前の予兆が必ずある。徐々に現れてくる表情のちょっとした変化や、「最近眠れなくなってきた」「音が気になるようになってきた」など、人によって異なるものの、その予兆から危機的状況になる可能性を事前に察知することは可能だ。

このようなカンファレンスを行なうことで、日々状態に変化がみられる利用者に対しても、ケアの方針を迅速に決定して「病棟に頼らない」機動力に富むサービスを提供することが可能になる。また、担当者が不在の場合でも、担当者に緊急の動きが生じても、スタッフ全員が全利用者の情報を共有しているため、ほかのスタッフが担当者と同じように、サービスの質を落とさずに対応することができるのだ。

3 チームワークの在り方――承認し合える文化

前述したようなカンファレンスを進めていくうえでは、スタッフが利用者と接触した際に感じたちょっとした違和感（利用者の変化）や、ささいな気づき（新たな情報）といったものを、経験の少ない若いスタッフであっても委縮することなく安心してきちんと発言できるようなチームの雰囲気が必要になってくる。

ここで重要なのは、ACTでは卒前・卒後の教育基盤や社会経験の異なる多職種の専門家が、対等な立場でチームを構成しているということだ。ACTのチームアプローチでは、互いの意見や持ち味を尊重し合いながら、地域生活を送っている利用者についての議論を進めていく。

たとえば、現行の医療制度のもとでは医師の指示と責任によってすべてが行なわれているため、ACTでも最終的な判断は精神科医に委ねられる。だが、入院かどうかの判断を必要とするような医療的ニーズと生活支援のニーズが拮抗している場合でも、精神科医が中心となってその判断をするのではなく、スタッフ全員が横並びとなってチーム全体で種々の支援方針を論じていく。

ここには、立場や意見の違うスタッフがいたとしても、まずはその違いを承認（validation）し合える文化が必要となる。互いの違いを認め、尊重し合いながら、いま目の前の難題をどう乗り越えていくのかをチームで議論し、方針を固めていくのだ。

そのうえで、実際の臨床場面では、スタッフ自らの個性を活かしながら臨床に出かけて動き、専門的な視点や経験を発揮しつつも、その専門職種にとらわれるようなことはない。精神保健福祉士でも服薬相談に対応することは日常であり、歌謡曲に詳しい作業療法士がカラオケに同行することもある。看護師が積極的に就労支援に関わることもあれば、家電製品好きの利用者に対してはそれに長けたスタッフが率先して訪問を行なうなど、利用者の希望に寄り添いながら、チーム全体でそのときの状況に必要な最善の策を講じていく。

Ⅲ　ネットワーク作りの観点から

1　ACTを参考としたネットワーク作り

ACTのチームアプローチを参考にした場合、前述した利用者Aさんに関わっているネットワークの構成員全員が、毎朝顔を合わせてカンファレンスを行なうことは現実的に難しいだろう。それでも、Aさんに何かがあった場合はもちろんのこと、Aさんに何もなくても（声が小さいときでも）、定期的かつ頻回に情報を共有することは十分に可能だ。

また、所属先が違っていても、老若男女にかかわらず、経験の少ない若いスタッフでも萎縮することなく発言できるネットワークの文化があれば、上述したような危機的状況を回避するための早期対応にも繋がるだろうし、構成員の意見の多様性から支援のバリエーションを増やすことにも繋がるだろう。

これまでの伝統的なネットワークの場合、生活に関することはグループホームのスタッフや日中活動の場のスタッフに、処方薬のことは医療機関のスタッフに相談するといったように、役割分担がなされていることが多い。しかし、ネットワーク全体でケアの情報や今後の方針が共有されていれば、医療機関の看護師であっても生活に関する相談を受けることがタイムリーにできるだろう。また、利用者の処方薬の内容もきちんと把握されてさえいれば、グループホームの精神保健福祉士や日中活動の場の作業療法士であっても、十分にその作用・反作用の説明を行なうことができるだろう。

また、情報を密に共有していることによって、主たる担当者が不在の場合でも、ネットワーク内のどこかに連絡がつきさえすれば、ほかのスタッフが主たる担当者と同じように、サービスの質を落とさずに対応することもできる。

所属先の違いなどもあり、自由度はACTほどではないにしても、医療のスタッフでも福祉のスタッフでも互いの違いを認め、横並びの構造のなかで意見を出し合い、専門性を活かしながらも有機的に機能することができれば、ネットワーク全体でその時々の状況に必要な最善の策を講じていくことは十分に可能だ。

Aさんに限らず、訪問看護やホームヘルパーに加えて金銭管理サービスなどを利用しながらアパートで一人暮らしをしているBさんの場合でも、Bさんに関わっているスタッフたちが同様のネットワークを築くことができれば、同じように地域ケアに責任をもち、有機的に機能することができる。

これに加えて24時間対応のアウトリーチ体制を整えることはなお望ましいが、少なくともネットワーク内の構成員が夜間・休日の時間帯でも連絡を取り合える手段さえあれば、それだけでも「病棟に頼らない」ための問題解決能力が向上するはずだ。実際に、私たちの臨床場面では、入所施設のスタッフと医療機関のスタッフとが夜間帯に電話で連絡を取り合い、危機的状況に迅速に対応できたことで「病棟に頼らない」ことを実践できた事例があった。

2「安全基地」の重要性

さらに、こうした文化は、スタッフの探索行動を促進する役割も兼ね備えることになる。地域で責任をもってAさんを支えるとなれば、その責任感が大きな負担となってスタッフに押し寄せてくる場合もあるだろう。時にAさんへの関わり方に迷ってしまうこともある。自分の関わり方が本当に良かったのか、不安になることもあるだろう。自分自身の陰性感情が引き出されてしまうこともあるのかもしれない。

そのようなときに、気さくに何でも話ができる場所があって、かつそこに自分の弱さも含めて承認してもらえる文化があれば、そのネットワーク自体がスタッフにとって安全基地の役割を果たすことになる。

高く険しい山に登ろうと思えば、そこにはベースキャンプの存在が必要になる。このように「あそこに戻れば大丈夫」という安全基地があるからこそ、高く険しい山にでもアタックできるそうだ。同じように、臨床場面でも安全基地があるからこそ、Aさんに関わるスタッフたちも、時に難しさを感じる臨床という探索行動に赴くことができるのだ。

精神医療保健福祉の領域だけに限らず、街で広く地域市民も巻き込みながら、精神障害をもつ人と共にこうした「横並びの構造と承認し合える文化」を作っていくことが、ある意味ではケースマネジメントの究極の目的なのかもしれない。

IV　直接援助技術にも関連することとして

1　人対人の対話について

「横並びのチーム構造と承認し合える文化」は、利用者への直接援助技術にも関連する重要な要素と考えている。

たとえば、医師とコメディカルとの伝統的な上下関係に縛られてしまい、チームのなかで医師に自分の言いたいことを言えずにいる看護師が利用者Bさんのアパートに訪問した場合、どのような影響が生じるのだろう。また、ネットワーク内での意思の疎通性が悪く、日常的に言いたいことをなかなか言えないストレスを抱えたままのスタッフがBさんとコンタクトした場合、どのような影響が生じるのだろうか。

簡単にいえば、臨床の場に、非言語的コミュニケーションのレベルで、Bさんが「言いたいことを言いにくい」と感じるような雰囲気を作ってしまうことになる。場面がBさんの自宅であったとしても、日頃から言いたいことを言えていないスタッフが、そこに「言いたいことを言いにくい」文化を持ち込んでしまう可能性が生じるのだ。

この原点に立ち返れば、入院ではなく地域生活の継続を謳っても、実際に活動するスタッフたちがこれまでの精神科臨床のヒエラルキーやパターナリズムから脱却していかなければ、医療よりも利用者の生活や自己実現に優先を置いた支援モデルを実現していくことはできないだろう。医療に限らず、これは福祉の領域でも同じであろう。利用者への直接援助技術の場面では、その土台となるチームやネットワークの構造自体が風通しの良い「横並び」になっている必要がある。

つまるところ、ケースマネジメントの実践においては、スタッフ同士の対話であっても、利用者との対話であっても、「横並びで承認し合える」関係を目指すことが重要となる。ミシェル・フーコーが言うように、「人間関係に権力関係のないものはない」ということをつねに意識しておく必要があると同時に、だからこそ、対等な関係を目指そうとする姿勢が大切になってくるのだろう。

2　弁証法的世界観

昨今のケースマネジメントを見ていると、利用者の「強み」ばかりがもてはやされ、利用者の「弱み」を消去しようと働きかける風潮が目立っている。キラキラとした無垢な言動に焦点があてられ、不純な本音は闇に葬らなければならないような印象だ。

ケースマネジメントを実践するうえで、支援者と利用者が柔軟性とバランスを保持するための実践的な考え方であるとして、

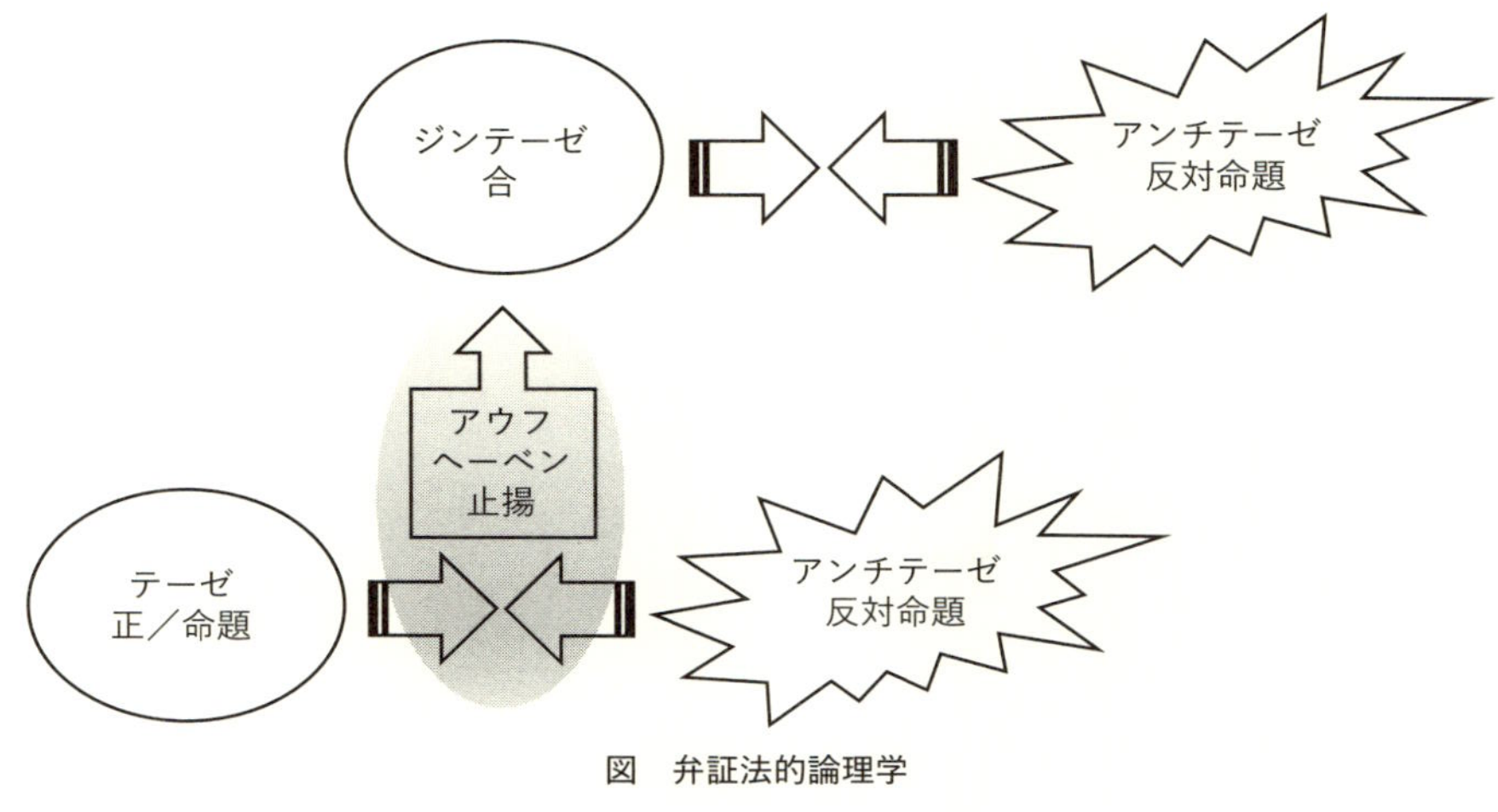

図　弁証法的論理学

私は「弁証法」という世界観を大切にしている（以下の記述は、「一般社団法人 長谷川メンタルヘルス研究所 感情調節困難支援研修A臨床実践コース（２０１６年度）［講師＝遊佐安一郎・内田江里］」を参照している）。これは、G・W・F・ヘーゲルの弁証法的論理学にもとづき、ある立場の理論や意見の一つひとつには、命題（正＝テーゼ）と反対命題（反＝アンチテーゼ）というように、それ自体のなかに相反する理論または立場が含まれていることを前提としている。そして、このように相反する立場を調整して、一つに統合（止揚＝アウフヘーベン）することから弁証法的変化・進展（合＝ジンテーゼ）が生まれるという世界観だ。

図をご参照いただきたい。命題（正）と反対命題（反）は、対立によって互いに結びついているものであって、その2つが最終的に止揚する。止揚した合においては、正のみならず、正に対立していた反もまた保存されているというところがポイントだ。

たとえば、自殺傾向のある利用者は、生きる願望（正）と死ぬ願望（反）という、相反する願望を同時に持ち合わせていることが多い。たしかに自殺は、耐え難い苦痛な人生から抜け出すためのひとつの道なのかもしれない。同じように、真に生きる価値のある人生を築き上げることもひとつの道なのかもしれない。死にたくなるような気持ちにも、一生懸命生きたいという気持ちにも、優劣の関係はない。あるがままの自分を受け入れながら、それと同時に変化の努力をする（止揚）というのが弁証法的変化だ。

弁証法的変化のためには、その人の強みや可能性、魅力などを大切にしつつも、その人の弱みや苦手なこと、気乗りのしないことなども大切な要素としてとらえる必要がある。ケースマネジメントの視点から考えると、正と反の両方を認めることができて、はじめて「その人の全体」を見据えられたケースマネジメントと呼べるのだろう。

また、昨今「リカバリー（Recovery）」という言葉をよく見聞きするが、このリカバリーもまた同じで、弁証法的解決と同じプロセスをたどる。希望に向かおうとするキラキラとした自分だけを認めることでリカバリーすることは難しく、キラキラとした自分も、それと相反する暗い影を背負った怠惰な自分も、その両方を受け入れてはじめてリカバリーに向かうことができる。

支援者の立場にいる人たちは、どうしてもその人の強みや可能性といったキラキラとした要素のほうに目が行きがちである。言い換えれば、キラキラとした部分を認めてあげるのが非常に上手い。しかし、支援者の立場にいる人は、同じ対象者のなかに弱い部分や暗い影の部分があることについても、同じように認めていく姿勢を兼ね備えていなければならないのだ。

利用者の立場にあっても、スタッフの立場にあってもそれは同じで、人は誰でも弱みや影の部分を抱えている。そういう弱みや影の部分も含め自分が承認される環境（安全基地）があるからこそ、それが遠く険しい道のりに思えたとしても、人はリカバリーという問題解決の道に進むことができるように思う。

Ⅴ　おわりに

「病棟に頼らない」地域精神医療論のひとつとして、ここではケースマネジメントについて論じてきた。緻密性を欠く内容であったが、ケースマネジメントを実践していくうえで、支援者が身に付けておくべき大切な技能と理念だと思って、厳しいご指摘を頂戴することを承知のうえでここに記述した。

「病棟に頼らない」ためには、精神障害をもつ人へどのように関わっていくのかということも重要だが、入院に代わる支援の仕組みを地域で構築していかなければ何も始まらない。地域ケアのためのコミュニティ作りが円滑となり、地域全体の問題解決能力が向上していくことは、ケースマネジメントが目指す大きな目標のひとつだ。それが「絵に描いた餅」で終わらないためにも、精神医療保健福祉領域のネットワークだけに留まらず、街のなかで広く地域市民を巻き込みながら、精神障害をもつ人を支えるための「横並びの構造と承認し合える文化」を作っていくことが必要だと思っている。

この「横並びの構造と承認し合える文化」を構築するための技能として、本稿では、ケースマネジメントの亜型であるACTにおけるカンファレンスの仕組みとチームワークの在り方を紹介した。そのためには、医師に対してもきちんと自分の意見を言えるよう、まずは自分自身がよりいっそうの研鑽を積んでいかなければならないことを付け加えたい。

そして、ケースマネジメントを実践するうえで参考になると思われる「弁証法」という世界観についても言及した。この弁証法に従えば、命題（正）を生み出せば必ず反対命題（反）が生み出されるため、「ひとつのことが正しいとは限らない」という認識にいたる。この世界観に立てば、「病棟に頼らない」というひとつのことだけに偏ってしまっては、大きくバランスを崩しかねないことがわかるだろう。

もちろん不必要な入院は避けるべきだし、入院という体験はできるだけ少なくしていったほうがよいと私は考えている。しかし、「入院させない」「病棟に頼らない」ことだけに偏り、病棟の存在を否定してしまっていては、ケースマネジメントそのものが成り立たなくなってしまう可能性がある。

実際のところ、精神障害をもつ人が入院をしてしまうと、それまでの地域での支援が途切れがちとなり、それが退院後の生活上の不利益に繋がっていく場合が少なくない。だから「入院させない」「病棟に頼らない」が優先されるのではなく、やはり「横並びの構造と承認し合える文化」が必要であって、地域（正・テーゼ）も病棟（反・アンチテーゼ）も、その垣根を越えて互いを認め合い、意見を交わし合える構造が必要だ。そうした関係のなかで、より「病棟に頼らない」方法を講じていかなければ、真に「病棟に頼らない」という合（ジンテーゼ）を生み出すための問題解決に向かっていくこと（止揚・アウフヘーベン）は難しいだろう。

文献

ミッシェル・フーコー［村田 傑＝訳］（1977）『監獄の誕生――監視と処罰』新潮社

西尾雅明（2004）『ACT入門――精神障害者のための包括型地域生活支援プログラム』金剛出版

大島 巌（2004）「精神障害者ケアマネジメントとは――ケアマネジメント総論」『ACT・ケアマネジメント・ホームヘルプサービス――精神障害者地域生活支援の新デザイン』精神看護出版

参考文献

カナタ・ブラウン［坂本明子＝訳］(2012)『リカバリー――希望をもたらすエンパワーメントモデル』金剛出版

パトリック・W・コリガン＋ダニエル・W・ギフォート［野中 猛＝監訳／柴田珠里＝訳］(2002)『チームを育てる――精神障害者リハビリテーションの技術』金剛出版

リンダ・A・ディメフ＋ケリー・コーナー［遊佐安一郎＝訳］(2014)『弁証法的行動療法（DBT）の上手な使い方――状況に合わせた効果的な臨床適用』星和書店

海老澤善一 (2016)『ヘーゲル論理学と弁証法』梓出版社

ミッシェル・フーコー［渡辺守章＝訳］(1986)『性の歴史I――知への意志』新潮社

A・J・フランケル＋S・R・ゲルマン［野中猛＝監訳／羽根潤子＝訳］(2006)『ケースマネジメントの技術』金剛出版

Mueser, K., Bond, G., Drake, R. & Resnick, S. (1998) Models of community care for severe mental illness : A review of research on care management. Schizophrenia Bulletin 24 ; 37-74.

マーシャ・M・リネハン［小野和哉＝監訳］(2007)『弁証法的行動療法実践マニュアル――境界性パーソナリティ障害への新しいアプローチ』金剛出版

中山 元 (1996)『フーコー入門』筑摩書房（ちくま新書）

チャールズ・A・ラップ＋リチャード・J・ゴスチャ［田中英樹＝監訳］(2008)『ストレングスモデル――精神障害者のためのケースマネジメント［第2版］』金剛出版

梁田英麿 (2011)「ACTという多職種・超職種チームがなしうること」『こころの科学 増刊「実践アウトリーチ入門」』日本評論社

「ケア＝サービス」の具体的な姿

地域で危機を乗り越える

伊藤順一郎
足立千啓

I　〝危機〟に対するとらえ方の変化

筆者らは、日常臨床の多くを、包括型地域生活支援プログラム（Assertive Community Treatment：ACT）の活動として行なっている（伊藤 2012）。ＡＣＴは、利用者の住む住まいや地域社会に訪問に出かけ、利用者の生活を支え、彼らが自分の人生を価値あるものとして感じられるような生活を取り戻す、そのような目的のために、できることなら何でもする、というスタンスの多職種アウトリーチチームによる支援である。24時間３６５日の支援を原則としており、一人の利用者には複数名のスタッフがつくことが基本である。かかえこみに陥りすぎることなく、「自分で自分を助ける」ことが可能になるように、ネットワークのなかで支援することも大切にしている。

このようなＡＣＴの支援をはじめてから10年になるが、利用者の地域生活を維持するポイントのひとつは、「症状」の急な変化を伴う生活の危機の状態を、どのように乗り越えるかにあると感じている。危機の状況にあって、強制入院を利用することは、生活の寸断を意味し、また隔離拘束を伴う強制的な治療は少なからず利用者の心に傷を残すというのが、私たちの感覚である。強制入院に頼らずに、危機の状態を乗り越えることができたら、私たちは「病棟に頼らない地域精神医療」を実現することができる。そのように思い、いろいろな試行錯誤を重ねてきた。

かつては、「地域でとにかく3週間、危機のさなかの支援を丁寧に進められたら、強制入院をしなくても急場を凌ぐことができる」と考えていた時期があった。毎日の訪問を、時には１日２回以上の訪問をして、利用者に寄り添い、薬物療法をふくめ、安心感をもたらす環境を維持できたら、「病状」を収めることは可能であるというわけである。泊まり込みのできる住居施設を借りて、スタッフが利用者と共に連泊して、危機を乗り越えようともしてきた。

これは、確かにそうだと思える考えではあったが、しかし、ACT実践を積み重ねるなかで、どうも物事はそのように単純ではないように思えてきた。第一に、頻回に訪問をしようにも、本人が私たちの訪問を拒否しているときには、私たちの支援は届かない。第二に、私たちスタッフはがんばれても、「大声を出す」「日常生活が破綻して、コンビニやスーパーマーケットのなかで亜昏迷になったり、着衣が乱れたまま歩き回ったり」するなどのことが利用者に起きると、地域社会からの入院への圧力は一気に高まる。私たちの支援は濃密とはいっても、泊まり込みをしなければ、たかだか1日2時間くらいを共に過ごすだけなのであり、残りの時間は、利用者自身が「症状」を伴う苦しさと何とか折り合いをつけてくれなくては成り立たないのである。また、毎日の訪問を繰り返すうちにスタッフも疲弊し、寄り添うのではなく、かかえこみ管理する姿勢に陥りやすく、そうなると、利用者を支えきれない徒労感が忍び寄ってくる。利用者の側にも「私のことをわかってくれない！」という気持ちが高じがちである。

それでは、どうするのがよいのか。正直、いまだ、暗中模索の状態ではある。しかし、希望は少しずつ、見えているようにも思う。それは、利用者と私たちの関係性への注目であり、どのような対話を続けているかということへの着目である。危機が大きくならないうちに、いろいろと話し合い、工夫する姿勢を積み重ねていることで、危機をくいとめ、あるいは協働の感覚をもちつづけながら乗り越えることができるのではないかという希望である。本論では、A子さんという、ある事例との関わりを題材にさせていただき、現時点での私論を述べることにしたい（以下、A子さんの事例を述べるにあたっては、ご本人の承諾を得ているが、個人が特定されないように、事例をゆがめない範囲での事実の変更をしている）。

Ⅱ　事例をめぐって

A子さんは、現在30代の女性である。

学歴や職業的な地位が高い家族のもとで育ち、自分もそのような高学歴の歩みをして当たり前との思いをもちながら育ってこられたようである。

高校までは孤立しがちではあったものの、好成績は収められていたためふつうに進級していたが、卒業後は志望の大学に進学できず専門学校へ入学、そのあたりから自分の理想と現実とのギャップに悩みはじめたようである。卒業後に就職するが、希望する仕事ではないとの思いを強め数日で退職、その後ひきこもり的な生活が始まった。

理想と現実のギャップ、生活の行きづまり感があるなかで「発症」、友人なども少なく、ひきこもりの状態のなかで妄想やファンタジー的な世界へと没頭を強める傾向があったようだ。家族に伴われ、医療機関に何とかつながったが、病気を受け入れるのは難しく、服薬への抵抗感から独断での薬減量や服薬中断に至ることが多かった。そして、音への過敏さや思考の混乱を強め、思い通りにいかない苛立ちや不満を同居家族にぶつけて感情を〝爆発〟させ、暴言や暴力、ガラスを割るなどの器物損壊という状況となり、警察介入による入院に至るパターンが繰り返されてきた。

家族はこのような経過を経て、家族だけで支えることに限界を感じ、4回目の入院中にAさんに対して〝お手上げ〟を宣言。Aさん・家族・病院側の話し合いから、退院後は転居し支援者の力を借りてAさんと母が二人暮らしをはじめるという結論に至り、入院中からACTチームへの依頼があった。ACTの支援がスタートしてからは、日中の居場所をもとめて、退院後は地域活動支援センターへの通所を開始したが、集団の場になじめない感覚とともに、「友人たちからの遅れを取り戻さなくては」との思いからすぐに就職したいという気持ちを強め、半月後には通所を中断する。就職が短期間で実現しないと、「自分は頑張っているのに周囲に邪魔される」とガラスを割る〝爆発〟が起きた。

これを皮切りにACTの支援が始まってからも「危機＝〝爆発〟」は何度も繰り返された。そのなかでの〝関係づくり〟はなかなかの困難をきわめた。

支援開始当初、「ACTには家族じゃないから話せない」とA子さんは主張し、訪問しても母親同席でなければ話ができなかった。ねばり強く訪問を重ねるなかで、次第にスタッフに慣れてきて、一人でスタッフと過ごせる時間が増えてきた。けれども度重なる器物損壊や母への暴力という〝爆発〟は変わらず、母が自宅を離れ一時避難する期間も経て、同居継続は難しいと母が告げ、とうとう初めての一人暮らしをはじめることになった。これは、ACTが毎日でも訪問可能であり、日常生活を支援することから、家族やA子さん自身が、「ACTの支援の力を借りてやってみよう」と私たちと決めた方針であった。

はじめてみると、A子さんにとって大変新鮮な生活が待っていた。調理や洗濯など母頼みであった生活から離れたわけで、A子さんが自分なりに生活を組み立てていく必要性に迫られ、おのずとACTのスタッフと相談しながら日々の生活を過ごすスタイルへと変化を余儀なくされたのである。支援量の拡充に伴い、ＡＣＴの新たなスタッフたちの関わりを受け入れ、買い物や洗濯などの日常生活のつまずきからヘルパー導入の提案を受け入れ、Ａ子さんは、〝家族以外と相談しながら生活を先に進めていく〟暮らしをようやく受け入れるようになってきた。

しかしながら、〝爆発〟はすっかりとは収まらない。「思うようにいかない」と思わされる現実の葛藤が〝ダメな奴だ〟などのマイナスメッセージをＡ子さんに送ってきて、マイナスモードに引き込まれるとひきこもりを強め、自分のなかに負のエネルギーをためる。それが限界を超えると〝爆発〟となってあふれでるようなのであった。そして、一人暮らし以降、〝爆発〟は器物損壊や〝母への暴言や暴力〟から〝大声を出す〟ことへと変化した。〝爆発の省力化〟とも思えたが、この大声が地域で暮らすうえでの苦労の種となる。「夜中の大声による睡眠不足で生活がままならない」「何か起きたらどうする」などの訴えが近隣の人々からＡＣＴの事業所に次々と寄せられた。困ったスタッフが、近隣からの注意があると告げ、Ａ子さんをなだめようとすると、それはすなわち、「自分の苦労をわかろうとしてくれていない」態度とＡ子さんには映り、ＡＣＴに対しても拒否的となり、玄関で呼び鈴を鳴らし呼びかけても「何しに来た！　邪魔しやがって！　帰れー！」と叫ばれ、鍵を開けてもらえないまま引き上げることもあった。

そんななかでもなんとかＡ子さんの言い分に耳を傾けると、「自分だけどうして近隣の人たちから加害者にされるのか」「自分はこんなにがんばっているのに、周りがわかってくれないのが悪い」と言われ、スタッフはいっそう板挟み状態になる。ＡＣＴとＡ子さんとの歯車が噛みあわないと近隣苦情は増えるばかりであり、結果として、在宅生活の継続が厳しくなり、一時は入院を勧めざるをえない状況となった。

Ⅲ　事例を振り返っての考察

Ａ子さんの成長はたくさんあり、曲がりなりにも一人暮らしができるくらいになったのだが、なかなか自分ができていることを実感できず、ちょっとしたつまずきから〝爆発〟に走ってしまう。〝爆発をするＡ子さん〟を地域社会は受け入れることができず、Ａ子さんも孤立無援感を深めてしまう。ここを解消できなかったのは、なんとも申し訳ない支援のありようであったが、そのなかで私たちが学ぶことはたくさんあった。何よりも大切な私たちの気づきは、Ａ子さんが爆発を起こすずっと前の状態のときに、生活の支援だけでなく、心理的な不安に耳を傾け、彼女の人生観をまずは承認し、その彼女の生きづらさに共感する時間を十分もつことの重要さへの理解であった。そして、〝爆発〟という形の代替（オルタナティブ）、つまり〝爆発しないですむ関係づくり〟をどのように具体化していくことができるかということでもあった。A子さんの場合は、私たちの未熟さから、実際はなかなかそこが円滑には進んでこなかったように思う。けれどもA子さんの支援に取り組んでいる途中から、イタリア・トリエステの精神保健を学んできた筆者（伊藤）が臨床にコミットしてチーム精神科医の一人となり、またオープンダイアローグ（セイックラ＋アーンキル 2016）に詳しいスタッフが私たちの仲間となった（下平 2015）。地域で人を支えきるとはどういうことかをトリエステの実践から学び、またオープンダイアローグの肝のひとつであるリフレクティング［1］の研修を繰り返すうちに、私たち自身のコミュニケーションに関する姿勢に緩やかな変化が起きてきたように思う。以下に、それらの体験から学んだことを述べる。

1 寄り添うとは相手の世界観・価値観を理解しようとする姿勢を続けることである

A子さんのように、精神疾患を抱えながら生活を続けている人々にはさまざまな苦労や苦悩がある。苦悩や苦労は必ずしも精神疾患の症状によりもたらされる苦痛ばかりとは限らない。発病の背景にあったであろう、対人関係での外傷体験や葛藤は、発症後も変わらずに存在し彼／彼女らを苦しめる。あるいは発病してしまったことにより友人との関係性が途切れたり、仕事や学校などの社会的役割が失われたりすることによる苦悩もある。「精神病患者」として差別や偏見にさらされる苦痛も日常的にあろう。彼／彼女の「病気」や「症状」を把握しようとする前に、人としての彼／彼女の苦悩を理解しようとする、そのような姿勢で臨むことが、信用される関係づくりにおける基本であると、私たちは考えるようになった。

同時に私たちは、彼／彼女の固有の価値観、彼らが人生のなかで大切にしていること、長所や強みといったものにもいっそう関心をもつようになった。それがたとえ、「私は学歴を取り戻して、ふつうの社会人として働きたい」といった、今すぐ取り組むのは難しいと思えるような価値観であっても、まずはそれを受け入れ、そのような価値観をもつようになった背景を理解し、それを尊重する。そして、彼／彼女が社会とつながるありようについて、共に考え、共に試みるという試行錯誤につきあうのである。そのプロセスから、今までとは違う新たな可能性が開けるかもしれないと、そのように思う。

2 対話を続ける姿勢

私たちの支援は、しばしば「問題解決」の文脈で会話を続けることが多い。そして、しばしば「問題」を出すのは利用者の側で、スタッフの側が「解決」を考える主体となりやすい。しかしこれでは、利用者の力がはぐくまれるとは言い難い。解決策は〝共に〟考えるなかで生まれてこそ、利用者の血となり肉となろう。オープンダイアローグに触れるなかで私たちは、〝対話を続ける〟ことの大切さを学んだ。それは、そのときの利用者の〝話したいこと〟に寄り添いながら対話を積み重ね、「問題」の「解決策」が見出されなくても悲観せず、〝続きはまた今度〟という姿勢のまま、関係を続けることである。対話のなかでは多様な価値観、考え方が交叉し、押し付けではなく、いくつかの対処の選択肢が浮かんでいく。このような関係を継続するなかで、「問題」は「解決」しなくても、関係性に支えられながら利用者が自分の視野を広げ、認識が変わり、また生活の力量をつけて「解消」していく。そのような体験を、私たちは手にしはじめている。

3 その人のいないところでその人のことを決めない

一言で〝危機〟といっても、家族や第三者が感じていることと考えていることと、利用者本人が感じていること・考えていることは異なるものである。実際、「危機介入」とは、第三者の通報から始まることもあることを考えると、精神医療は、本人のSOSよりも「社会的な安全」をもとめる声のために動くことがいかに多いかがわかる。かつては、私たちも家族の苦悩や第三者の声に圧倒されて、「周りがこんなに困っているのなら」と、本人抜きで方針を考えたりしたこともあった。しかし、オープンダイアローグやトリエステの精神保健の学びから、私たちは、まず、利用者その人にとって〝危機〟とはどのような姿をしているのかを知ろうとするように、自分たちを変えていったと思う。A子さんとの関わりでは、「大声が出てしまうときというのは、どのようなことを感じ考えているのか」を、まずは本人と語り合うということが原点となった。そのうえで、どのようにしたら、その危機のときの感覚や考えを回避できるか、あるいはそのような感覚や考えのもととなるものは何かなどを共に考えていく。つまり、つねに、利用者と共に、これからのことなどを決めていくことが私たちの原則であるという認識は、私たちのなかで確かなものになってきた。それでも、第三者の苦情などの圧力などに押されると、まだまだ、この原則は揺らぎがちになる。しかし、困ったときはスタッフだけで相談せず、まずは本人のところに行って相談するのを習慣とすることで、原則のゆらぎは小さなものになりつつある。

このようにしてから自分たちに起きている変化を、私たちは以下のように感じている。第一に、利用者本人に対する信頼感が増した。勇気をもって、本人のいるところでこれからの処遇について話し合っていると、本人が私たちの意見についての意見を話してくれたり、気持ちを話してくれたりする。そのことによって、私たちも支援の方向性を協働で決めるという感覚が深まったように思う。「彼／彼女は、合理的に判断できる能力が低下しているのではないか」という余計な危惧は随分と減った。利用者たちは真剣に、また的確に、共に考えてくれるのである。そして、第二に、このようなことを話す環境として、安心で安全な、つまり何を話しても受け入れられるという対話の場を維持することの大切さを、私たちはつくづく実感するようになった。説得に走るのではなく、利用者が語る言葉の背景を、独りよがりに推測・解釈するのでもなく、具体的に問い、その答えをもらい、私たちも考えを述べる。時にリフレクティングもはさみながら、互いの気持ちを丁寧に伝え合う、そのような場を確保することが、〝危機〟と呼ばれる状況であってもきわめて意義深いことを体験的に感じはじめている。

IV　事例のその後

さて、A子さんに、私たちは筆者の一人（足立）が積極的に学んできた当事者研究（向谷地2009）を応用した、〝個別当事者研究〟を行ない、少しずつ〝危機〟の成り立ちを解きほぐしていった。

爆発のことを話題にすると、責められていると感じ口を閉じてしまったり、「そういうふうに私を追い込む周囲が悪い」と言ったりすることの多いA子さんであったが、穏やかな対話のできる関係がつくられると、爆発に関して、「こんなことをしたくないのに、なぜかこうなっちゃう……」と困り果てていることが表明された。そこで、筆者（足立）は、A子さんと共に〝爆発〟が起きるからくりを研究する個別の当事者研究を開始したのである。A子さんとその母親、関係しているスタッフ、主治医が参加して、困りごとを書き出し、共にそれを眺めながらアイディアを出し合うスタイルの対話である。〝問題の外在化〟ができるため、困りごとを話してもA子さん自身からは責められる感覚が薄れ、安心して話ができるようである。A子さんは「このやり方だと話しやすい」「少しずつ自分のことがわかるようになってきた」と感想を述べている。

〝ダメな奴だ〟などのマイナスメッセージがA子さんに送られ

てくると不調にひきこまれ、〝周りが自分に嫌なことをしてくる〟と受け取ってしまい、「私がこんなにがんばっているのに邪魔するな！」と堪忍袋の緒が切れ、爆発が引き起こされることもわかってきた。加えて、大声を出した直後はスッキリするが、やめたいと思っていることもわかった。また、これまで培ってきた価値観や行動スタイルが、今の自分にマッチしていない可能性や、嫌な感覚をためこまず言葉にして人と共有することや、相談が大切らしいという気づきも得られた。このように、研究は徐々に進んでいるが、不調を引き起こすメカニズムの解明や爆発に代わる自分の助け方の発見や実行は道半ばであり、A子さんと共に試行錯誤しながら研究を続ける途上にある。

「ずっと周りがどうにかしてくれて、うまく回っていた」という言葉に象徴されるように、A子さんにとっては、これまで何か困りごとが起きても解決を図る主体は家族のことが多かったようである。一人暮らしをはじめたことで家族任せにできず、困り、悩み、対応する必要性が出てきた。そのため、どうしてよいのかわからない困惑と混乱が生じてきた。ACTのチームは一緒に取り組むことを提案するが、当初、A子さんは家族以外に頼りたくないという思いを手放せず、度々葛藤していた。ACTは〝人間困ったときはおたがいさま〟〝大変なときに人の力を借りるのは格好悪くない〟というメッセージを繰り返し伝えつつ、A子さんが受け取りやすい援助の差し出し方を模索した。A子さんの困りごとを肩代わりするのではなく、抱える生きづらさに自分ごととして取り組めるように心がけた。「これまで幸福病で悩みもなかった自分が悩むようになった。人並みになってきたのかな。マイナスメッセージや不安感が来ると、経験したことがないからどうしていいのかまだよくわからないみたい」「人とつながっている感覚って大事。人間は社会的な生き物だから人って一人で生きられない」という言葉を〝個別当事者研究〟のなかでA子さんは述べ、私たちも彼女の可能性を感じていた。

V　危機をどのようにとらえるか

A子さんのその後を述べると、あるとき、〝爆発〟のさなかに新聞紙に火をつけてボヤを出してしまい、それがもとで、住んでいた場所で地域生活を継続することが難しくなり、本人・家族との相談の結果、遠方にある精神障害をもつ人々が共同生活をしているアパートに転居した。今でもそちらの支援者や医療機関に支えられながら苦労を続け、また成長も続けている。

危機のときの関わりにどのような支援が必要かについて、本論では関係性の問題や、そこで行なわれる対話の重要性について述べてきたが、私たちはそれに加え、危機のときに一時身を寄せられる「ケア付きの住居」が地域の資源として必要なことに気がついている。その住まいは、危機のときにあたって、食事と話し相手、安心できるベッドを提供できる場所である。そこは危機への対応ばかりでなく、日常的に出入りできる場所であり、敷居が低く、親しみやすい。危機のときも、地域生活のなかで過ごしているという感覚があり、日常から切り離されることがない。そのような「住居」を私たちは模索している。

トリエステの精神保健局長ロベルト・メッツィーナ（2016）の言葉を借りれば、「危機＝クライシス」はチャンスでもある。それは、利用者を社会と切り離さずに、地域社会のなかで乗り越えることで、成長と学びをもたらす建設的で永続的な変化のときとなる。困難のなかでも対話を繰り返し、協働の意思決定を行なうことで、自己を統合する力を増やすことになる。しかし、これを強制入院などの処遇で扱おうとすれば、自分に関する決定を他者に委ね、対話の機会を失い、管理するもの－されるものの関係性のなかで、自尊心さえも奪われかねない事態となるのである。

危機に陥っている人にとって、危機とは「病状」の悪化ではなく、その人の生活基盤が揺さぶられる出来事なのである。危機には、その人の生活や対人関係に混乱を来たし、生活者としての連続性、あるいは実存的な連続性を遮断したり崩壊させたりする性質がある。だから、危機を乗り越えるためには薬物療法による神経システムの安定だけでは全く不足している。彼／彼女の歴史的、実存的な連続性が損なわれることなく、人生の一コマにすぎないイベントとして、危機を通り抜けられることが必要なのである。

そのためには、継続的な支援の関係性が築かれていることが前提としてきわめて重要であり、その関係性を支えとして、危機のあいだにも、その人の環境とのつながりが維持されなければならない。彼／彼女が、地域社会のなかにとどまり、支援者も彼／彼女を囲い込むことなく、心配や動揺などの心の動きはあるにせよ、日常的な対人関係も損なわれず、維持されていることが大切なのである。支援者はそのために彼／彼女との対話、また彼／彼女とそれを取り巻く人々との対話を危機以前からつねに促進し、情報を提供し、さまざまな関係性を取り持つ役割を積極的に担う必要がある。そして、彼／彼女の日常の身近な関係性のなかで、この危機が意味あるものとして理解されたり、また彼／彼女のそれまでの生活史のなかにもこの危機が意味あるものとして位置付けられたりすることが、危機を〝好機〟としてとらえるという文脈を形成するであろう。ここでも、彼／彼女をめぐる人々を巻き込んで、対話を続けることの意義が強調される。

危機のなかで、今ある重要な関係性が見直され、再構築に向けての動きも始まり、また新たな関係性が生まれる。そして、彼／彼女にとっての人生の価値が見直され、より安心で安全な関係性のなかで生きることができるようになる。私たちの支援の方向性はそのようなものでありたいと考えている。

註

1——対話をしているひとつのグループの話を聞いている、もうひとつのグループが、先のグループの話が一区切りしたところで、その話を聞いた感想を述べ合う対話を行なう。その後、この対話を聞いて、先のグループがまた対話の続きを行なう方法論。「聞く」と「話す」を分けることで、内的対話による認識の深まりが促進される。詳しくは、矢原（2016）を参照。

文献

伊藤順一郎（2012）『精神科病院を出て、町へ——ACTが作る地域精神医療』岩波書店（岩波ブックレット）

ロベルト・メッツィーナ（2016）「クライシスを地域精神保健サービスの中心に」大熊一夫＝編著『精神病院はいらない！——イタリア・バザーリア改革を達成させた愛弟子三人の証言』現代書館

向谷地生良（2009）『統合失調症を持つ人への援助論——人とのつながりを取り戻すために』金剛出版

ヤーコ・セイックラ、トム・エーリク・アーンキル［高木俊介・岡田 愛＝訳］（2016）『オープンダイアローグ』日本評論社

下平美智代（2015）「さらに見えてきたオープンダイアローグ——フィンランド、ケロプダス病院見聞録」『精神看護』18-2；105-122

矢原隆行（2016）『リフレクティング——会話についての会話という方法』ナカニシヤ出版

「ケア＝サービス」の具体的な姿

ピアスタッフの関わりの意義

吉田匡伸

I　はじめに

私は精神科の医師で札幌市内にあるクリニックに勤務している。当クリニックは医師、看護師、作業療法士、精神保健福祉士、心理士、医療事務、ピアスタッフなど多職種が勤務しているが、総勢約30人のスタッフのうち半数が精神科通院歴・入院歴を有している。退職などで現在の割合は減少しているが、多いときには約7割がこれらの経験を有していた。そのため、クリニックに来院された方に「誰がスタッフで誰が当事者・患者さんかわかりませんね」とよく言われる。私自身も間違えられたことが何度もあり、そういったやや特殊な環境にいるため、ピアスタッフや、精神疾患を経験し専門資格を有するスタッフと関わる機会が他の病院やクリニックに比べ必然的に多くなる。また、クリニックの通院患者やデイケアを利用するメンバーもそういった人たちと関わる機会が当然多くなる。その経験のなかで、患者やメンバーがピアスタッフと関わることの意義について、感じたことを率直に述べていきたい。

II　ピアスタッフとは

もともと「ピア（peer）」とは「同僚、同等の人、仲間」といった意味で、「育児中の親のピア」「同じ部活動のピア」「同じ職場のピア」など仲間のくくりはさまざまである。精神医療福祉の世界では、精神疾患を経験した人という意味で使われることが多く、「ピアスタッフ」とは精神疾患を経験したスタッフということになる。各地域や事業母体によって「ピアスタッフ」「当事者スタッフ」「ピアサポーター」「メンバースタッフ」などさまざまな呼称が存在するが、意味に大きな違いはない。

このようなピアスタッフは、アメリカでは州政府の認定資格制度である、精神疾患の経験をもつ「認定ピアスペシャリスト」として、イギリスでは「精神疾患の経験によるエキスパート」として精神医療福祉サービスの実務に参加し、多くの実績を上げてきている。また、その他の諸外国でも当事者サービス提供者として、その関心が高まってきている。日本では、2000年以降、大阪の精神障がい者退院促進事業から始まる「退院促進・地域移行・地域定着支援事業」の実施要綱においてピアサポーターの活用が打ち出され、その後の「アウトリーチ事業」でもピアサポーターがアウトリーチチームの重要な構成員として配置されてきている。2009年には厚生労働省の自立支援調査研究として、ピアサポートの人材育成プログラム構築プロジェクトがスタートし、2011年には「精神障がい者ピアサポート専門員（仮称）構築のための働き方ガイドライン」が発表され、研修がスタートしている。また、精神疾患の経験を有する人を対象とした「ピア精神保健福祉士」を目指す通信教育コースも設置されてきている。このようにピアスタッフは精神医療福祉の分野で徐々に認知されはじめ、重要な存在となりつつあり、活動を広げるようになっている。

ピアスタッフの活動であるピアサポート活動は、当事者が互いに支えあう営みのすべてを指すが、本稿ではそのなかでも「相互支援グループ・セルフヘルプグループ活動」ではなく、「当事者提供サービス、ピア提供サービス」を対象とする。前者は、当事者間で、原則として無償の相互支援が行なわれるため、サービスの利用者／提供者という関係が存在しない。これに対して、後者は支援サービスが当事者によって有償で提供される。つまり本稿ではピアスタッフを「精神疾患を有し、精神医療福祉サービスの利用者であり、かつ提供者でもあり、それを仕事として報酬を得ている人」と定義する。

Ⅲ　当院におけるピアスタッフの仕事

当院ではピアスタッフが、受付業務、電話対応、デイケアプログラムへの参加、デイケアプログラムのリーダー業務、個別面談、訪問看護・訪問診療への同行、診察への同席などを行なっている。つまり、他の職種と大差ないどころか、業務の多様性において優っているかもしれない。一見、便利屋と思われがちであるが、まったくそういった意味はない。多様な仕事をこなしているが、他職種とは仕事の仕方に決定的な違いがある。それは、患者への関わり方、そのもととなる根拠である。医師や看護師、作業療法士などの専門職は、これまで世界中で蓄積されてきた医学的・科学的根拠をもとにした治療やリハビリテーションなどの支援を行なうが、ピアスタッフは自分の経験にもとづいた支援を行う。そのため、専門職の支援は蓄積されたデータが多い分、いろいろな状況に応用できるが、自分が実際に経験していないだけに、説明する言葉の表現の種類や言葉の重みにかける。一方、ピアスタッフの支援は、自分の実際の経験をもとにしているために応用は効きにくいが、言葉は重い。誤解をおそれずに言うと、広いけれど浅いものと、狭いけれど深いものと表現することができると考える。もちろん、どちらが正しいといったことではなく、その状況によって使い分けるため、両方必要なものであることは言うまでもない。

IV ピアスタッフの関わりの意義

精神科と他の診療科の違いとして、現在の医学では完治することが難しい病気が多く、その後の人生そのものに関わることが多いことがあげられる。そのため、病気の症状を可能な限り治療し、それと付き合い、その後どうやって生きていくのかを共に考えることが必要となり、私自身これが精神医療福祉の醍醐味だと考えている。そういった精神医療福祉の現場でピアスタッフは前述のような仕事をしているのだが、地域で暮らす患者にとって、ピアスタッフの関わりにどういった意義があるのかを考えると、特に次の2点があげられる。

1 自分の病気について、経験談を聞くことで、治療の経過や今後を予測することができる

まず、自分が何かの病気になったとして、通院を始めたとする。そのときにはどういったことを考えるだろうか。想像してみると、どのような症状があるのか？　治療法は？　入院しなければならないのか？　手術するのか？　どのくらいの期間で治るのか？　そもそも治るのか？　治療にはどのくらいのお金がかかるのか？……などさまざまな疑問が浮かんでくる。そのなかで最も不安に思うことのひとつは、「治らない」と言われたときであろう。

精神疾患は現段階で完治するものは少ない。そのため、まず診断されたときに、とてつもない不安が患者や家族に襲ってくる。その不安と付き合いながら治療するために、自分の症状が今後どのように変化していくのか、どのように治療は進められるのかなどを知ることは、治療のモチベーションを維持するために重要となる。たとえば、意欲や気力がなく何もしたくない、さらに倦怠感もひどくて何もできない状態であったとして、そのようなときに今後の展開が見えないと、将来に対する恐怖や不安が増大し、絶望感を味わうかもしれない。さらに、どう改

善するのかわからないのに服薬はしたくない、通院も意味があるのかわからないしお金もかかると、治療に対するモチベーションも維持できないだろう。その結果、服薬や通院を自己中断し、病状悪化につながることは容易に想像できる。しかし、だいたいこのくらいの期間で徐々に意欲が出てきて、はじめは倦怠感は残るけれど、だんだん体力がついてきて色々なことができるようになる、といったことが予測できていれば、服薬や通院など、治療に対するモチベーションも維持できる。医師や看護師などの専門職はこういった内容を、医学書や文献で学んだり、過去に関わった患者を通じて得た知識や経験をもとに伝えるが、それはあくまで見たり聞いたりして得た情報にすぎず、何かしらのフィルターがかかっていることもありえる。さらに、症状の微妙なニュアンスや薬の効き方、飲み心地などは、自分が経験していないだけに詳しく伝えることが難しくなる。

一方でピアスタッフは、医学的な知識に乏しいため、疾患の一般的な情報を伝えることは難しいかもしれないが、自分自身が実際に経験しているため、微妙なニュアンスなど細かいところを伝えることができる。また、精神疾患は、他の診療科での疾患に比べ、血液検査や画像検査など誰が見ても明らかな客観的なデータが乏しいため、症状の辛さや苦労を理解されず孤立しがちである。しかし、ピアスタッフは同じ経験をしているため、症状の辛さや不安などを共感でき、「一人じゃない」という安心感を与えることができる。

このように、専門職とピアスタッフでは病気に関して与えることのできる情報に違いがある。患者や家族はその両方の情報を得ることが必要であり、つまり、専門職とピアスタッフが共に関わることで、医学的根拠に基づいた治療を受けることができ、治療の過程を共に歩んでいくサポーターを得ることができる。これがピアスタッフと関わる1つ目の意義と考える。

2 今後の生き方のモデルとして考えることができる

前述したように、精神疾患は完治することが難しく、その症状と長い期間付き合っていかなければならないことが多い。そのため、症状とどう付き合っていくか、症状があるなかでどう生活していくかを考えることが必要となり、また、それが大きな不安にもなる。

長く苦しんできた症状が、ある程度治まってくると、患者は今後どうやって生きていくのかを考えることになる。仕事ができるのか、できないのか。できないのならば、何をして日々時間を過ごすのか、どこで過ごすのか、経済的にはどうするのか。仕事ができるのならば、どのような仕事ができるのか、どのくらいの時間働くことができるのか、その仕事の収入だけで生活できるのか……など、多くのことを考えなければならない。もちろん病状によって変更することはあるが、その時々で考えていかなければならない。そんなとき、専門職や家族、友人に相談することも必要であろうし、有益であると考える。しかし、同じような経験をしていないだけに患者の気持ちを理解できず、「家では元気そうだし、友達と遊びにも行っているし、もう仕事もできるんじゃない？」と自分の考えを押し付けてしまったり、「とりあえずハローワークに行って仕事探してみたら？　週に1回の勤務とかも探せばあるんじゃない？」と、実情がわからないため的外れなアドバイスをすることも多くみられる。

一方、ピアスタッフは同じような経験をしているため、「まずは好きなことができるようになって、体力がついてから仕事を探したほうがいいと思うよ。たとえ週に一度だとしても、時間とか、人から与えられたスケジュール通りに活動するのは大変だし、仕事だと責任も出てくるし、通勤すらもストレスになるよ。そのへんがある程度できるようになってから仕事は探せばいいと思うよ」など、より実践的なアドバイスができるだろうし、さらに言うと、そのときのピアスタッフの生き方そのものが、患者のその後の人生のモデルになりえる。また、専門職はどうしても上下の関係になりやすいが、ピアスタッフは同じ経験をした仲間であるため、「あの人が頑張っているから、自分も頑張ろう」というプラスの面も、「あの人も休んでいるから、自分も休もう。まぁいいよね」とマイナスの面も共有することができる。このマイナスの面での共有は、「治さなければならない」と強く思っている専門職には難しい。しかし、非常に重要で、日々の生活を送るうえでの不安の軽減に役立っている。これがピアスタッフと関わる2つ目の意義と考える。

以上の2点がピアスタッフの関わりの意義であろう。これを踏まえたうえで、次に、当クリニックでピアスタッフが関わることで患者にどういった変化が現れたかを、これまで私が勤めてきた、ピアスタッフの関わりがない他の病院と比較して述べていきたい。

V　ピアスタッフが関わることによる変化

現在の精神科クリニックに勤務する前、私は入院施設のある精神科単科の病院に勤務していた。その病院では、「ピアスタッフ」という名の職員がいなかったため、患者やデイケアメンバーがピアスタッフと関わることはほとんどなかった。恥ずかしながら私自身、ピアスタッフという言葉もあまり聞いたことがなく、当然、その関わりの意義など考えたこともなかった。しかし、前述のように現在のクリニックでは、ピアスタッフと関わることは当たり前となっている。そこで、現在のクリニックでの日常を振り返り、ピアスタッフが関わったことで、患者にどのような変化があったかを考えてみる。

たとえば診察の場面では、以前の病院では「眠れていますか？」「あまり眠れていません」「じゃあ、薬を変えておきますね」といった単調な会話が多かった。診察時間が長く取れなかったという、一番良くない言い訳をしてしまうが、実際に何時間眠れているのか、寝つきはどうなのか、中途覚醒はあるのか、寝起きはどうなのかなど多くの質問ができないまま、次の質問に進むことが多かった。私と患者の関係も上手く構築できておらず、患者にとって「話しやすい関係」ができていなかったことも原因であると考える。それが今は、「眠れていますか？」「だいたい夜は5時間くらい眠れています。薬を飲んですぐに眠れますし、途中で起きますが、その後すぐにもう一度寝られるので大丈夫です。それでも眠いときは昼寝してます」といったふうに、質問内容は変わっていないが、より詳しい会話内容に変化している。これは、専門職との短時間の会話だけでなく、同じように睡眠障害で苦しんできたピアスタッフと長時間関わることで、自分の症状の何が問題なのか、それをどう変えたほうがよいのか、そのために自分でできる対処法はないのかなどを、わかりやすい言葉で理解できたためと考える。また、病気について人と話すことに少しずつ慣れていき、私に対しても話してくれるようになったということも考えられる。同じようなことは、統合失調症などでみられる幻聴についても起こり、「幻聴はありますか？」「最近ひどいので薬を増やしてください」といった会話が、「幻聴はありますか？」「ひどくなっているけど、内容は楽しいものだし、寝るときには子守歌になっているし、そのおかげで寝れているので、薬はこのままでいいです」といったものに変化している。これも以前は、幻聴はなくさなければいけないもので、そのために薬を増やしていく、といった考えだった。それが、生活するうえで体に負担にならないように適度な薬を使い、いかに幻聴とうまく付き合っていくかを、同じような苦労をしてきたピアスタッフと関わったことで学び、変わることができたのだろう。

もちろん、このようなことは専門職でも伝えられる。しかし、実際に経験した者の言葉と、そうでない者の言葉は、説得力に大きな差が出る。また、診察室で緊張しながら話すのと、日常で話すのとでは理解するのにも差が出るのかもしれない。それは致し方ないものだと私は実感している。もちろん、診察の場面だけでなく色々なところで話し、信頼を得て、他のスタッフの誰にも話していないことを聞くことができ、二人でその対処法を考え、良い結果を導き出すことができれば、その充実感は大きなものになるであろう。しかし、時間的なことなどさまざまな事情でそれは難しい。ならば、ピアスタッフを含め、チームでそれを実践できればよいのではないだろうか。治療は、医師などの自己満足のために行なうのではなく、患者が少しでも生きやすくするためのものであって、そのために専門職だけでなくピアスタッフが関わることが重要だと考えている。

また、診察以外でも、今後の生活を考えていくような場面では、「このくらいの症状であれば、就労継続支援事業所の利用ができそうですね。収入的には苦しいでしょうから、障がい年金や生活保護の申請を考えましょう。その後、体調が良くなれば、就労継続支援B型からA型、就労移行支援事業所、一般企業の障がい者枠、一般就労と徐々にステップアップしていきましょう」「はぁ……」といった会話が以前の病院では多かった。就労継続支援事業所、就労移行支援事業所といきなり言われても、どのようなところなのか、何をするところなのか、利用するにはどのような手続きが必要なのかわからず、障がい者雇用といわれても、どのような雇用形態なのかわからない。障がい年金や生活保護という言葉は聞いたことはあるが、実際にどのような制度かわからず、あまり良い印象はもってない、そんな患者や家族が多かった。もちろん、以前の病院にもそれを説明する精神保健福祉士はいたが、患者と会う回数は少なく、ともすれば、その説明のときに初めて会い、それが最後になるということもあった。そういった状況のため、話をするにしても緊張して上手く話せない、質問もできないというのが実情であったと考える。そのため、説明を聞いた後でも、「就労継続支援事業所といっても、昔ながらの単純作業をするだけで、つまらなさそう」ということをよく患者や家族に言われた。現在では、単純作業をするところももちろんあり、お洒落なカフェやラーメン店などの飲食業、お花屋や雑貨屋、清掃業、畑仕事などの農業、工場で機械を使った作業など、多種多様な仕事内容があるのだが、それを知る機会をもてないため、なかなか今後の生活の話ができなかった。

しかし、ピアスタッフと関わっていると、ピアスタッフから「私がその症状のときは、就労継続支援B型事業所に行ってたかな。ただ、朝起きるのが辛かったから、昼から行ってたよ。B型事業所だとそういった事情を考慮してくれるところもあるしね。薬の副作用で手が震えたりもしたから、細かい作業はしないようにしていた。でも、徐々に慣れていって、できる仕事が増えていったよ。障がい年金や生活保護も、申請するのはなんとなく嫌だったけど、就労継続支援事業所の給料じゃ生活できないし、親にも苦労はかけられないから申請した。徐々に仕事もできるようになって、ステップアップして給料も上がってきたけど、体調を崩して休むこともあるし、仕事を続けるうえでの不安をなくし、自信ができるまでは受給していたよ」など、より詳しく、そのときの症状の苦労を考えながら、その後のことまで聞くことができる。さらに自分が実際に経験しているため、作業内容や作業時間など表面的な部分だけでなく、事業所の雰囲気や、スタッフや利用者の人柄、実際の給料、仕事をステップアップするのに関係のある企業はあるのか、その実績はどのようなものかなど、かなり細かいところまで聞くことができる。また、利用者同士のネットワークもあるため、そこからも経験したことのある人しか知りえない貴重な情報を得ることができる。患者はそれを聞くことで、自分がその事業所を利用した場合の、より明確なビジョンを描くことができるようになり、その結果将来に対する不安は軽減する。そして自分の将来について、より細かく考えることができるようになるため、診察の場面でも「自分は物を作るのが好きなので、手工芸の仕事をしたい。そのためには薬の副作用で手が震えるのは困る。薬以外の対処でなんとかできるところはやっていくので、薬を少し減らしてほしい」といった、症状だけでなく、どう生きていくかに焦点をあてた発言が聞けるようになる。

このようにピアスタッフの関わりによって、診察の場面だけでなく、あらゆる場面で患者の変化を感じることができる。その変化の先に、リカバリーはあるのではないだろうか。

VI　そして、その先について

これまで、ピアスタッフが関わることの意義、実際に関わってからの患者の変化について私自身が感じたことを述べてきた。こういった変化によって患者は、自分の疾患についてより詳しく知ることができ、細かく語れるようになることで、薬やそれ以外の方法による症状のコントロールができるようになる。そして、その後の生活や生き方そのものに対しても、身近にモデルができるため、より明確なビジョンを描くことができるようになり、不安を軽減することができる。また、そういった患者の変化によって、家族やまわりの人も患者の希望や思いを知りやすくなり、将来のことを考えやすくなるため、よりよいサポートができるようになる。このようなプラスの面を多く見てきた。

では、マイナス面がないかと言えばそうではない。私が一番のマイナスと感じることは、専門職やピアスタッフの関わり方しだいで、専門職やピアスタッフになりたいという患者が多く出てきてしまうことである。これは、これまで経験した自分の苦労を活かし、一人でも多くの人の苦労の軽減に役立ちたいという気持ちや、きちんと関わってくれた家族や友人、スタッフに対する恩返しという気持ちなどもあるため、一見素晴らしいことのように思えるが、単にリカバリーの過程で精神医療福祉の分野にしか接していないため、それ以外の世界を知ることができず、他に選択肢がなかったからとも考えられる。実際、精神医療福祉の分野での仕事が適している人もいれば、そうでない人もいる。そのため、専門職やピアスタッフは、患者が精神医療福祉以外の世界にも目を向けることができるように、自分たちだけでつながるのではなく、地域で暮らす人など多くの人とつながる機会をもつことも重要だと考える。そもそも、地域には精神医療福祉の従事者よりも、そうでない人のほうが圧倒的に多い。精神医療福祉の従事者に自分のことを理解してもらう以上に、そのほかの人に理解してもらうことのほうが、知識や経験がない分、難しい。それを専門職やピアスタッフと協力して工夫をし、地域の人に病気を理解してもらうことができれば、今より地域で生活しやすくなるだろう。そして、自分のことを知ってもらうだけでなく、地域で暮らす相手のことを知ることも重要である。専門職やピアスタッフと関わり、つながることで、良い変化ができるように、地域で暮らす人と関わり、つながっていけば、専門職やピアスタッフとつながるだけでは得られないような、さらに多くの知識を得ることができるだろうし、今後の自分の人生のモデルとすべき生き方も多種多様に知ることができる。それが実現できれば、地域での生活は充実したものになるだろうし、ピアスタッフと関わるのと同じように地域の人と関わることで、より一層のリカバリーが進むのではないかと考える。

Ⅶ　さいごに

日本における精神科入院患者数は世界と比べても格段に多い。では、現在入院している患者全員が、本当に退院できないかというとそうではない。もちろん病状的に難しい場合はあるが、共に住む家族がいない、帰る家がないなど、社会的入院に関しては、充実した支援や地域の理解があれば退院し、地域で生活することはできる。そのためには、医師や看護師、精神保健福祉士といった専門職だけでなく、独自の支援ができるピアスタッフの関わりも必要である。本稿では、ピアスタッフの関わりの意義について述べたため、どうしてもピアスタッフを他の専門職と分けて述べざるをえなかった。また、特徴を明らかにするため、他の専門職を否定的にとらえられても仕方のない内容になってしまったかもしれない。だが、もちろん、ピアスタッフだけでなく他の専門職の関わりも同じように重要であるし、「誰か」ではなく、患者に関わる全ての人が、密に連携を取りながら、それぞれの特徴を活かし、チームとして機能することで、患者のリカバリーは良い方向に進むことができるのではないかと考える。

今のクリニックで働いて、その現実を目の当たりにし、精神医療福祉の世界が変わる瞬間にいることを日々感じている。

文献

相川章子（2014）「ピアスタッフの現在と未来――日本の精神保健福祉の変革を目指して」『精神医療』74；36-45

古屋龍太（2014）「ピアスタッフとは何者か？――境界に立ち続ける人々」『精神医療』74；3-7

大島 巌（2013）「「ピアサポート」というチャレンジ――その有効性と課題」『精神科臨床サービス』13；6-10

宇田川健（2013）「当事者が望むピアサポート活動とパートナーシップのあり方」『精神科臨床サービス』13；17-22

保健所を中心とした保健医療圏域単位でシステムを考える

柳　尚夫

私は、1981年の愛媛大学医学部卒業時に、精神障害者の地域での生活を支援する仕事をしたいと保健所で働くことを決めた。卒後は、大阪府に就職をし、大阪府立の総合病院と単科精神病院で、4年臨床医として勤務し、精神保健指定医の資格を制度施行後すぐに得ている。大阪府では、2000年から3つの保健所で保健所長として、全国に先駆けてスタートした府の精神障害者の退院支援事業に関わったが、残念ながらその実績は芳しいものではなかった。また、大阪府池田保健所長時代に附属池田小学校事件や箕面ヶ丘病院事件に直面し、一定の役割を担えたことは、精神障害者医療への私の見方に、大きな影響を与えている。2009年から兵庫県に転職し、淡路島全体を圏域とする洲本保健所長として5年間勤務した後、但馬圏域を所管する豊岡保健所長として現在勤務している。

I　「病棟に頼らない」とはどのようなことか

北海道の浦河から精神科病床がなくなり、愛媛県の御荘病院が病棟をなくしたという動きに関心をもっていたところに、今回保健所の立場からの原稿依頼があり、自分の課題整理のためにも執筆をお引き受けした。

私は、日本の精神科病床が世界の20%を占めているという状況を改善し、長期入院患者をなくすことで、現在の約30万床、つまり人口万対28床の病床が、せめて1／3の10床まで削減された後、さらに徐々に病床が減っていき、精神科救急と合併症対応をする一般病院中心に5床かそれ以下で精神科病床が運営されるというような、イタリアをモデルとする病床削減が将来的目標だと考えてきた。現実的には、病床の役割と数には一定の関係性があり、病床が少なければ病床の役割は限定され、病床の役割を限定すれば、必要な病床は少なくてすむという相互関係がある。しかし、圏域に精神科病床がもともとなかった地域（たとえば離島など）は、以前から日本にも存在するが、その地域では病棟に頼らないで地域精神医療が行なわれていたわけではなく、他圏域に入院を依存し、逆に遠隔地への入院のために、長期入院化しやすく、地域移行が難しいという課題を抱えた地域となっている。

　したがって、「病棟に頼らない」というのは、圏域に病床が0かどうかではなく、その地域で本当に必要な入院のための病棟をもちながら、地域や在宅医療、そして生活支援やピアサポートなどによって、入院を最小限に限定する努力をしている地域精神医療を目指すことと考えて、稿を進めていきたい。

Ⅱ　必要な入院医療とは何か

「入院医療」の基本的役割は何かと言えば、「入院治療でなければできない治療を目的とした入院」である。当たり前のことを言っているようだが、残念ながら日本の精神科医療の現状は、「純粋な治療目的」以外の入院が多くを占めている。特に現在の1年以上の長期入院者のうちの少なくとも4割は、「施設の空きがない」「住居がない」「生活支援できる体制が地域にない」というような、「地域での支援体制さえあれば入院の必要がない」と病院さえ認める社会的入院である。一方、新規の入院においても、周り（家族・地域）が対応に苦慮しているとか、不安をもっているという社会防衛的理由で、「隔離」目的の入院が当たり前に行なわれている。これらの長期社会的入院や新規社会防衛的入院は必ずしも必要な入院ではなく、地域での支援システムが確保できれば、支援や治療を受けることで在宅可能な対象である。つまり、入院という集中的な治療体制でなければ対応できない例にのみ入院治療が行なわれる体制、言い換えれば不必要な入院をなくすことが、「病床に頼らない地域精神医療」の基本である。さらに、日本の不十分な地域医療福祉環境では、「入院でなければ対応できない」に当てはまる事例でも、アウトリーチや危機介入の避難施設、治療効果のあるデイケア、患者の相互支援システムがあれば、入院適応はさらに限定される。突き詰めれば、24時間の集中的治療が行なわれなければ、生命や身体精神的予後に、非常に大きな影響があると医療的に判断される患者のみが、入院の適応となるはずである。具体的にどのような事例かは議論のあるところだが、精神疾患で緊急な鑑別診断が必要な例や、身体疾患の合併症があるために精神症状が悪化している例や、精神症状による自殺企図や悪性症候群など限られた病態である。

III　精神医療における入院の特異性

精神科入院医療の特殊性についても考える必要がある。入院において、精神科は疾病の特異性を理由として、法や制度が一般医療とは別枠である。つまり医療法だけではなく、精神保健福祉法によっても精神科入院は規定されている。一般医療では、本人の意思に反した入院は感染症対策などの例外を除いてありえないが、精神科医療では医療保護入院という本人の意思に反した強制入院患者が入院全体の４割を占めるほど当たり前になっている。たとえば、家族内で諍いがあり当事者が家族に攻撃的な発言をした場合や、最近金遣いが荒くなったというときに、当事者が統合失調症であると診断されていると、医療保護入院となることがありえる。どの家庭でも起こりえるトラブルでも、「精神障害者」と診断を受けている場合には、家族の訴えと一人の精神保健指定医の判断だけで、このトラブルが患者の病状悪化が原因とされてしまい、本人の意思には関わりなく強制的入院と行動制限が行なわれる。医療保護入院制度そのものが、世界人権規約に反しているという意見があるにもかかわらず、２０１４年の精神保健福祉法改正でも、医療保護入院の保護者規定だけが見直され、代弁者を含めた人権的配慮を考慮した根本的な見直しは先送りされ、課題を残したままである。

IV　精神疾患を特別視する根拠はあるのか

厚生労働省のホームページ「みんなのメンタルヘルス」では、「統合失調症は、高血圧や糖尿病と同じように、治療の継続が大切です」と説明されている。ただ、このように精神疾患を身体疾患と同列に考えるのであれば、疾患を理由に権利侵害を行なうことの正当性についても検討する必要がある。私は、統合失調症と糖尿病の共通点について、疾病理解と精神障害者権利擁護の視点から考えるようにしている。共通点は多く、発症の原因は遺伝的素因と環境因であり、慢性疾患で根治的治療は難しく、長年にわたる自己管理が必要で、疾病が悪化すると合併症や生活障害を起こす。自己管理の必要性の理解や技術習得は難しく、再発や悪化を繰り返すことが多いのも共通している。統合失調症では、自己管理の失敗について「患者に病識がない」と説明されるが、糖尿病患者においても、食事・運動療法を行なわなければ病状悪化することがわかっていても、不適切な行動を取る患者も多く、自分の病気の意識が低いという点では共通している。しかし糖尿病患者を、その患者の生命予後を確保するために、強制入院をさせる制度はない。それは、人権上の配慮が必要だからである。しかし、精神疾患では、患者に「病識がない」「判断能力がない」という糖尿病患者にも当てはまるような要件であるにもかかわらず、なぜか人権上の配慮は行なわれない。

一方、福祉制度においては、障害者福祉の法が一本化され、総合支援法で身体知的精神の障害が基本的に同様の権利が認められたことで、精神障害者の福祉サービスは飛躍的に改善された。医療の分野での差別的扱い（精神科特例）も、入院医療における急性期加算の算定病棟では、医師数が身体科と同じとなるなど改善は一部見られるが、精神科医療も他の医療と同じ制度で運用されることが、医療における差別をなくすための根本的問題である。

このような制度的違いを容認しているのは、医療・行政関係者を含めた日本国民の人権意識の低さと精神疾患への偏見である。そのため、強制入院という形態の精神障害者への人権侵害をなくすためには、精神疾患を身体疾患と差別しないような医療関係者を含む国民意識の改革が必要である。

Ⅴ　結核感染症の強制入院と病床減少の歴史

精神科医療以外にも、結核を含む感染症において、感染拡大防止のために、強制入院の制度は存在する。だが、その適応は非常に限られており、期間についても感染可能性がないと判断されれば、速やかに強制入院は解除されるという人権上の配慮がなされている。また、強制入院においても、身体拘束をして無理矢理に入院させることは禁じられており、あくまで患者を説得しての入院である。また、人権擁護の専門家を最低1人含む感染症審査会が各保健所に設置されており、命令入院の2週間以内には、その入院の適正について判断することが定められている。医療保護入院や措置入院などの強制入院の適応も、県レベルの精神保健審査会で、審査されているが、審査会の委員構成は精神科医が過半数を占め、審査によって入院処遇の変更や退院を明確に指示される例は全国でもほとんどなく、入院患者の人権を守るという機能は果たしていない。

一方、結核は、1950年まで日本人の死因第1位であり、ピーク時（1958年）には全国に26万床以上の病床があった。しかし、栄養状態の改善や抗結核薬の普及によって、治療の改善が見られ、入院期間も短縮されるようになった。結果として、病床は60年代の10年間で8万床、次の10年で9万床が減っており、1990年には病床は1／5以下になり、その後の20年でさらに1／5になり、2016年時点での結核病床は4、000にすぎない（図1）。

このように、結核医療という社会防衛的側面をもった医療分野でも、治療の進歩と入院の適正化が行なわれたことで、日本においても病床の削減はすでに経験されている。結核医療の担い手が公的医療機関中心であったために削減ができたという見方もあるが、病床削減や病床転換した民間医療機関も少なくない。必要な治療目的のみの精神科入院にすると、既存病床を大幅削減することになるのは明らかである。それにもかかわらず、削減を議論するときに、病院の経営や病院で勤務する職員の保障を重要視するあまり、削減に非常に慎重な意見や態度を示す関係者が存在する。しかし、強制入院の制度では、人権的配慮からも必要な病床が厳密に算定されるべきである。つまり、病床が過剰に存在すると、病床を埋めるために、強制入院制度により不必要な新規入院や入院継続をさせてしまう可能性があるが、それは明らかな人権侵害である。

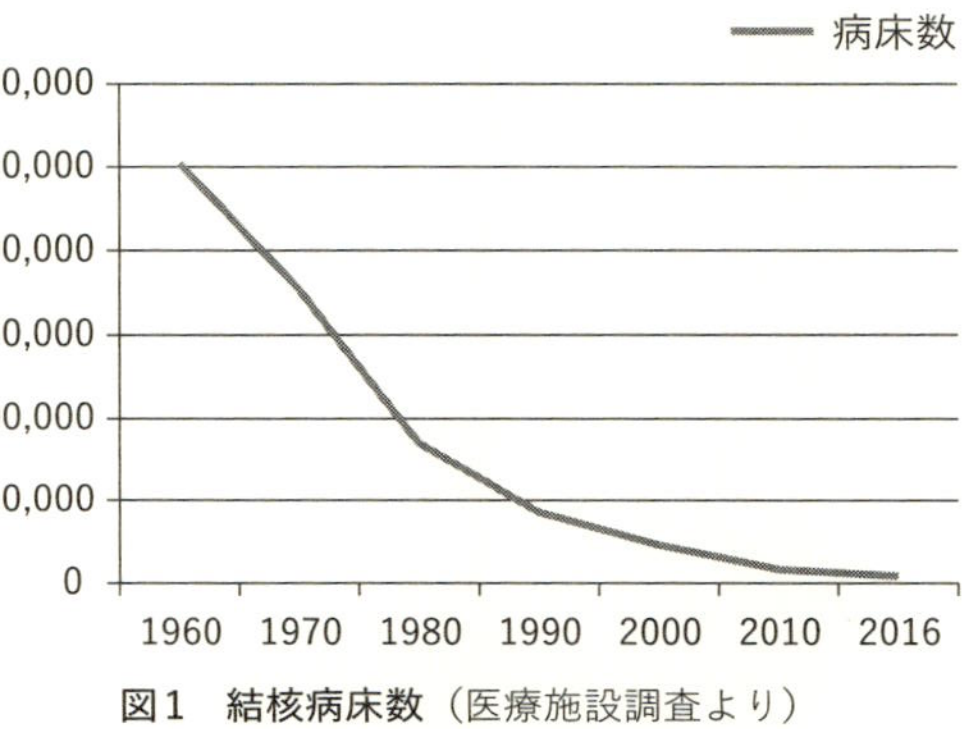

図1　結核病床数（医療施設調査より）

VI　圏域でシステムを考えるための基盤

1 地域医療計画

1985年の医療法改正によって、都道府県に策定が義務づけられた地域医療計画は、圏域単位で医療システムを考える仕組みである。計画は5年ごとに見直され、一般病床の基準病床数は圏域単位で、精神疾患、結核、感染症病床は都道府県単位で定めることが義務づけられている。基準病床は、現在の受療状況をもとに、その圏域で許可される上限病床数である。すでにある病床が基準病床数を上回っている地域では、病院の増床や新規の病院開設は原則認められない。しかし、すでに存在する病床が基準病床を上回っているからといって、削減を求められることはない。結果的に、過剰な新規参入の抑制にはなるが、年齢構成の変化や地域ニーズの変化に対応した病床計画にはなっておらず、基準病床そのものが現状追認である。そのため、都道府県間での精神科病床数格差は、基準病床数にそのまま反映されており、2013年時点で人口当たりの病床が最も多い鹿児島県と最も少ない神奈川県では約4倍の差があるにもかかわらず、各都道府県の基準病床と既存病床の差は非常に少ない（図2・3）。また、精神疾患が都道府県単位での基準病床であるために、圏域単位では、病床0の地域から、万対80を超える地域も存在する。

2013年度からは、新たに精神疾患を加えた5疾患（がん、脳卒中、急性心筋梗塞、糖尿病、精神疾患）と、5事業（救急、災害、へき地、周産期、小児医療）および在宅医療に関わる目標、医療連携体制等の記載が求められている。しかし、2013年改定の各都道府県の地域医療計画では、既存病床を前提とした医療体制（精神科救急など）を記載しているにすぎず、地域精神医療体制のあるべき姿や病床の削減計画を記載しているものは見当たらない。私は、2013年度からの兵庫県の淡路圏域の医療計画作成（図4）に保健所長として関わり、圏域内の精神科医療機関

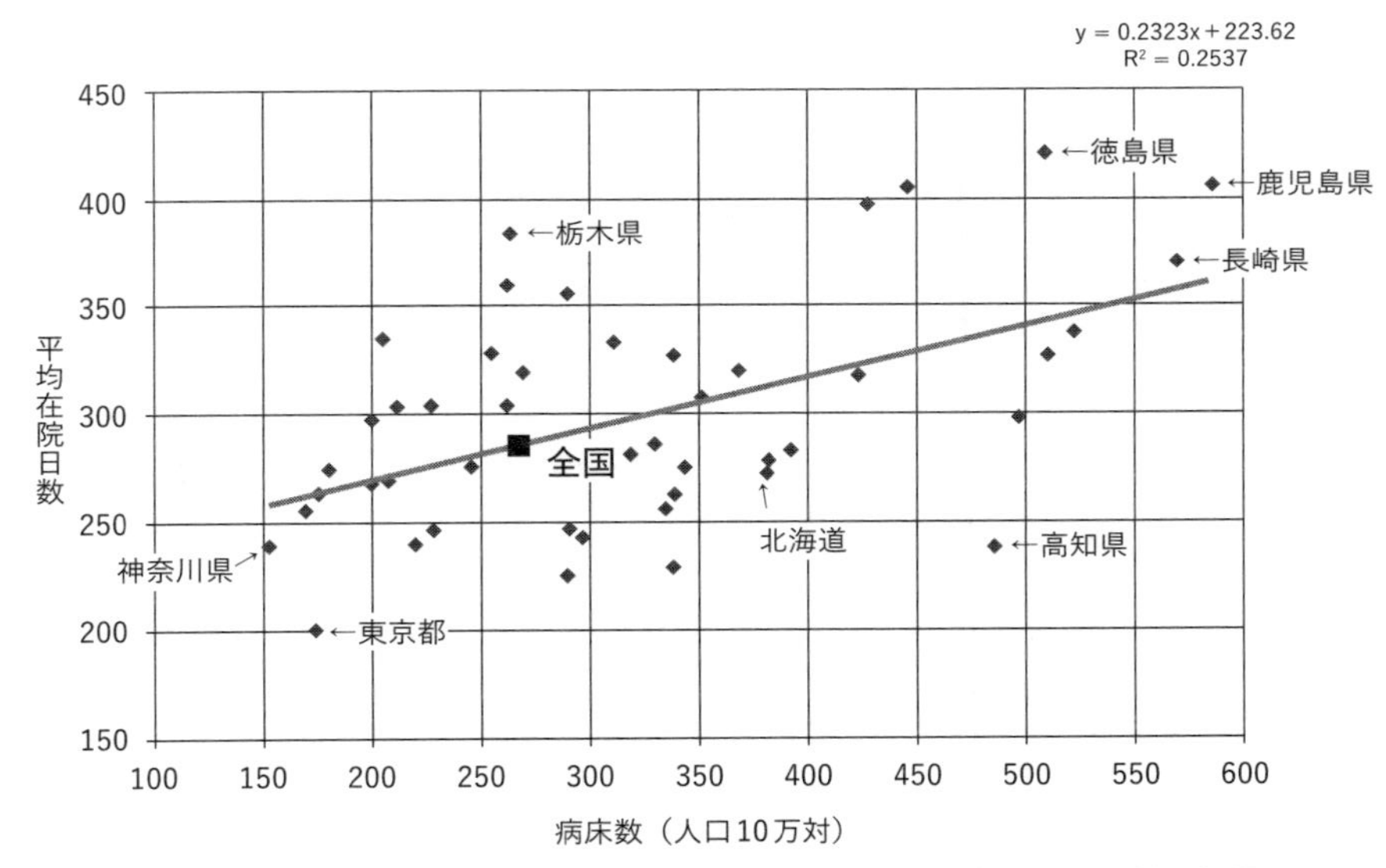

図2　平成25年都道府県別精神科病床数（人口10万対）と平均在院日数の相関
（厚生労働省病院報告、厚生労働省概算医療費、総務省人口推計）

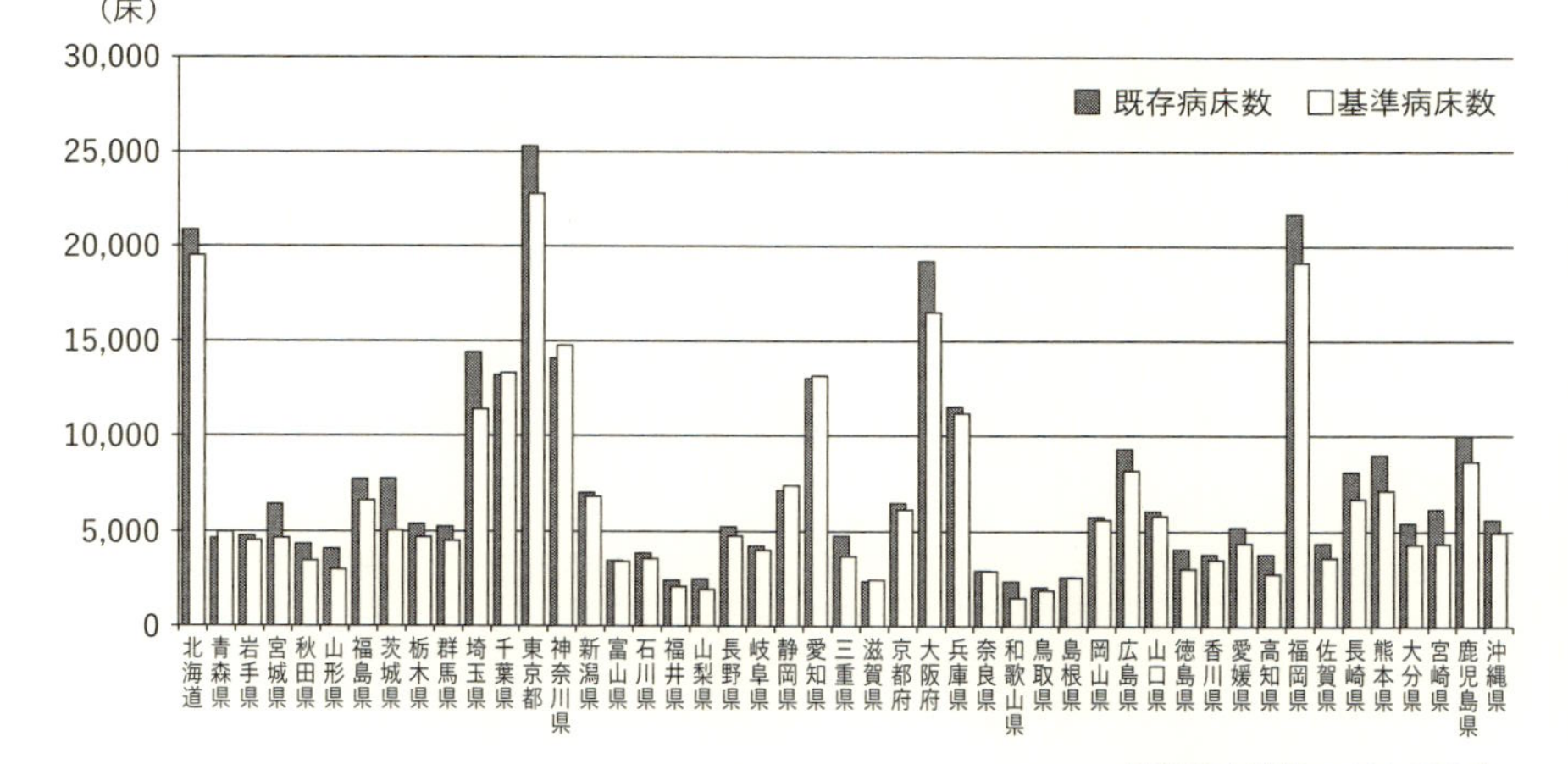

図3　各都道府県の医療計画における既存病床数と基準病床数（H20）
（厚生労働省第2回精神科医療の機能分化と質の向上等に関する検討会）
（2012年4月19日 参考資料）

推進方策

（１）平成24年度から個別給付化された「精神障害者地域移行・地域定着支援」をピアサポーターの活動を中心に、社会的入院患者の早急な退院と地域定着を図る。

（２）自立支援協議会等を活用し、「地域移行・地域定着事業」を展開するなかで、明らかになるであろう地域移行に必要なサービス（特に、住居と移送サービス）の創設や内容の充実を図る。

（３）地域生活定着のためには、治療の継続は不可欠であり、洲本市以外の精神科外来を充実させることで、医療へのアクセスを改善する。さらに、福祉サービスとの連携が必要であるため、医療機関と市及びサービス事業者等との調整を図る。

目　標

（１）平成29年度までに、入院期間が1年以上の社会的入院患者を0にする。

（２）精神科病院の認知症を除く精神疾患患者の平均在院日数の短縮（単科精神科病院：150日以内、総合病院精神科：60日以内）。

図4　平成25年度兵庫県淡路圏域地域医療計画抜粋

とも協議の結果、以下のような推進方策と目標を設定したが、兵庫県内の他圏域では、精神分野の記載がない圏域が多い。

2 地域医療構想

２０１６年度末までに、全国の都道府県では、医療計画の下位計画である２０２５年の医療需要を前提とした医療構想の策定が義務づけられている。今までの医療計画との違いは、現状ではなく将来推計をもとにした中長期の計画であることにある。具体的には、レセプトデータを活用して、圏域ごとに現在の年代別の疾患個々の医療需要や受療状況を把握し、推測される将来の人口構成をそれに掛け合わせることで、２０２５年における医療需要を推計している。さらに、それらの医療需要に対応する病床の機能を高度急性期、急性期、回復期、慢性期に分けて、必要病床を算定している。今後の都市部における高齢化の進展を反映し、都市部の病床が将来的に不足する事態に対応する計画である。今計画を策定し、実際に実行していくのは、圏域の病院を始めとした医療機関や行政や住民で、２０２５年までの期間に整備していくことを目指す試みである。計画は始まったばかりで、その実効性は未知数ではあるが、データに基づき医療に関する中長期計画を圏域でつくり、関係者と協議しながら具体的な体制づくりに取り組むシステムは、日本の歴史上はじめての試みである。

しかし残念ながらこの医療構想には、精神科医療関係者の合意が得られず、２０１６年度時点では精神科医療は含まれていない。

3 アウトリーチ体制づくり

アウトリーチは、他の執筆者によって本書で詳しく述べられているため、圏域のシステムづくりと保健所の役割の記載に必要な部分について、簡単に記載する。アメリカやイギリスでは、病状が悪化しているために、自分から支援を申し出ることができない精神障害者の住居へ訪問することによって支援を届けるシステムが、圏域の精神保健センターの機能として整備されている。それはＡＣＴ（Assertive Community Treatment）と呼ばれ、イギリスはもちろん、アメリカにおいても公的資金で運用されている。日本においても、民間の診療所が訪問看護ステーションとユニットを形成して、診療報酬によるＡＣＴの支援をモデルとした活動を行なっている。しかし、診療報酬による支援は、あくまで患者や家族と医療機関との治療契約をもとに行なうことが原則であり、家族がなく支援を完全に拒否している患者への支援は困難である。また、２０１４年度からスタートした「精神科重症患者早期集中支援管理料」は、退院後６カ月に限って適用され、病院が厳しい施設基準をクリアした場合にしか適用されないため、実施している病院は非常に少ない。この制度では、対象事例の適応の判断や運用に関する評価をするために、圏域の保健所や精神保健福祉センターとの月１回の会議が義務づけられている。一方、都道府県地域生活支援事業の精神障害者地域生活支援広域調整等事業のなかにアウトリーチ事業という項目があり、必須事業となっているが、２０１５年度には全国で４県が実施報告をあげているにすぎない。日本の現状では、圏域単位でシステムとしてアウトリーチを行なっている圏域はまだない。

VII 現状でできるシステムづくりの試み

① 計画——地域医療構想

まず、国レベルで精神科医療体制を身体科と同等に位置づけ、中長期的な病床運営の地域計画である地域医療構想に精神科病床が入ることが望まれる。そのことによって、圏域単位で地域ニーズと将来的な入院医療提供のギャップ（過不足）について、病院管理者も参加する形で議論をすることが可能となる。

② アウトリーチ体制

アウトリーチについては、岡山県の精神保健福祉センターが、チームをつくって保健所と連携しており、対象者は少ないながらも実施している。それ以外に、都道府県が地域生活支援事業で、地域に存在するＡＣＴチームや、それがなければ訪問診療所訪問看護ステーションと相談支援事業所の多機関チームをつくり、保健所から訪問の依頼や委託をすることによって、アウトリーチ体制をつくることは可能である。しかし、このような体制づくりには都道府県の政策決定が必要で、保健所圏域単位で取り組んでいる都道府県はまだない。前述の都道府県地域生活支援事業のアウトリーチ事業を活用した圏域での体制整備に、多くの都道府県が取り組むことを期待したい。

③ 長期入院患者の社会的入院の解消

地域移行による長期入院患者の退院支援は、全国（２０１５年８月現在）で３７４人しか受けていない。全国の保健所数４８０で割ると０・８人以下で、地域移行支援がほとんど行なわれていないのが現状であり、県レベルでも申請者０の県が複数ある。しかし、兵庫県但馬圏域では、２０１４年の改正精神保健福祉法の施行を受けて、私が保健所長に就任したこともきっかけに、圏域での地域移行に取り組みはじめた。その結果、２０１６年度は、つねに10人以上の入院患者が地域移行支援を受ける状況になっている。具体的には、保健所が相談支援事業所と協働でピアサポーターの養成を行ない、相談支援事業所がピアを雇用して、職員と一緒に病院内の退院意欲喚起の働きかけである院内説明会や個別面接を実施し、地域移行申請者には、ピアがPSWなどのスタッフと一緒に、個別支援を行なって退院までの支援をしている。退院後にアパートなどでの単身生活の例では、地域定着支援も行っている。病院や市町との連携のために、管理者を加えた協議会を年に2回開催し、実務者の会議は毎月開催して、地域移行の進捗管理とシステムの改善をつねに行なっている。2015年度に地域移行制度を使って退院した患者は13名で、それ以外に養護老人ホームなどへの退院を含めると25名の退院支援を行なったことになる。結果として、圏域内3病院で630調査時点での比較で、1年以上入院患者は、2014年は377人、2015年は354人、2016年は334人と、2年間で43人減少している。それだけではなく、入院患者数そのものが、2014年は529人、2015年は499人、2016年は447人と、2年間で82人減少している。この活動は、国の総合支援法改正のための委員会で先進事例として取り上げられた。

④ピアサポート体制づくり

大阪府保健所長時代に、2000年の府の退院支援事業から、長年長期入院患者の退院支援の仕組みづくりに携わってきたが、大阪府ではほとんど成果を上げられなかった。その反省から、兵庫県に異動してからは、北海道が制度開始当初から取り入れている「ピアサポーターによる地域移行支援」を取り入れることにした。そして、最近の7年間の経験から、地域移行支援を効果的かつ効率的に進めるには、精神障害当事者を公募して、研修を通じて能力と適性と意欲を評価し、就職面接を経て、相談支援事業所に最低賃金（800円／時間以上）を保障した形で、非常勤職員として複数名雇用してもらうことが必要であると考えている。

保健所が養成と活用に関わることで、優秀なピアサポーターを圏域全体で募集でき、一事業所のユーザーに偏ることを防ぎ、また支援を受けている事業所に雇用されることで起こるピアの孤立を防ぐことができる。さらに、市町村や他事業所への活用を働きかけることで、ピアの活動分野を、地域移行地域定着から、より広い地域全体での精神障害者相互支援の担い手にすることができる。前任地の兵庫県洲本保健所では、ピアと保健師によるひきこもり精神障害者へのアウトリーチを行ない、長年引きこもっていた障害者が、自主的に通院を始めたり地域活動支援センターへの自主的通所を始めるなど、ひきこもりから脱した事例を5例経験している。このような活動は、ACT発祥の地でもあるアメリカのウィスコンシン州マディソンでも行なわれており、当事者中心のNPOが支援活動の多くを担っている。将来的に、日本においてもピアスペシャリストの資格制度化などにより、さらに精神障害者の相互支援と就労が進むことを期待している。

VIII　理想的なシステムづくりとは何か

最後に、前述しているような現状や制度を考慮しながら、保健所が一定の役割を担った形での「病棟に頼らない地域精神医療体制作り」について、個人的意見ではあるが述べてみたい。

まず、強制入院制度の改善には、現在の医療保護入院の保健所への届けを保健所において、感染症審査会と同じく人権擁護の立場の委員や当事者代弁者（ピアサポーター）・精神科医・PSWなどで構成される委員会において、入院2週間以内に審査し、強制的入院が不適切な事例は、退院の勧告を行なうことを制度化する。

また、新規の入院に関しては急性期加算を取っている一般病床と同じ医師配置の病棟にのみ認める。入院の適正が認められても、入院想定期間は3カ月を限度とし、延長に関しては、外部委員を必ず入れた退院支援委員会を開催することを義務づける。このように、医療保護入院という強制入院は、病院の精神保健指定医の判断だけでなく、外部委員会の入院早期の判断が行なわれる必要がある。

アウトリーチは、圏域（人口10万単位）に、少なくとも1つの公的資金で運営されるACTチームを配置し、未治療治療中断者を中心に、24時間365日の訪問支援を行なう体制をつくる必要がある。支援対象者の選定の適正は、人権擁護の専門家を含む外部委員会のチェックを受ける体制にする。

ACTチーム支援が不要になった事例に対しては、医療面では、訪問診療や訪問看護、さらには生活支援を必要に応じて適応するが、特に生活支援については、ピアサポーターによる支援が行なわれる体制づくりを実施する。特に、危機時に入院ではなく休息できる場（クライシスハウス）が是非必要であり、圏域にひとつは公的支援で運営される必要がある。

さらに、精神科医療も地域医療構想に含めることで、将来の精神科医療体制づくりの行政計画を圏域合意でつくることが望ましい。そして、その計画を進めるための施策展開や医療の再編を圏域の「地域精神医療体制検討会」といった組織に置いて、精神科病院だけでなく、診療所や訪問看護、医師会や行政も参加して、検討を継続的に行なう。

IX　まとめ

保健所の役割として「受療勧奨」があり、結果的に精神障害者が入院することを促進してきた歴史がある。精神障害者の精神症状が悪化したときに、職員の認識としても、入院をすることが効果的な支援になると考えがちである。だからこそ、入院以外の支援方策を十分に地域で準備し、地域で支えきるという強い志がなければ、今の入院中心の精神科医療を変えることはできないと思っている。今回、「病棟に頼らない」を考える機会となったが、近い将来そのような事態になることを望んでいながら、現実的な検証を十分にしてこなかったことを反省するとともに、執筆内容が偏ったものになったのではないかと危惧している。しかし、すでに支援の仕組みの先進地域である北海道・浦河で、病床がない現実が存在するのであり、今後の日本の精神科医療全体が、そのような方向に進むことを期待している。

「地域」を耕す

地域住民との連携

愛媛県愛南町の精神医療構造改革

長野敏宏

I 問いつづけてきた「私たち」

かつて149床の精神科病床を擁し、今は24時間365日の体制を維持する地域精神科医療が息づく、愛媛県愛南町。時の趨勢から人口の減少は避けがたいこの町で、2016年7月から構築された新たな地域精神医療はその地歩を固め、新体制確立以後も刻々と変化を続けている。「病棟に頼らない地域精神医療論」と「脱施設化」は、たしかに目指すべき地域精神医療のヴィジョンに違いない。だが、長期入院患者の退院促進と地域移行が至上命題ではない私たちにとって、「脱施設化」は改革の初期段階にすぎなかった。愛南町というコミュニティの資源＝至宝（treasure）を時に再認しながら時に発掘し、共に向かうべき次なるステージとは何かを、私たちはいつも問いつづけていた。

では、そう問いつづけてきた「私たち」とは誰か。医師をはじめとした地域精神医療スタッフを指すのだろうか。私はそうは思わない。愛南町に生きる人々を抜きにした「私たち」がどうしてありえるだろう。そのことを確かめるためにも、これまでずっと大切にしてきた「住民」という視点から、愛南町と地域精神科医療の歩み、「私たち」の踏み固めてきた道をたどりなおしていこう。

II パートナーシップとネットワーク——愛南町の精神医療史

愛南町に御荘診療所の前身「御荘病院」が誕生したのは1962年。町から最も近い精神科病院まで車で3時間半を要していた当時、町の住民がもっと治療にアクセスできることを目指し、渡部欣一郎を理事長として設立された御荘病院で、精神科医は家庭医の役割を果たすだけでなく、住民を積極的に雇用しながら地域の理解者を増やそうとしたという。精神疾患の厳しさを知る当時の職員たちは愛南町の大きな礎であり、今も真の理解者・支援者となっている。

　愛南町の精神医療史を語るうえで不可欠の存在、現在へと連なる住民ネットワークの萌芽と呼べるのは、1973年に精神科医の渡部嵐が仲間たちと始めた共同住居「社会復帰施設平山寮」の活動だろう。それまで長期入院を余儀なくされていた人たちが、海辺の寮に住み、農業・養豚・漁業に取り組み、それぞれの自立を目指した。やがて柑橘農家の収穫アルバイトに雇われ、必要な存在と認められるようになる。江戸末期にまで遡る闘牛の飼育を委託され、闘牛事業者たちとつながり、優勝牛を輩出するまでになっていく。これは決して過去の物語ではない。愛南町の産業を支えてきた三世代にわたる人々とのネットワークは40年以上が過ぎた今も途切れず、精神障害者と深く関わる住民たちも絶えることはない。

　この深く長い住民ネットワークの形成に貢献したのが、御荘病院や平山寮よりも早くこの地に根を下ろした御荘保健所だった。1970年代の御荘病院は「御荘を日本のゲールに」の標語を掲げる一方、労働組合運動による体制の動揺を迎えていた。このとき地域との協力関係に活路を求めた渡部三郎の呼びかけに応じた御荘保健所は、以後、御荘病院の強力なパートナーとなる。現在まで続く地域住民との協力関係の原点を、この大きな転回点に見ることができよう。この転回がベルギー・ゲールの「ファミリー・ケアシステム」[1]をはじめとする精神医療改革の世界的動向とはからずも同期していたのは、果たして時の偶然と言えるだろうか。平山寮を起点とするグラスルーツのネットワーク形成と、もとより地域との協働を目指していた御荘病院と御荘保健所との協力体制が、世界の潮流とも調和しながら、ある種のハプニングを火種に出会う——それが1970年代の愛南町だった。

　その後、渡部三郎による御荘病院の将来構想は受け継がれ、ICDへの診断基準の変更や電子カルテ化などの制度改革を次々に実現していく。当時、副院長として赴任していた私は、病院の制度改革と並走しながら、ボランティア中心でコーディネーター不在だった住民ネットワークの改善に着手する。3代目院長に就任後、厚生労働省によって2004年に発表された「入院医療中心から地域生活中心へ」を基本方針とする「精神保健医療福祉の改革ビジョン」を追い風に、精神障害者との協働・共生を地固めする地域活動の長期プラン策定を推進していく。この間、地域からの反発を経験しなかったことも決して偶然ではない。御荘病院の創設、御荘保健所とのパートナーシップ、そ

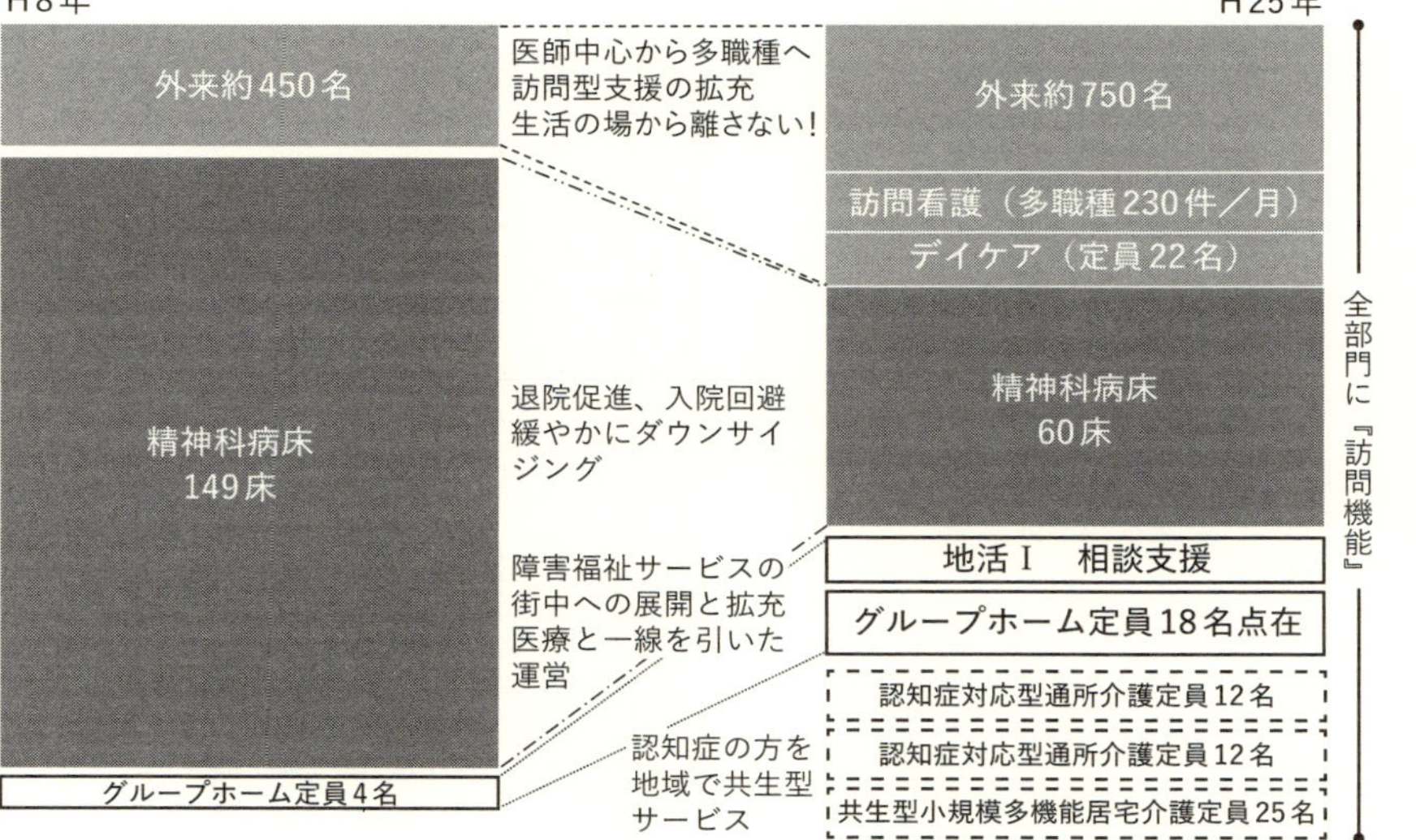

図1　御荘病院（精神科病院）の構造変革

して平山寮を起点に住民ネットワークを築いてきた愛南町に訪れた、ひとつの歴史的必然と見るべきだろう（図1）。

Ⅲ　住民に巻き込まれる——病院改革と地域開拓

愛南町の精神医療体制はその後も大きく変貌を遂げていく。2016年6月の病床閉鎖と同時に御荘病院を改組して御荘診療所を開設した。愛南町から精神科病床は姿を消したが、しかし、その後も精神科への入院が皆無になったわけではない。宇和島市にある同系列の正光会宇和島病院と連携することによって精神科入院機能は残り、御荘診療所開設後の2016年7月から2017年8月末にかけて計18名の入院（月平均1・3名）があり、人口1万人に対して1～2床の急性期精神科病床は今も欠かせない。たしかに「病床ゼロ」は実現しておらず、その意味で「脱施設化」は達成されていないと映るかもしれない。それでもこの地の精神医療が着実に「脱施設化」のプロセスを、今またその先へと進みつつあることは事実だ。

地域精神医療改革のプランとアイデアの源泉は、イタリア・トリエステの運動から「やどかりの里」まで、それこそ無限にある。なかでも「盛岡市民福祉バンク」[2]は私個人にとって大きなモデルとなり、アメリカ・カリフォルニア州の「ヴィレッジ」[3]は、研修に赴いた医療スタッフたちに大きなインパクトを与えた。これら先進的地域の見聞を経てたどりついたのは、「病院会議ではなく住民会議を」という理念、病院のなかで専門家だけに通じる言葉を使わず、住民たちと一緒に語れる言葉をゼロからつくりあげなくては何も始まらないという事実だった。

もちろん理念や夢なら誰にでも語れる。私たちは精神科病棟閉鎖を目標に、まず病院の改築・増築・新築といったハードへの投資の道を自ら断った。続いて永住型グループホームという選択肢も放棄し、認知症は精神科医療ではなく小規模多機能型居宅介護でケアする計画を自らに課した。漸減しつつあった病床のコントロールも稼働率95%を目標とした。目指したのは医療が抱え込まない構造だった。医療スタッフのマネジメントにおいても、アウトリーチにこだわらず、利用者には可能な範囲で来院を促し、スタッフのバーンアウト予防に努めた。制度改革に左右される部分もあったが、あくまで当事者の要望と地域の感覚に合わせた病院マネジメントの結果、入院機能をはじめとする病院の役割はダウンサイズされていく。そして、この町の精神医療機能はいずれ総合病院に統合され、公的サービスへ移管されるという未来構想も開かれていった――それはこれからの愛南町が目指すべきヴィジョンとなるだろう。

それだけではない。同時に、地域のソーシャルキャピタルの再発見と発掘、地域を開拓する課題を自らに課した。いわば「精神障害者中心から住民中心へ」という発想の転換の前哨だった。それはやがて、障害者を総称して対象化しないこと、精神障害者を限りなく住民と横並びの関係にすること、「精神障害者が街に慣れる」のではなく「街が精神障害者に慣れる」という関係の転回を生み出していく。地域の運動会や祭事を企画運営することで、障害者が中心になるのではなく住民という内部に障害者が帰属し、参加者全員が肩書きを述べずに集える状況をつくることで、精神障害者も医療スタッフも「住民に巻き込まれる」現実が自ずと生まれていく。それは「精神障害者と共に」という理念を超えて、その先にある光景を予感させた。この光景を先導していたのは、畑を耕し、牛を育て、海に繰り出す人たち、ここでずっと「住民」と呼んできた人たちだった。

Ⅳ　「普通の市民」という言葉
――地域ネットワークの形成

精神医療が地域精神医療改革を掲げた一方で、この町の地域ネットワークはどのように整備されていたのか。1987年に「南宇和精神衛生を考える会（現・南宇和心の健康を考える会）」、

1989年に「南宇和精神障害者の社会参加を進める会（現・南宇和障害者の社会参加を進める会）」が結成される。前者は関係機関、家族、精神障害をもつ当事者が定期的に集う会として発足し、現在は「心の健康に関心のある住民」という規約を定め、あらゆる住民の参加を可能にして年数回の研修会や意見交換会を継続している。後者は愛南町長を会長、南宇和ライオンズクラブ会長を副会長とした住民支援組織として発足した。発足当初から、等しくすべての入会者を「進める会会員」と定め、障害の有無や立場の差異を超えたフラットな関係を目指していた。発足当時から900名の会員を集めていることからも、会員たちがどれほどエネルギーを注いだかは想像に難くない。現在も啓蒙活動の重要なポジションを担い、愛南町の地域精神保健福祉の礎と言えるだろう（図2）。

「誰もが同じ立場の住民だと考えていたが、やはり精神障害者に対して『何かをしてあげる』という発想は残っていた」――「南宇和精神障害者の社会参加を進める会」の発足に力を尽くした御荘保健所長・櫃本真聿（ひつもとしんいち）は、当時をそう振り返る。「住民」というカテゴリーへと一体化されたかに見えた「健常者」「障害者」というサブカテゴリー、それらを分かつ境界線は、したがって完全に消滅したわけではなかった。

1990年代後半だっただろうか、私たちは誰からともなく「普通の住民」という言葉を使うようになっていた。精神障害者でも、専門職でも、家族でも、行政職でもない「普通の住民」は、当時、どのような存在としてイメージされていたのだろう。正確な実証は難しいが、南宇和ライオンズクラブをはじめとする、住民ネットワークの創設と維持に力を注いだ人たち、その可能性と同時に限界を感じていた人たちが、次なるステージへと進もうと繰り返した静かなつぶやき、やがてそれがこの言葉を生み出したのかもしれない。農家や工場で働く人、漁師、主婦、大工、僧侶、うどん屋の主人、この多彩な人々が、ボランティアとして精神障害者と共に行動を始めていたからだ。

その活動のいくつかは廃棄物再生プラント製作や森林ボランティアなどの事業として軌道に乗り、またいくつかは泡沫のように消えていった。参加者の自発性に左右されるボランティアの限界も見えてきた。いくらイベントを開催しても本当に来てほしい人は参加できずに孤立を強くした。

当初は精神障害者と共に働くことへの住民の懸念もあった。この懸念を払拭するために考案された、認知症患者が身近にいない人など皆無に近いことを梃子（てこ）に、精神障害と認知症を等しくイメージしてもらう戦略は、障害者を総称も対象化も特別視しないこと、障害者が自然に住民にとけこんでいく土壌をつくった。そのためにも専門家は積極的に家庭出張相談に乗り出し、

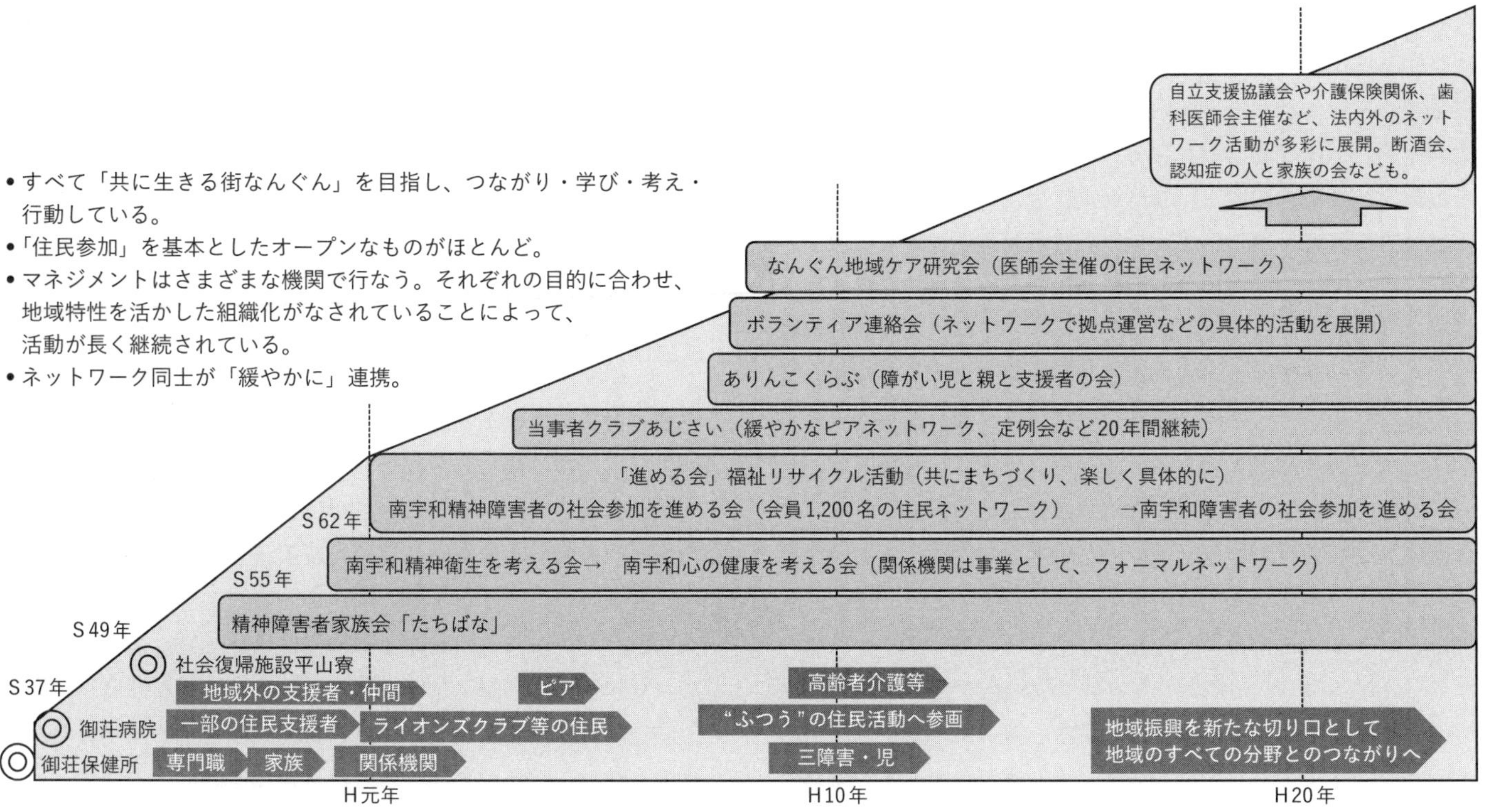

図2　愛媛県愛南町の住民ネットワーク

小学生から100歳まで地域の相談にはすべて乗り、地道に土壌を耕していった。はじめは地域改革を主導するリーダーも必要かもしれない。だが、ひとたび軌道に乗ったら直ちにトップダウンはボトムアップへ補正され、主役は個に引き渡されるべきだ。さもなければ人の心は離れてしまう。

事業として成立するには、当然、スケジュールや支出入の管理も欠かせない。そして同時に地域のソーシャルキャピタルを拡充するには、医療における支援する者と支援される者という構造が完全に変わることはない、そう割り切ることも必要だった。たしかに上下関係に転じかねない支援者-被支援者構造の温存はリスクも生むが、それを恐れて障害者への支援を断って事業が失敗したのでは本末転倒だ。障害者は庇護される対象ではなく自ら生きようとする存在であり、そのためのケアを必要としているという前提を根づかせること――そのためには、傷害の有無や別を問わず「どのように生きていくか」というストーリーが、この地域には不可欠だった。そのストーリーのなかではじめて、地域に暮らす人々は分断されることなくつながっていける。

V　つながる個人・とけあうネットワーク
――「住民」の誕生

事業の拡大とともに目標として浮上してきたのが雇用創出、「自分たちで利益を上げる」構造をしつらえることだった。それは大手企業の子会社や建設会社の撤退により空洞化した雇用を創出する必要に駆られた、地域の課題とも重なり合っていた。全国視察の経験から、助成金に依存した事業が短命に終わることは知っていた。もちろんそれは行政を敵に回すことを意味しない（実際、今でも町役場に週2日は足を運び、要望があれば公共事業も受けている）。それでも地域に住む自分たちだけで利潤を追求する「地域資源循環」、それも行政に依拠した就労支援とは異なる形が必要とされていた。

まずは2000年にリサイクルショップを開店、次いで始めた就労継続支援A型事業所の観葉植物レンタル事業が、年商300万円を生み出すまでに成長する。次に着手したNPO法人「なんぐん市場」の創設は、私と精神保健福祉士の中野良治だけが専門家、残るすべては一般住民という形態で推進される。その後も、農林水産省や市場や農家から教えを受けながら独自のリサーチを重ねた在野研究によって成功したアボカド・原木しいたけの栽培、かつて愛南町の名産だったが失われつつあったアマゴ養殖事業へと活動の幅は広がっていく。地元で作物を作って東京など大都市に売る外貨獲得の技術継承、農協との協力による地元消費の拡張によって、やがて「地域資源循環」は軌道に乗る。それは重ねた苦労の先に希望が見える瞬間でもあった。

そして観光施設「山出（やまいだし）憩いの里温泉」の経営は、老朽化した温泉施設のリニューアルに手を焼いていた地域住民からの委託事業という点で画期的だった。ここでも福祉事業所ではなく一般事業所にし、一般社会の比率と同じく従業員を「健常者：障害者＝1：20」に調整するなど、基本方針を曲げることはなかった。とはいえすべてが順風満帆とはいかなかった。「愛南町にしかないものはない」という厳しい現実、居住地を侵害しかねないという地元とのコンフリクトの可能性、莫大なコストを要する観光業特有の課題に直面した。良かれと思った地元田舎料理は「外」に住む人を喜ばせても「内」に住む地元住民には魅力を欠き、一向に支持は集まらなかった。しかしながらその後、サービスの提供対象を「内」に転じて地元住民が働ける場所を確保する発想の転換が功を奏し、リサイクルショップに始まる一連の取り組みを多くの住民が知るという結果がもたらされることになる。

これら一連の事業を、障害者の社会参加を促進して「共に働き共に暮らす」ソーシャルインクルージョンという耳にやさしい言葉で呼ぶこともできよう。だがその内実は、福祉事業所ではなく一般事業所としての経営を巡る多大なリスクとつねに隣り合わせだ。この活動を身近でサポートしてきた私は、しかしながらこの「リスクの共有」に、ひとつのチャンスを見ていた。安全な職場を専門家が準備し、リスクを負わないまま障害者がそこに迎え入れられる構造は、障害者への合理的配慮を偽装したパターナリズムにすぎない。この偽りのシステムのなかで、どうして健常者と障害者を分かつ旧態依然の分断線が解消されるというのだろう。もちろんそれを覆すには「仕掛け」も必要になる。地域の歴史を振り返りながら現在を見つめて地域の不足を発見すること、そして障害者と専門家のストーリーに住民を引き込まないこと。そのためには障害者と健常者を分断しない基礎構造が重要になってくる。最初に分断があるところに障害者が参入すれば、分断は温存されつづける。障害者も健常者もリスクを分かち合いながら同じ事業を担うことで、住民が地域の障害者を知る機会は増え、仕事のなかで自然な会話を交わしながらつながり、いつしかとけあっていく。事業を通じて集った人たちが互いに誰なのか定かではない状況、社会的地位や属性など価値をもたない状況が、確かに現実のものとなっていく。

1960年代から動きつづけてきた愛南町に「住民」が誕生

した手応えを、このとき私たちは感じていた。

VI　世に棲む人——ふたたび「住民」を考える

ふたたび「住民」について考えてみたい。当然、地域に暮らす人すべてが「住民」に値する。もちろん私もひとりの「住民」であり、精神障害者や専門職を切り分けて「住民」を考えていては本質にたどりつかない。しかし、それを「あたりまえ」と言い切れる地域精神医療の確立は遠い。精神障害者や専門職やそのほか市井の人々を分かつ分断線と境界線が、まだ「住民」の内部に張り巡らされている。年余の営みを試みてきた愛南町も道半ばにあり、私たちの自問自答も日々尽きない。

これまで愛南町では障害者が仕事を得ること、そして穏やかな生活を営むことを大切にしてきた。それは地域に「根」を生やすこと、いわば「世に棲む」（中井 1980）ことだ。障害者も健常者も、専門家も家族も、そこでは誰もが等しく日常を送る。この人々こそ「住民」と呼ぶことができるだろう。この「世」は誰かが与えてくれるものではない。野を拓き、海に漕ぎ出し、人と対話し、仕事と生活のなかで困難と歓喜を共にしながら長い時を経て育まれてきた町が、人を棲まわせる「世」に変わっていく。

愛媛県愛南町、改革を掲げた地域精神医療と人々の手で耕されてきた地域の交叉点、ここに今も「住民」は息づき、今また新たな一歩を踏み出そうとしている。

註

1——中世から巡礼地として名を馳せたベルギー・フランドル地方の小都市ゲールは、19世紀から20世紀にかけて、都市に住む里親と患者のネットワークによるコロニーをして精神医療施設のオルタナティヴとする「ファミリー・ケアシステム」によって、国際的評価を与えられる（橋本 2016）。

2——1975年の青森県盛岡市に設立された「盛岡市民福祉バンク」の創設者・馬場勝彦は、地元のわんこそば屋「東屋（あづまや）」を生業としながら、作業所や施設で働く若者を集めたリサイクルショップ経営を開始する。そのシステム構築のみならずエコロジーカルチャーを発信するなどコンテンツ発掘においても、ボトムアップの市民活動型福祉モデルであり、愛南町の未来構想を描くための重要な参照項となっている。

3——「ヴィレッジ（Village Integrated Service Agency）」は、アメリカ・ロサンゼルスの統合的精神保健サービス機関であり、精神科病院より低コストで社会復帰に有効な支援の提供を目的に、雇用、住居、生活、家族、教育の支援、メディカルケア、そして地域活動までをカバーして、ピアメンバーが専門家とともに支援活動を担っている（小笠原 2009）。

文献

橋本 明（2016）「ゲール・ファミリー・ケア・リサーチ・プロジェクト（1966-1975）――アメリカ・ベルギー共同研究の展開と挫折」『社会福祉研究』18；15-26

中井久夫（1980）「世に棲む患者」『分裂病の精神病理9』東京大学出版会（再掲『世に棲む患者［中井久夫コレクション］』（2011）筑摩書房）

小笠原広実（2009）「アメリカ・カリフォルニア州「ビレッジＩＳＡ」を見学して――精神の病をもつ人への地域生活支援を考える」『精神看護』12-2；49-55

「地域」を耕す

予防・早期の対応を可能にするシステムづくり

英国のシステムと東京都世田谷区の挑戦

山崎修道

病棟に頼らない地域精神医療を展開するためには、生活の場である地域のなかに、①発症・病状悪化後早い段階で、早い回復を目指すための集中的な支援を受けられる、②発症する前・状態が不安定になる前に、地域のなかで他の人から助けてもらえる、③子どもの頃から、精神的な不調になったときにはどうすればよいかを学ぶことができる――この3つを実現するためのシステムづくりが不可欠である。精神保健の地域化をすでに達成した英国のシステムと日本のシステムを比較して、日本の課題と課題の突破口がどこにあるのかについて論じたい。

I　はじめに――なぜいまだに「病棟に頼らない地域精神医療論」が日本に必要なのか？

日本の精神病床数は、人口10万人当たり269床であり（OECD 2014）、OECD諸国平均（10万人当たり68床）と比べても群を抜いて多い。日本が病棟に依存した精神医療サービスを提供していることは、世界的な常識となっている。2004年に精神保健医療福祉改革ビジョン（厚生労働省 2004）が示され、長期在院者の退院促進や地域ケア体制整備など、病棟依存の精神医療からの脱却を図ろうとしてきた。しかし、2004年から10年間で、10万人当たり病床数は3％しか減っていない。2014年のOECD勧告（OECD 2014）でも、日本の精神医療の質の改善が大きくクローズアップされており、喫緊の課題として、精神病床数の削減と、速やかな地域ケアへの移行が提言されている。

改革ビジョン以降、入院期間の短縮化にインセンティブをつけ、地域ケアに移行する方向性が提出されているが、スピードは遅い。その理由のひとつは、医療スタッフが病院のなかに留まっており、地域で働いていないことにある。「地域移行」と言うと、「精神疾患をもつ当事者をどのようにして病院の外に出すか」が語られがちであるが、順番が間違っており、まず医療スタッフの地域移行が必要である。OECD勧告でも、日本は地域社会で働く医療従事者数が依然不十分であると指摘されている（OECD 2014）。当事者の地域移行よりも、今まで病棟でしか働いてこなかったスタッフの地域移行のほうがより本質的な課題である。

同時に、異常に膨れ上がった精神科病床の削減も喫緊の課題である。だが、精神科病床削減の話になると決まって出てくるのが、「地域の受け皿が整っていない」という「言い訳」である。地域の受け皿が整っていないうちに病床を急激に削減すると、行き場を失った当事者がホームレスとなって街中にあふれてしまうから、病床の削減は慎重にすべしという見解である。これはアメリカの脱施設化当初にもよく出され、「アンチ脱施設化運動」と呼ばれた（Christenfeld 1982）。だが、この主張の根拠となる研究には方法論的に大きな問題があり、知見の妥当性がとぼしいことが最近のシステマティックレビューによって明らかになった（Winkler et al. 2016）。これまでの研究は、ある地域全体の脱施設化状況と、ホームレスの発生率の関連を見て、脱施設化とホームレスの増加に関連があるという結果を示していたが、実際はその背後で都市化の進展や移民の増加など社会的な変化が同時期に発生しており、たまたま両者が関連しているようなデータになってしまった可能性が大きい（図1）。実際に、脱施設化のなかで、精神科病床から地域に移行した患者群を追跡したコホート調査では、23の研究のうち、15の研究（n=1780／オーストラリア・英国・米国・アイルランド・日本・イタリア・アルバニア／追跡平均期間4・2年）でホームレスとなった当事者はゼロだった。23の研究（n=6,854）すべてを合わせても、地域移行後ホームレスとなった当事者は0・7%だった。この結果からも、脱施設化した人がホームレスとなり、その結果ホームレスが激増するという主張は誤りだとわかる。心理学でも昔から言われている、人間が陥りやすい因果関係の解釈の誤り（生態学的誤謬）の好例だと言える。

まず精神科病床を削減し、病棟で働いているスタッフを訪問中心の地域サービスに移行させ、当事者と支援者が同時に地域移行することが、問題解決に必要なアプローチである。幸い、日本の診療報酬制度も地域ケアに向けて改定を進めており、精神

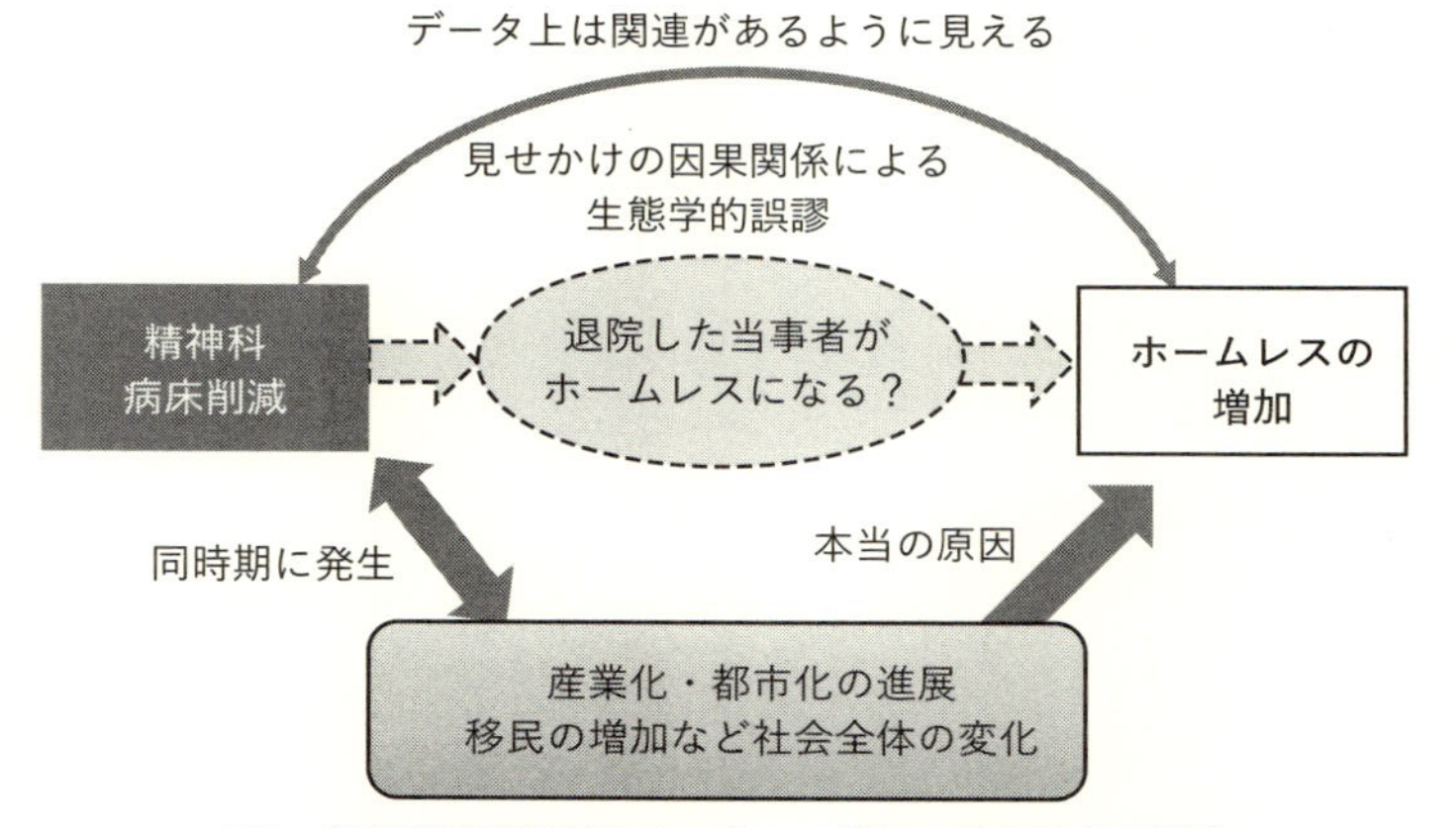

図１　精神科病床削減とホームレス増加の見かけ上の関連

科領域でも診療報酬の裏づけを得たうえで、地域での訪問診療を専門としたクリニック（アウトリーチ型クリニック）の実践が始まった。現在全国20カ所で展開する包括型地域生活支援プログラム（Assertive Community Treatment：ACT）のように、これまで病院で働いていたスタッフが地域に飛び出し、地域のなかでケアを展開する動きが出てきている。ただし、医療スタッフが地域に出るだけでは、本稿のテーマである精神疾患の予防や早期支援には対応できない。今まで精神科病院のなかに閉じこもっていたスタッフ自身が、地域に出て、地域とつながり、地域の力を引き出したり、逆に地域の力に助けてもらいながら、たとえ精神疾患にかかったとしても生きていける街づくりをしていく必要がある。まずは精神医療スタッフ自身のリカバリーが必要である。

II　病棟に頼らない英国の精神保健医療システム

1 医療システム

——国営地域保健中心の英国／民営病棟医療中心の日本

病棟に頼らない地域精神医療を展開するためには、生活の場である地域の中（＝病院の外）に、精神的不調に早期対応できるシステムをつくっていかなければならない。生活の場で精神的不調へ早期に対応するためには、①発症・病状悪化後早い段階で、早い回復を目指すための集中的な支援を受けられる、②発症する前や病状が悪化する前に、地域のなかで他の人から助けてもらえる、③子どもの頃から、精神的な不調になったときにはどうすればよいかを学ぶことができる——この3点を実現することが重要である。

英国は、①〜③を地域のなかで実現しており、日本でのシステムづくりに大いに参考になる。英国の医療システムは、①国営の医療サービスであるNHSにより、サービスをトップダウンでコントロールできる、②一般家庭医によるプライマリケア・トリアージと専門医によるセカンダリケアのシステムがすでにある、③ほぼ無料によるサービス利用が可能である、などの強みがある。一方日本の精神科医療は90％以上が民間による経営だが、公的保険料からの診療報酬によりサービスをコントロールすることも可能であり、外来精神医療については、公的補助による負担軽減制度なども存在する。実現には課題もあるが、日本の今後のシステムを構築するうえで非常に参考になる。

近年英国の精神保健医療システムは、さまざまな文献を通じて日本にも紹介されている（武内2010；武内・竹之下2009）。英国と日本の共通点（表1）は、①全国民をカバーしている、②医療費の対GDP比が同レベル（8％）、という2点である。英国の中心部であるイングランド（人口5,301万人）の2011年度精神保健医療予算は年間7,283億円であり（Department of Health 2012）、日本（人口1億2,780万人）は年間1兆9,051億円（2011年度）である（厚生労働省2013）。1人当たり年間予算はほぼ同額で、若干日本の方が高い（日本1万4,900円、イングランド1万3,700円）。

1つ目の英国（イングランド）と日本の大きな違いは、入院／入院外の予算の配分が日本と英国で逆転している（日本：入院73・2％ 対 入院外26・8％、イングランド：入院34・7％ 対 入院外65・3％）点（Department of Health 2012）である（表2）。英国の特徴は、①地域サービスが非常に充実している点、②救急サービスのなかに地域で展開するサービスが数多くある点である。また、③地域精神保健チームに全予算の7分の1（13・76％）が投じられている点、④日本では福祉予算でカバーされる項目が医療費として計上されている点が挙げられる。国レベルで病棟に頼らない地域精神保健医療を実現するためには、診療報酬制度の改定によって、入院対入院外の予算比率を変えることが必須である。

表1　英国と日本の精神保健医療システムの共通点と相違点（武内（2010）より表作成）

		英　国	日　本	
医療全般	対象者	全国民	全国民	米国を除く主要先進国で共通
	医療費の対GDP比	8%	8%	米国14%、ドイツ10% 日英ともに先進国では最低レベル
	原資	税金（一部利用者負担あり）	税金＋公的保険料＋利用者負担	英国は基本的に利用者負担は無料だが、無料で提供される範囲（治療法・薬剤など）が決められている。そこから外れるものは自己負担になる。
	資源の分配	政策・ビジョンに沿った予算配分	診療報酬制度	
	需要のコントロール（不必要な医療の抑制）	サービス供給者側が入口のシステムでコントロールする 例 一般家庭医（GP）によるゲートキーピング機能 例 地域の保険者が、その地域で提供できるサービスの標準や範囲を決める	サービス受給者側の判断に依拠するコストを課すことで自粛を期待する 例 専門医療への紹介料を高くする	
精神保健医療分野	資源の投入先	地域精神保健システム中心（入院医療費31%：司法病棟含む：2011年度）	病院・入院医療中心（入院医療費75%：2010年度）	日本も医療全般では在宅医療・地域包括ケアへのシフトが基本方針に掲げられはじめているが、精神保健医療分野では、依然として入院医療への配分が大きい。英国は、入院医療とそれ以外の医療費の配分が日本とほぼ逆転している。
	在宅医療	ACT・危機解決家庭治療チーム・早期介入チームetc……	ACT導入開始	日本でもACTの導入は進みつつあるが、限定的。危機解決家庭治療チームおよび地域早期介入チームは未整備。

表2　イングランドにおける精神保健医療費への予算配分（Department of Health 2012）

大項目	1,000£	億円	%	小　項　目	入院	外来	地域	1,000£	%	億円*
医療費総額	5,496,619.31	7,283.0	100.00%							
救急サービス	588,402.00	779.6	10.70%	救急リエゾンサービス	○			28,290.39	0.51%	37.5
				救急サービス－その他				31,174.41	0.57%	41.3
				積極的アウトリーチチーム			○	126,821.40	2.31%	168.0
				認定ソーシャルワーカーによるサービス				11,193.68	0.20%	14.8
				危機対応ホーム			○	10,619.08	0.19%	14.1
				危機解決家庭治療チーム			○	254,594.77	4.63%	337.3
				精神病早期介入サービス			○	109,276.84	1.99%	144.8
				緊急対応クリニック			○	655.52	0.01%	0.9
				緊急対応ソーシャルワークチーム			○	9,766.18	0.18%	12.9
				ホームレス精神保健サービス			○	6,009.73	0.11%	8.0
居住サービス	527,780.26	699.3	9.60%	居住サービス－その他			○	22,958.32	0.42%	30.4
				家庭的養育スキーム			○	5,634.75	0.10%	7.5
				若者向け下宿スキーム			○	1,996.57	0.04%	2.6
				ホステル			○	8,292.08	0.15%	11.0
				公的ケアホーム			○	354,067.78	6.44%	469.1
				スタッフ付きグループホーム			○	18,601.70	0.34%	24.6
				居住援助サービス			○	113,004.47	2.06%	149.7
				スタッフなしグループホーム			○	3,224.59	0.06%	4.3
ケアラー（家族）向けサービス	26,865.22	35.6	0.49%	ケアラー（家族）支援グループ			○	2,598.74	0.05%	3.4
				ケアラー（家族）支援サービス			○	13,998.04	0.25%	18.5
				ケアラー（家族）支援ワーカー			○	4,315.93	0.08%	5.7
				ケアラー（家族）向け自助・相互援助グループ			○	652.79	0.01%	0.9
				レスパイトサービス			○	5,299.72	0.10%	7.0
病院サービス	971,705.10	1,287.5	17.68%	急性期入院病棟	○			654,576.76	11.91%	867.3
				病院サービス－その他				43,402.14	0.79%	57.5
				病院デイケア		○		22,738.90	0.41%	30.1
				精神科リエゾンサービス	○	○		9,758.43	0.18%	12.9
				精神科外来クリニック		○		82,668.77	1.50%	109.5
				精神科専門サービス	○	○		158,560.10	2.88%	210.1

大項目	1,000£	億円	%	小　項　目	入院	外来	地域	1,000£	%	億円*
地域精神保健チーム	756,124.49	1,001.9	13.76%	地域精神保健チーム			○	756,124.49	13.76%	1001.9
地域での継続的医療ケア	644,231.56	853.6	11.72%	看護師による24時間地域ケア			○	110,236.22	2.01%	146.1
				看護師以外による24時間地域ケア			○	149,613.27	2.72%	198.2
				地域での継続的医療ケア－その他			○	91,318.44	1.66%	121.0
				地域でのリハビリテーション／継続的医療ケアチーム			○	59,867.94	1.09%	79.3
				地域リハビリテーションユニット			○	233,195.69	4.24%	309.0
直接給付	30,525.16	40.4	0.56%	直接給付				30,525.16	0.56%	40.4
就労生活支援センター	131,650.85	174.4	2.40%	地域デイセンター／リソースセンター／ドロップインサービス			○	98,409.38	1.79%	130.4
				教育・余暇支援			○	4,570.51	0.08%	6.1
				就労支援			○	26,700.00	0.49%	35.4
				IPSによる就労支援（労働年金省からも支出）			○	2.00	0.00%	0.0
				女性専用地域デイサービス			○	1,968.96	0.04%	2.6
家庭生活支援サービス	110,083.03	145.9	2.00%	家庭／地域生活支援サービス			○	72,983.66	1.33%	96.7
				住居探し支援			○	37,099.37	0.67%	49.2
精神保健プロモーションサービス	3,297.49	4.4	0.06%	精神保健プロモーション				3,297.49	0.06%	4.4
その他の地域／病院専門スタッフ	89,376.11	118.4	1.63%	地域開発（街づくり）ワーカー			○	7,237.23	0.13%	9.6
				ゲートウェイワーカー：入口のニーズアセスメントとトリアージ			○	4,432.01	0.08%	5.9
				そのほかの地域／病院専門スタッフチーム				20,426.45	0.37%	27.1
				プライマリ精神保健ワーカー			○	44,604.72	0.81%	59.1
				非行・犯罪歴のある若者への精神保健ワーカー			○	12,675.71	0.23%	16.8
パーソナリティ障害向けサービス	35,892.17	47.6	0.65%	パーソナリティ障害向けサービス				35,892.17	0.65%	47.6
心理学的治療サービス（IAPT）	213,363.32	282.7	3.88%	IAPTによる就業サポート			○	9,767.15	0.18%	12.9
				IAPTによる高強度認知行動療法				123,645.32	2.25%	163.8
				IAPTによる低強度認知行動療法				79,950.86	1.45%	105.9

表2　イングランドにおける精神保健医療費への予算配分（Department of Health 2012）（つづき）

大項目	1,000£	億円	%	小　項　目	入院	外来	地域	1,000£	%	億円*
心理学的治療サービス（IAPT以外）	172,244.06	228.2	3.13%	心理学的治療とカウンセリングサービス				119,423.22	2.17%	158.2
				心理学的治療サービス－その他				12,513.83	0.23%	16.6
				スペシャリストによる心理療法サービス				32,649.82	0.59%	43.3
				ボランティアおよびプライベートセクターでのカウンセリング・心理療法サービス				7,657.20	0.14%	10.1
保安関連サービス・精神科ICU（閉鎖病棟）	1,056,309.14	1,399.6	19.22%	低強度保安関連サービス	○	○	○	422,462.54	7.69%	559.8
				中等度保安関連サービス	○	○	○	485,219.96	8.83%	642.9
				精神科ICU（閉鎖環境）	○			136,394.60	2.48%	180.7
				保安関連サービス・精神科ICU－その他	○			12,232.04	0.22%	16.2
司法・矯正分野での精神保健サービス	72,394.48	95.9	1.32%	地域における司法関連サービス			○	25,511.01	0.46%	33.8
				司法・矯正分野とのトリアージ・リエゾンサービス			○	7,713.01	0.14%	10.2
				司法・矯正分野での精神保健サービス－その他			○	7,846.36	0.14%	10.4
				刑務所精神保健インリーチサービス			○	31,324.10	0.57%	41.5
ソーシャルサポートサービス	66,374.87	87.9	1.21%	情報提供・アドバイスサービス				10,136.44	0.18%	13.4
				権利擁護サービス				20,143.60	0.37%	26.7
				ボランティアによるソーシャルサポートサービス				4,387.07	0.08%	5.8
				患者相談サービス				2,838.43	0.05%	3.8
				セルフヘルプグループ				4,084.99	0.07%	5.4
				サービス利用者グループ				5,387.43	0.10%	7.1
				スタッフサポートグループ				3,291.11	0.06%	4.4
				ソーシャルサポートサービス－その他				16,105.80	0.29%	21.3

*1£=132.5円（2012年3月末レート）

② 地域リソース——チャリティ(NPO)部門・医療以外の部門(学校など)との協働

2つ目の違いは、医療以外の部門が、精神保健医療サービスの主要な部分を担っている点である。限られた予算で地域精神保健医療を展開するためには、医療以外の支援サービスとの有機的な連携が必須である。病院は当事者の生活の場ではなく、自宅と地域が生活の場であり、精神保健医療サービスは生活の場での支援がないと有効に機能しない。

英国では、寄付文化の歴史が長く、精神保健医療サービスを補完するチャリティ組織の存在感が非常に大きい。当事者を支えるサービスや啓発活動を行なうMind(Mind Web Site)、主にケアラー(家族)を支えるサービス・啓発を行なうRethink(Rethink Web Site)、精神疾患の偏見をなくすことをミッションとしたTime To Change(Time to Change Web Site)が代表である。いずれも非営利組織だが、日本の一般的なNPOや社会福祉法人とは人員・財政の規模がまったく違う。Rethinkは「英国の家族会」と紹介されることが多いが、実際はそうではない。Rethinkは1,000人を超えるスタッフを擁しており、年間収益は7億1,300万円の黒字である(資産規模31億8,000万円/日本の全国精神保健福祉会連合会(みんなねっと)の資産規模の100倍)。経営のプロフェッショナルがCEOとして組織の舵取りを行なっている。組織のスローガンは“Challenging attitudes, changing lives”。日本の中規模営利企業に近い。Mindもチャリティ組織だが、歴史は古く、2016年で創立70周年を迎えた。資産規模は19億8,000万円と、Rethinkとほぼ同レベルの組織体である。スローガンは“For better mental health”。精神疾患を抱える人への情報提供やアドバイス、国や行政へのロビー活動、国民への精神疾患に関する啓発活動を行なっている。Time To Changeは、精神疾患による偏見と差別をなくすことを目的に、MindとRethinkが2009年に共同設立したキャンペーン組織である。スローガンは“Let's end mental health discrimination”。活動開始1年で精神疾患へのスティグマを定量的に把握し、5%減少させる数値目標を立て、キャンペーンを行なっている。5年で30億円を投じた全国規模の一大プロジェクトである。2011年には、4週間のTV広告キャンペーンを“It's time to talk. It's Time to Change”のスローガンのもとに行なった。

チャリティ部門の層の厚さは、英国の精神保健医療サービスの非常に大きな強みである。チャリティ部門と、医療部門のNHSの連携も組織的かつ非常に活発である。NHSがカバーできない部分を、チャリティ部門がカバーしており、非営利組織が専門家と社会のインターフェイスの役割を果たしている。

また、学校・教育部門と、医療の連携も組織的かつ有機的に行なわれている。精神疾患の好発年齢は思春期・青年期であり、学校との連携は必要不可欠である。早期支援や予防の点でも、小中学校におけるメンタルヘルス教育が必要である。英国では、児童思春期専門の医療サービスであるＣＡＭＨＳ（Child and Adolescent Mental Health Services）が、各学校と協働して生徒のメンタルヘルスに関するサポートをアウトリーチで行なっている。各学校にはSpecial Education Needs Coordinator（SENCO）（Gov.Uk.）が配置されており、発達の偏りや知的なハンディキャップ、情緒面のハンディキャップをもつ生徒へのケアのコーディネートを行なっている。子どもの生活の場である学校や自宅でサービスを提供するという考えが貫かれており、ハンディキャップがある子もない子も皆同じ教室で学ぶインクルーシブ教育が徹底されている。２００４年から包括的なメンタルヘルス・ウェルビーイング教育プログラム（Social and Emotional Aspects of Learning：SEAL program）（Department for Education and Skills 2005 ; Department for Education 2010）が授業に導入され、２０１０年までに小学校の９割、中学校の７割が導入した。自分を理解する（self-awareness）、自分の気持ちとうまく付き合う（managing their feelings）、モチベーション（motivation）、他人の気持ちに共感する（empathy）、社会的スキル（social skills）を高めることを目的としたプログラムである。単に知識を与えて終わりではなく、こころの健康を保ち、人間関係や生きる目的をよりよく創り上げていく方法を皆で考え、日常生活で実践していくプログラムである。いじめや暴力の問題、薬物の問題、性の問題も扱う包括的なプログラムであり、小学校３年生から中学校３年生までの授業で実施される。英国のＮＩＣＥ公衆衛生ガイダンスでも推奨されており（National Institute for Health and Clinical Excellence 2008）、医療と教育の垣根を越えた統合的な政策が立案され、実行されている。

Ⅲ　世田谷区の挑戦

日本は地域精神保健に配分される予算・人員ともに圧倒的に少なく、システムもほぼ機能していない。改革ビジョンから10年が経過しても、精神科病床数は３％しか減っていない。この原因は、国レベルでの政策実行力の弱さに加えて、地域システムレベルの優良実践の不在だと考えられる。ＡＣＴなどの優良実践はいまだ個人レベルに留まっており、地域レベル・国レベルのシステム改革につながっていない。地域行政や市民を巻き込み、地域全体の精神保健医療システムの再構築を目指した活動が、病棟に頼らない地域精神医療を実現するためには必須である。ここでは、東京都世田谷区を舞台とした挑戦について示す。

世田谷区は、人口89万人・46万8千世帯（2016年11月現在）が居住する、特別区・政令指定都市の区では全国トップクラスの人口規模である。医療・教育サービスや、地域ボランティア・NPO（法人数400超）の活動も充実している。5つの地域（世田谷・烏山・砧・玉川・北沢）に分かれており、地域の総合支所が区民サービスを提供している。さらに細かい27地区に、出張所またはまちづくりセンターが置かれている。区役所は、事業計画や予算調整、取りまとめを行なっている。充実した行政による住民サービスと、地域活動の土壌がある一方で、こころの健康を地域で守る体制は、精神の疾患別、障害別、就学・就労・母子・高齢者などさまざまなサービスが「縦割り」になっており、利用者がまずどこに行けばいいかわかりにくいシステムとなっていた。こころの不調を訴える当事者にとっても、自分に合ったサービスを見つける間に時間が経ってしまい、適切な支援開始が遅れてしまうことがあった（山崎 2014）。

① 思春期に焦点を当てた地域サービス——こころスペース

精神疾患は、生涯で4人に1人が罹患し、そのうち半数は14歳までに、4分の3は24歳までに発症する（Kessler et al. 2005）。しかし、既存の精神医療サービスでは、思春期が小児と成人のサービスの切れ目に位置し、思春期をターゲットとしたサービスが抜け落ちてしまっていた。また、①思春期の当事者は未成年である場合が多く、医療サービスを使う際に保護者の医療保険が必要になり、個人単独でのアクセスができない、②思春期の当事者は、既存の精神医療サービスがもつスティグマに対して敏感である、③思春期の当事者が抱える最初期のこころの問題を適切にアセスメントし、必要な支援につなぐトリアージ機能が地域生活の場に存在しない、という課題があり、思春期の当事者が適切な支援を受けるまでのハードルは非常に高い。思春期の当事者が、状態が悪化する前に速やかに適切なアセスメントを受け、支援とつながれば、支援者側もコストが少なく対応できるため、メリットが非常に大きい。

世田谷区では、2011年8月より、システム改革の第一歩として、思春期の当事者および保護者や関係機関を対象とした「こころスペース」事業を開始した。精神疾患発症前もしくは早期の当事者をターゲットとして、地域の公共スペースで、若者が抱えるどのような相談でも受けるスタンスで事業を行なっている。主な機能は、①支援者と当事者がつながる場の提供、②当事者の抱える問題のアセスメントとトリアージ、③さまざまな立場の支援者の協働の場、という3つである。いずれもこれまでの地域精神保健医療システムに欠けていた機能であり、3つを同時に実現する仕組みとして重要である。こころスペースの支援者には、①当事者の悩みを聴いて、関係をつくり、つながってもらう能力、②当事者の抱える問題を整理し、見立てをする能力、③当事者を適切な支援先につなぐ能力、という3つが必要になる。それぞれ、①カウンセラー・ピアスタッフ、②医療職、③ソーシャルワーカーが得意とする職能を、臨機応変に使い分けていく必要があるため、こころスペースでの実践経験が、支援者の人材育成にもつながっている。

② こころのホームクリニック世田谷

地域精神保健医療システムを創るうえでは、精神疾患を抱えた当事者が重症化する前に、支援を地域のなかでタイムリーかつプロアクティブ（問題が起きる前に動く）に提供する訪問型アウトリーチ精神医療が必須である。英国をはじめ世界的には、地域住民すべてを対象とした地域精神保健チーム（CMHT）や、危機解決家庭医療チーム（CRHT）、精神病早期介入チームなどの裾野の広いプロアクティブな訪問型アウトリーチ精神医療が標準になっている。重症度の高いユーザーを対象とするACTはすでに日本にも20カ所にチームが展開しているが、ACTはあくまで訪問型アウトリーチ精神医療の一部である。日本にはこのような機能が決定的に欠けているため、病棟に頼らない地域精神医療が実現できていない。

こころのホームクリニック世田谷は、①本人の生活・価値に寄り添う（Person-centered care）、②家族を支える（Family support）、③分かり合う（Communication）、④力を合わせる（Team work）を理念として、2013年4月に開院した（近田・西田2015）。こころのホームクリニック世田谷は、世田谷区烏山地域を中心として、地域に根差した精神科在宅医療拠点となっている（表3）。開業して3年を経過したが、現行の診療報酬制度内においても、工夫次第で継続的な運営ができるという手応えを得ている。また、病院で働いていたスタッフの意識が実践のなかで変化しており、人材育成の場としても機能している（表4）。ただし、現状はスタッフの献身的な努力で運営が支えられている部分が大きい。診療報酬外の対応（電話対応・関係機関との連絡・調整・コーディネートなど）が多く、収入の柱である在宅時医学総合管理料の重症度別評価には精神疾患が含まれていないなど、課題も多い。

精神科以外の領域では、訪問型在宅医療への移行が進んでいるが、精神科領域には波及していない。病棟に頼らない地域精神医療を実現するためには、現行の訪問型医療への診療報酬をさらに手厚くし、在宅医療の流れに精神科医療も積極的に乗っていくことが必要である。

表3　こころのホームクリニック世田谷の実際

理念	①本人の生活・価値に寄り添う（Person-centered care） ②家族を支える（Family support） ③分かり合う（Communication） ④力を合わせる（Team work）
機能	クリニック周辺地域半径約5km圏内（世田谷区北西部・杉並区南西部・三鷹市東部・調布市東部・狛江市北東部）をキャッチメントエリアとし、精神科在宅医療を訪問によって届ける。 本人のニーズを中心に動くため、ケースによって、①ACT機能、②認知症周辺症状（BPSD）対応機能、③精神病早期介入機能、④危機解決家庭治療機能、⑤リエゾン・コンサルテーション医療機能を柔軟に使い分けて対応する。 地域での早目の対応により、重症化による入院の回避をし、地域生活やケアの断絶・リロケーションダメージを防ぐ。 本人だけでなく家族を支えることで、家族のケア機能の向上や本人の今後の人生について支援する。
スタッフ	精神科医師（常勤1・非常勤4）・看護師（常勤1・非常勤1）・作業療法士（常勤1）・精神保健福祉士（常勤1・非常勤2）
勤務体制	週6日＋夜間・日曜・祝日はスタッフが交代で電話応対（24時間体制）
診療・訪問看護件数	医師による往診：1カ月約200件（延べ） コメディカルスタッフによる訪問看護：1カ月約200件（延べ）
診療報酬財源	在宅時医学総合管理料・精神科訪問看護など

表4　こころのホームクリニック世田谷スタッフにおける意識の変化

病院勤務時（Before）	訪問型クリニック勤務後（After）
入院しないと治療ができない	在宅で人が入って環境が変われば劇的に良くなる
症状を抑えて病気を治さないと元気にはならない	じっくり話を聞いて価値を理解すると元気になる
入院必要性判断・退院先見通しのための家族面接	本人の人生を知り深く理解するための家族面接
支援者の安心のためにデイケア・OT利用	本人の希望からスタートする 支援者の「心配」で可能性を潰さない支援
本人の希望が見えない高齢者支援	生活の場や暮らしを見て言葉以外から希望をつかむ支援
地域から隔絶された精神病院 機能していない院内作業療法	病院の外で関係性を育む 一緒に劇場鑑賞
薬を飲まなければとにかく入院治療	病状不安定で薬を飲まなくても地域の関係性のなかで回復
個々の特性に関係なく作業療法→デイケア→作業所	作業療法→デイケア→作業所→就労では遅い 初診から4カ月でアルバイト採用 訪問診療で3年間就労継続
デイケアプログラム・病棟運営が最優先 対応は後回し	訪問看護やカンファレンスで1人にじっくり時間を使える体制

③ 市民・NPOとの協働
――こころの健康を考える世田谷区民会議

世田谷区では、地域住民のNPO活動の歴史が長く、現在400を超えるNPO団体がある。「こころの健康を考える世田谷区民会議（以下、区民会議）」は、市民によるNPO・行政・専門家・当事者が協働して世田谷区全体のこころの健康を高めていくための戦略を考える組織である（山崎2014）。区民会議は、2012年5月の発足までに、2年間にわたる集中的な勉強会を開催したうえで設立された。勉強会では、講師による講話と、1人1回は必ず発言する対話の機会を設けた。うつ、依存症、思春期、ドメスティック・バイオレンスについての勉強会を通じて、これまで精神の疾患別、障害別など縦割りに活動していた人たちがコミュニケーションを取り、対話を進め、「顔の見える関係」となっていった。準備会の成果を踏まえ、活動を継続するため、第二次健康せたがやプラン（2012～2021年度）の重点施策として、「区民と協働による『こころの健康づくりを推進するための区民会議』の設置」が盛り込まれ、2012年5月より区民会議が正式に発足した。

区民会議は、心の健康についてのオープンな対話と議論（ダイアローグ）の場として機能している。会議への参加は、基本的にオープンであり、世田谷区のこころの健康に関心がある人であれば、誰でも参加できる。関心がある区民、こころの不調を訴える当事者とその家族、支援者・研究者・医療スタッフ・行政関係者・NPO関係者など、多種多様な立場の参加者が、世田谷区に関わる一個人として集い、世田谷区のこころの健康について、対話と議論を続けてきた。

2016年現在までの成果は、①こころの健康を高めるための普及啓発の中心コンセプトを「地域住民のウェルビーイングを高める」としたこと、②こころの不調を抱える人が気軽に立ち寄り、ウェルビーイングを高められる場として、「ここからカフェ」をつくったことである。4年間の成果を「世田谷宣言」の形で取りまとめ、2016年2月に区民に向けた報告会を実施した。区長含む関係者60名が集い、世田谷宣言を取りまとめた第1ステージの報告を行なった。現在は、具体的に区民全体に広げていく第2ステージの活動に着手している。第2ステージでは、区民会議で練られたコンセプトを理解し、こころに不調をもつ人を地域生活のなかで支える支援者を増やすために、2014年度より世田谷区で開始した地域包括ケアシステムの現場と連動した人材育成企画を策定中である。同時に、ウェブサイト（こころの健康を考える区民会議2016a）やFACEBOOK（こころの健康を考える区民会議2013）、Twitter（こころの健康を考える区民会議2016b）を用いて、区民会議で創ったコンセプトを拡散させるためのコンテンツづくりを進めている。いずれの活動も、区民が主体的に動きつつ、行政と協働（コ・プロダクション）しながら進めている。立場の違いによる意見のぶつかりあいが生じることも多々あるが、互いが緩やかなネットワークでつながっており、行政と市民の協働の素地がある世田谷ならではの実践モデルとなっている。区民会議は、当事者・支援者・専門家・行政・一般区民が、区民のこころの健康を考え、対話を促進するプラットフォームとして機能することで、既存のサービス提供者側の都合に合わせた縦割りサービスの弊害を、ゆるやかなネットワークによって解消し、さらには世田谷モデルへ発展させていこうとする試みである。行政主導の普及啓発モデルと、市民主導の地域生活中心モデルが上手く融合して相乗効果を生む、地域精神保健の新しいモデルとなっている。しかし、新しいモデルであるがゆえに、①予算の確保と有効利用、②参加者の拡充、③世田谷全体への拡散、という点で課題を抱えている。第1ステージにおいて、広めるべきコンセプトと、具体化する際の課題が明確になったことをふまえて、第2ステージでは、具体的に世田谷全体へ広げ、賛同者を増やしていくための戦略を練ったうえで進めていくことが次の課題となっている。

Ⅳ　今後の課題と突破口

病棟に頼らない地域精神医療を実現するためには、適切な地域精神保健システムの構築が必須である。病棟依存の精神医療は、地域で支える精神保健医療よりも高コストであるため、医療費の逼迫から早晩行き詰まることが予想される。重症化してから入院医療で対応するよりも、軽症・早期段階に地域のなかで対応する方が、ユーザーの立場からも負担が少なく、当事者の生活・人生への影響も最小限に食い止められる。しかし日本では、これまで病棟依存の精神医療を長年続けてきてしまったため、地域精神保健医療を実践できる人材が非常に少ない。解決策としては、まず精神科病床を削減し、同時に病院で働いているスタッフを地域に回すことが大変重要になる。そのためには、個々人レベルの優良実践を積み重ねるだけでなく、国や地域の政策レベルでの後押しが不可欠である。幸い、平成28（2016）年度診療報酬改定により、地域移行機能強化病棟入院料が設定された。入院料点数が1日1，527点と高く設定されているが、取得する場合に、届出病床数の5分の1を削減すること、また稼働率が90％未満の病院では許可病床数を削減して90％以上の稼働率を維持しなければならないなどの制約を課している。精神科病床を減らすことに対して明確なインセンティブを付けた画期的な診療報酬と言える。まずは、精神科病床を減らし、今まで病棟内に閉じこもっていた人材を、地域に移していかなければならない。

同時に、地域のなかで、こころに不調を抱えた人を支えるサポーターを掘り起こすことが必要である。4人に1人がこころの不調を生涯に一度は抱える現代では、家族や友人・職場の同僚など身近な人が心に不調を抱えることはごく当たり前のことであり、こころの不調の問題と無縁な人はいない。ほぼ全国民が潜在的なニーズをもっていると言っても過言ではない。ただし、こころの不調の問題については、ごく一部の人の問題であるという誤った考え方（偏見）が根強く、精神科医療従事者のなかでもこのような偏見が依然残っており、精神科領域の専門家が他領域や一般社会の人々と対等の立場で協働することを阻んでいた。今後は、こころの不調の問題を、全国民的課題であると認識したうえで、地域の人と積極的につながり、こころの不調の問題への関心を引き出し、オープンに対話できる環境を創る活動が不可欠である。そのためにも、世田谷区民会議のような地域レベルでの協働システムをつくり、それをもとに自治体や国に対して具体的に資源の配分について市民の側から提言し、優良実践システムを広げていくことが必要である。また、個人レベルの実践から地域レベルのシステム、国レベルの政策に広げていくためには、共有できる価値を明確に言語化し、価値観を洗練させ、「病棟に頼らない地域精神医療」が、精神疾患をもつ当事者を支えるうえで当たり前のものであるという価値を広く共有していかなければならない。社会全体を対象とした価値の共有と、価値の実現する実践の両方を同時に行なっていく必要がある。

Ⅴ　まとめ――「病棟に頼らざるをえない」という固定観念を壊すために

病棟に頼らない地域精神医療を実現する第一歩は、「病棟が必要である」という我々の固定観念を壊すことである。そのうえで、①病院スタッフの地域移行にインセンティブをつける。具体的には、在宅サービスへスタッフを誘導するために、在宅支援総合管理料のような地域のなかに拠点を置くサービスへの重点的な予算配分を進める。同時に、地域移行機能強化病床のように、病床削減へのインセンティブをつけ、入院・地域サービスの予算配分比率を逆転させつつ全体の効率化を図る。②精神保健医療分野外の人材を中心とした地域拠点を創る。精神保健に関心がある異分野・非専門家の人材を、地域の支援者として取り込んでいく。過去の研究から、経験が長い精神保健医療専門家ほど、当事者への回復の見通しは非常に悲観的であり、非専門家のほうが、実は回復への見通しが楽観的だと示されている（Jorm et al. 1999）。支援者の楽観は、当事者の回復を左右する最も重要な要因であるため（Rinaldi et al. 2008）、できる限り楽観的な見通しがもてる地域の非専門家＝生活の専門家が支援に参入できる場を創ることが必要である。③多くの市民の協力を得るために、当事者・市民・専門家が協働するプロモーション活動を展開する。当事者と研究者が対等の立場でタッグを組み、研究テーマ設定・デザイン・調査・分析・論文執筆に至るまで、研究のすべてのプロセスを協働して行なう「User-led study（当事者主導研究）」（Pitt et al. 2007 ; Byrne & Morrison 2014 ; Pitt et al. 2009 ; Greenwood et al. 2010）を進め、当事者の社会への発信力を質の高いものにしていくことや、英国のMindやRethinkのような、非専門家による啓発・支援団体の充実させることも必要である。日本でもすでに、若者が主体的にメンタルヘルス・自殺の問題に取り組むＮＰＯ法人Light Ring（ＮＰＯ法人Light Ring 2012）のような団体も活動を進めている。以上のことを同時並行的に進めていくことが必要である。

２００４年に精神保健医療福祉の改革ビジョンが示され、10年以上が経過してようやく動きが出てきた。本質的には、日本で暮らす私たちが、こころの不調を抱えた人と社会のなかでどのように共に生きていくのか、そのための理念・哲学・覚悟が問われている。「病棟に頼らざるをえない」という固定観念を捨てられるかどうかが、今後の日本の精神保健医療を真にユーザーのためになるものに変え、「こころに不調を抱えたけれども、この国に生まれて幸せだった」と皆が言えるようになるかどうかの試金石になる。

謝辞◉本稿を執筆するにあたり、ＪＳＰＳ科研費16K13499「当事者主導研究による精神病性疾患当事者の主観的ウェルビーイング回復過程の解明」の助成を受けた。

文献

Byrne, R. & Morrison, A.P.（2014）Service Users' Priorities and Preferences for Treatment of Psychosis : A User-led Delphi Study. Psychiatric Services.

Christenfeld, R.（1982）Deinstitutionalization and its critics : A commentary on Brown. Journal of Community Psychology 10-2 ; 176-180.

Department for Education（2010）Social and emotional aspects of learning（SEAL）programme in secondary schools : National evaluation. https://www.gov.uk/government/uploads/system/uploads/attachment_data/file/181718/DFE-RR049.pdf［２０１６年10月１日閲覧］

Department for Education and Skills (2005) Excellence and enjoyment : Social and emotional aspects of learning guidance.

Department of Health（2012）2011/12 National survey of investment in adult mental health services. https://www.gov.uk/government/uploads/system/uploads/attachment_data/file/140098/FinMap2012-NatReport-Adult-0308212.pdf［２０１６年10月１日閲覧］

Gov.Uk. Children with special educational needs and disabilities（SEND）. https://www.gov.uk/children-with-special-educational-needs/overview［２０１６年10月１日閲覧］

Greenwood, K.E., Sweeney, A., Williams, S. et al.（2010）CHoice of Outcome In Cbt for psychosEs（CHOICE）: The development of a new service user-led outcome measure of CBT for psychosis. Schizophrenia Bulletin 36 ; 126-135.

Jorm, A.F., Korten, A.E., Jacomb, P.A. et al.（1999）Attitudes towards people with a mental disorder : A survey of the Australian public and health professionals. Australian and New Zealand Journal of Psychiatry 33 ; 77-83.

Kessler, R.C., Berglund, P., Demler, O. et al.（2005）Lifetime prevalence and age-of-onset distributions of DSM-IV disorders in the National Comorbidity Survey Replication. Archives of General Psychiatry 62 ; 593-602.

こころの健康を考える区民会議（2013）「こころの健康を考える区民会議 FACEBOOKページ」（https://www.facebook.com/cocoseta201010/）［２０１６年10月１日閲覧］

こころの健康を考える区民会議（2016a）「こころの健康を考える区民会議Website」（http://cocoro-setagaya.jimdo.com/）［２０１６年10月１日閲覧］

こころの健康を考える区民会議（2016b）「こころの健康を考える区民会議twitter page」（https://twitter.com/kokoseta201010）［２０１６年10月１日閲覧］

近田真美子・西田淳志（2015）「訪問専門の精神科クリニック'解禁か？――「こころのホームクリニック世田谷」に注目する」『精神看護』18 ; 492-497

厚生労働省（2004）「精神保健医療福祉の改革ビジョン」（http://www.mhlw.go.jp/topics/2004/09/dl/tp0902-1a.pdf）［２０１６年10月１日閲覧］

厚生労働省（2013）「平成23年度 国民医療費の概況」（http://www.mhlw.go.jp/toukei/saikin/hw/k-iryohi/11/）［２０１６年10月１日閲覧］

Mind. Mind Web Site. http://www.mind.org.uk/［２０１６年10月１日閲覧］

National Institute for Health and Clinical Excellence（2008）Social and emotional wellbeing in primary education. https://www.nice.org.uk/guidance/ph12［２０１６年10月１日閲覧］

ＮＰＯ法人Light Ring（2012）「ＮＰＯ法人Light Ring Web site」（http://lightring.or.jp/）［２０１６年10月１日閲覧］

OECD（2014）「ＯＥＣＤ医療の質レビュー――日本スタンダードの引き上げ 評価と提言」（http://www.oecd.org/els/health-systems/ReviewofHealthCareQualityJAPAN_ExecutiveSummary.pdf）［２０１６年10月１日閲覧］

Pitt, L., Kilbride, M., Nothard, S. et al.（2007）Researching recovery from psychosis : A user-led project. Psychiatric Bulletin 31 ; 55-60.

Pitt, L., Kilbride, M., Welford, M. et al.（2009）Impact of a diagnosis of psychosis : User-led qualitative study. The Psychiatrist 33 ; 419-423.

Rethink Mental Illness. Rethink Web Site. https://www.rethink.org/［２０１６年10月１日閲覧］

Rinaldi, M., Perkins, R., Glynn, E. et al.（2008）Individual placement and support : From research to practice. Advances in Psychiatric Treatment 14 ; 50-60.

武内和久（2010）「公平、無料、国営を貫く英国の医療改革を概観する」『臨床精神医学』39 ; 117-125

武内和久・竹之下泰志（2009）『公平・無料・国営を貫く英国の医療改革』集英社

Time to Change. Time to Change Web Site. http://www.time-to-change.org.uk/［２０１６年10月１日閲覧］

Winkler, P., Barrett, B., Mccrone, P. et al.（2016）Deinstitutionalised patients, homelessness and imprisonment : Systematic review. The British Journal of Psychiatry 208 ; 421-428.

山崎修道（2014）「地域住民のウェル・ビーイングをはぐくむこころの健康政策」『最新精神医学』19 ; 111-118

「ひと」を育てる

スタッフの脱施設化

高田大志

I　はじめに

浦河ひがし町診療所は、地域精神保健医療の拠点として2014年に開設された無床診療所である。北海道浦河町における精神科医療の歴史は、1959年に浦河赤十字病院（以下、浦河日赤）に精神科病棟が50床で開設されたことに始まり、1988年の130床をピークとし、2001年に70床、2012年10床のベット削減を経て、2014年についに精神科病棟はゼロ床（休棟）となった。詳細な流れについては、本書序章を参照していただきたい。

筆者は2003年に浦河日赤の医療ソーシャルワーカーとして入職した。2001年のベット削減後ということもあり、病棟に入院していた長期入院の方たちは、受け皿が整えば退院が可能な社会的入院患者ではなく、病状が安定しない方たちや退院に強い抵抗を示す方たちばかりであった。生活技能もきわめて低く、入浴や外出もせず病棟内で一日中、タバコを吸うだけの生活をしている方たちもいた。一方、地域生活支援においては2001年のベット削減を機にデイケアが開設され、アウトリーチ活動も組み合わせながら長期入院経験者の日中活動の場や生活を支える拠点として多くのメンバーが利用していた。精神科病棟は、経済的な問題や対人関係のストレス、通院中断などの理由により症状悪化となった方の立て直しの場として、比較的高い稼働率が維持されていた。その後、SST（Social Skills Training）や当事者研究など症状や生活課題に対して能動的に取り組むプログラムが広がり、浦河べてるの家を中心とした生活支援の実践によりその状況は変わり、再入院の数も減少していき、病棟の空きベットが目立ちはじめていった。その結果、病院経営の面からも精神科病棟の維持が困難となっていったほか、若い世代の都市部への人口流出や高齢化により看護師をはじめとした医療スタッフ不足も重なり、浦河日赤は病床の規模を縮小せざるをえない状況となった。結果として地域センター病院である浦河日赤は、救急科や人工透析、内科や小児科など住民の利用がより多い一般科の存続のため、２０１４年に精神科病棟を閉鎖する決断を余儀なくさせられたのである。同時に地域に精神医療を残すため、当時の精神神経科部長であり長年にわたり浦河の精神科医療を支えてきた川村敏明医師は、診療所の開設を決意したのである。

当地域から精神科病棟がなくなり３年以上の歳月が経過しようとしている。かつては退院困難、入院治療が必要とされていた方たちも、再入院をすることなく地域での生活を続けている。この経験は、私たちスタッフにも大きな学びと変化をもたらした。当事者からは人間関係のストレスや経済的な息詰まりの解消のための自発的入院の考えが消え、支援の現場では急性期においても入院という形で社会から切り離すのではなく、日常のなかで回復を目指すようになってきている。当事者を支援者側の都合に合わせるのではなく、必要な支援は何かを考え行動する。専門性や所属機関の業務範囲を理由に動ける限界ラインとせず、多様多彩に柔軟に判断し行動する力、つまり「脱施設化されたスタッフ」の存在が病棟に頼らない地域精神医療には必要なのである。

Ⅱ　退院支援を支えた作業療法士

２０１４年の浦河日赤精神科病棟閉鎖において欠かせない存在だったのが、浦河日赤の作業療法士たちである。医師から指示が出た患者への個別の作業療法に加え、週に２回はソーシャルワーカーや看護師と連携した退院支援プログラムの時間を確保し、個別から集団まで幅広い活動を実施していた。退院への動機付けが不十分な方たちに対して、個別の外出の場面をつくり、地域で生活している仲間や支援者との出会いや社会経験を地道に増やしていた。たとえば、外出の際に喫煙時間と称して地域のグループホームや就労支援施設、ピアサポーターや当事者とのつながりをさりげなくつくり、身近なものとなるような働きかけをする。また、退院がより現実的な段階の方に対しては、買い物の仕方やお弁当の買い方、外食や余暇、病院受診の仕方などをＳＳＴで練習した後、実際に地域に出かけていき、日常生活で活用できるようになるまで何度も同行し繰り返した。入浴は、いわゆる清潔の指導ではなく実際に温泉施設に行き一緒に入浴するなど、病棟での療養生活では体験できない楽しみの時間を過ごしてもらうことを大切にしていた。

　このように日常的に個別の支援を実施していた作業療法士であったが、２０１４年の地域移行の際は、より踏み込んだ支援を実践することになる。そのひとつが「夕食会」の実施である。その名の通り夕食を囲む会なのであるが、注目すべきなのは、閉鎖病棟の入院患者が夜間に施錠された病棟から外出して食事会が開催されることである。ピアサポーターや地域生活する当事者など大勢の人たちと一緒に食卓を囲み、食事の内容も病院食では提供されないような寄せ鍋やすき焼きなど豪華な内容とし、参加へのモチベーションを高め、食事のみならず交流の時間も大切にしていたため、病棟に戻る時間も20時を過ぎることもある。もちろん、一人ひとりの状態に応じて医師の判断のもとで参加の可否が決定されるものの、「決められた時間までに病棟に戻る」「スタッフがいる日勤帯の時間に行なう」といった病院ではありがちな考えを超えた実践のひとつである。

　もうひとつが外泊への支援である。ここでひとつの事例を紹介したい。

　統合失調症のAさんは約20年近い長期の入院をしていた50代の男性患者さんである。兄弟もなく両親もAさんが入院中に他界し、家族は遠方に住む疎遠な叔父やいとこだけであった。日常的に幻覚妄想症状は続き、幻聴との対話や空笑で毎日を過ごすという入院生活であった。外出は少なくタバコやジュースを病院の売店に買いにいく程度であった。病院内で行なわれる料理や茶話会など慣れた環境下では問題がないのだが、時に退院支援プログラムなどで外出したりすると、緊張や疲労により不穏になり、隔離が必要となる状態であった。基本的には病棟内で過ごしていたが、時間があると唯一、自発的に足を運ぶ場所のひとつが作業療法室であった。お気に入りのCDを聞いたりギターを弾いたり、コーヒーを飲んで過ごすのが病院内での楽しみのひとつであった。そんな入院生活を長く続けていたAさんも一度、数年前に退院に向けたチャレンジを試みたことがある。ピアサポーターの支援のもとグループホームへの退院を目指し、1年にわたり外出練習を重ねた。準備は順調に進み、いよいよ外泊というところまで進んだのだが、外泊予定の当日に不穏となり倒れて予定は中断。その後、当分の間は隔離を必要とするほど状態が悪化したのであった。Aさんにとって長年にわたり過ごし慣れた病院の外での活動はストレスや精神的な負担が強く、外出や外泊はAさんにとっては超えられない大きなステップであった。２０１４年の病棟閉鎖時において方向性を決める際も、本人は退院についての明確な意思表示ができず、家族は「何かあっては困る」と退院に反対した。前回の退院のチャレンジを知っているスタッフは準備不足を懸念し、方向性は決まらないまま時間だけが流れていった。

「個別性がある丁寧な支援とは？　10年以上病棟で過ごしていた人が別の場所で寝泊まりができるために何ができるだろうか？」――考えた末、行き着いたのが病院のスタッフが同じ部屋に布団を並べて一緒に泊まる外泊練習であった。現在の退院支援は地域の相談支援事業所と連携して退院支援にあたる時代である。外泊ではグループホームのスタッフが支援にあたるのが通常である。一方、本人にとっては新しい環境、スタッフに慣れるという2つのチャレンジが課せられる。それがAさんにとっては特に高い壁なのではないか、せめて慣れた病院のスタッフがいつも側にいることがAさんの安心になるのではないかと考えたのである。そこで最初に手を上げたのが作業療法士たちであった。夕食時に外出して食事を一緒に取り、ひとつの部屋で布団を並べて朝まで過ごした。PSWが夜間と早朝の訪問を行ない、万が一に備え待機の体制を取った。病院は院外での泊まりと待機を業務として認めたのであった。こうして行なわれたAさんの外泊は無事1回目を終えることができた。睡眠こそほとんど取ることができなかったものの笑顔で病棟に戻ることができた。その後も体調を崩すこともなく、本人も「また行きたい」と自分の希望を表現するようになっていった。この寝泊まりをともにする外泊は繰り返し行なわれ、やがて作業療法士ではなく他のPSWとの外泊も可能となっていった。最終的には自室で過ごしながら同一建物内でスタッフが待機する、そして一人で過ごすことが可能となり、遂に退院の日を迎えることができたのである。

Ⅲ　多面的な視点

浦河ひがし町診療所では7名の看護師・保健師が勤務しており、外来や訪問診療、デイケアやグループホーム支援など活動するフィールドもさまざまである。浦河日赤での精神科病棟経験が長い2名の常勤の看護師と一度浦河日赤を退職したベテラン看護師、子育て真最中の看護師という構成である。明確な担当制は取らず協力し合いながら看護師業務を行なっており、外来業務やデイケア業務など相互に協力し合い運営している。地域精神医療の現場では、病棟時代の業務との違い管理や強制力が働く場面はなく、病院勤務経験が長いスタッフほどその違いにとまどうことも多い。元浦河日赤精神科看護師で、現在は当院の看護師長を務める塚田千鶴子氏は、精神科病棟勤務時代と比較し、以下のように記している（塚田 2016）。

私が精神科病棟に勤務して一番印象的だったのは、鍵がかかった病棟が小さな一つの独特な文化を持っていたことである。権力のある患者さんがいたり、暗黙の決まりがあったり、時間や場所が病棟のルールで決められていた。看護師と患者という固定化された関係性がより強く感じられ、それが守られていたところである。してあげる・してもらう関係性が明確で、問題が起きないように観察・管理をしていた。患者はストレスに弱く手を差し伸べなければ生きてはいけず、問題を起こす人は決まりやルールを守れないので強い管理が必要という常識で日常生活が送られていた。

しかしながら、退院支援プログラムなどで外出した際の患者さんの様子は大きく違っていた。できない人・してもらう人としての患者像はそこにはない。共に同じ場所で同じ時を過ごす対等な関係性しかないのである。それから私の患者さんへの見方が変わっていった。病気や問題をみるのではなく暮らしをみる、その人の生きてきた全体をみることの大切さを学んだ。むしろ、病気や症状ではなくその人に向き合っていなければ、看護師は患者に向き合ってはいけないとすら今では考えるようになっている。2014年の病棟閉鎖とともに私も病棟の現場から地域医療の現場へ移ることとなった。病棟で勤務していた頃は患者さんの退院後の暮らしをみることができなかったが、今は彼らの生活の場でお互いの話をしている。そこには、看護師と患者という関係性は存在しない。それでも「患者さんの潜在的な力を認められているだろうか。力を信じているだろうか」を自問自答しながら仕事をしている。

看護師として約40年ものキャリアをもつ塚田氏は、病棟勤務経験をこのように振り返り、看護師のまなざしや関係性を変える重要性を伝えている。では、「暮らしをみる」ということはどのような実践なのか。私が塚田氏の訪問看護に同行したときの場面を紹介し説明したい。

Bさんは統合失調症を抱える60代の女性である。夫と2人暮らしをしているが、住まいが当院から車で約1時間の場所であり通院も困難なため訪問診療を実施している。医師による月に一度の訪問診療のほかに数回、訪問看護を利用している。私も以前より面識がある方であったため、久しぶりのご挨拶もかねて訪問看護に同行したときのエピソードである。

塚田　―「こんにちは。今日は高田さんと一緒に来ました。
高田さんに畑見せてもいいですか?」

夫　―「何でも持っていけー」

塚田　―「いいんですか?　収穫の仕方教えてください」

夫　―「こうすればいいんだ」

塚田　―「たくさんありがとうございます。デイケアで調理していただきますね」

夫　―「また取りに来いよー」

塚田氏のこのような関わりはBさん夫婦に限ったことではない。「野菜ができたから取りに来い」「魚が採れたからいらないかい？」「今度は何か植えてほしいものはないか？」など、まるでご近所さんや親戚の家に入るような内容の電話が入る。病気や症状の変化を診ながらも畑の手入れができることや掃除や食事ができているかなど生活の変化に注目する。「患者」としてではなく、「野菜作りの名人」としての相手の人生に歩み寄り、時に一緒に畑を耕して種を蒔く。そこには「世話を受ける立場」にせず「世話をする立場」を作り出していく関わりがある。いただいた農作物はデイケアで調理されおいしくいただき、その様子を写真に撮り、感謝の気持ちと共に地域のお年寄りのもとへと返すのである。生活上の障害をみつけ生活技能の改善や福祉サービスを導入するのではなく、必要とされる存在としての自分を再び獲得し、住民同士の対等な交流をするという「暮らしをみる」精神看護の実践がそこには存在するのである。

また、関係性や見方を変えるとはどのようなことか。もうひとつの事例を紹介する。

Cさんは当院デイケアを利用しているメンバーの一人である。日常的に幻聴が聞こえている様子で、いつも独り言を話し、時に幻聴体験に指示され走行する車や建物に向かってお辞儀をする。所構わずいつも何かに向かって深々と頭を下げ、何度も挨拶やお礼を繰り返しており、それがあまりにも丁寧なので地域のなかでも目立つ存在となっている。服薬に関しては拒否をしていて、指示的攻撃的な内容と思われる声に支配され苦悩している様子がうかがえる。一人で過ごしている時間が多く、周囲からの言葉がけや誘いに対しても返答は少なく、プログラムに参加することはない。食事も拒否し、デイルームや廊下の隅に立ち独り言を話して一日を終えることが多かった。そんな状況の中、当院のベテランの看護師がCさんを田んぼに誘った。当院では自然栽培法を取り入れた米作りをデイケアプログラムのひとつとして行なっており、苗を作るための芽出しから田植え、収穫まですべての行程をすべて手作業で行なっている。田植えや収穫などは地域の住民や子どもたちを招き、総勢約100名の参加者が集まる町の大きなイベントとなっている。収穫した米は利用者や参加者に振る舞われるとともに、ご支援をいただいている方たちに向けて感謝米として贈られる。稲の健康な成長は当院に関わる人々共通の願いなのである。

いつもは周囲からの誘いを受け入れることのないCさんだが、

この看護師の誘いに対しては受け入れがよく、いつの間にか運転席の看護師の隣の助手席に乗り込んでいた。そして田んぼに到着すると看護師は彼の耳もとでこう話しかける。

「Cさん、稲たちに挨拶をしてみて。元気に育ってくれているのでお礼も伝えよう」。

すると彼は拒否することなく稲に向かって深々と頭を下げ挨拶とお礼を伝えた。その後も、看護師は彼を田んぼ作業に誘い出し、声をかける役割をお願いした。「声をかける」という行為は田んぼ作業のひとつとなり、Cさんはその役割の中心を担う重要な人物となった。収穫後、Cさんが声をかけたエリアの稲の実りの数とそれ以外の箇所との米粒の数の比較を行なった。その結果、Cさんの声かけエリアが見事、一番実り豊かであったという結果が出たのである。一躍、Cさんはスターとなり、田んぼ作業には欠かせない重要な人物となっていった。

入院治療を中心とした従来の医療では、Cさんの孤立をなくそうと集団のプログラムへの参加を促したり、病識をもち服薬ができるようにすること、可能であれば一旦入院して症状を軽減し、路上でのお辞儀や独り言をしないようにすることが支援計画となる。理解できない行為は治すべきこと、なくすべきこととして扱われてしまう。しかし、看護師のCさんへのまなざしはまさに、「病気や症状をみるのではなく人をみる」実践であり、人を中心に置いてその人自身の力に光を当てていく、多面的な視点が重要であることを示唆している。

IV　クライシスも日常のなかで

Dさんは統合失調症をもつ50代の女性である。２０１４年の病棟休止を機に自宅に退院した。10年以上の長期の入院をしていたDさんは典型的な〝病識のない〟患者さんの一人で、聴こえてくる幻聴に向かって怒鳴ったり、被害妄想の対象となるスタッフや患者に罵声を浴びせるような攻撃的な言動も多かった。独り言や空笑は毎日みられ、了解不能な手記を書いて毎日を過ごしていた。入浴や更衣も困難で外出することも非常に少なく、これまで退院支援の対象者として名前が挙がったことはなかった。両親はすでに他界しており、隣町の実家に住む兄も無職で統合失調症を抱えて通院をしており、金銭的な問題を中心とした生活課題も多く抱えているような状況であった。したがってDさんが地域での暮らしを実現するうえで家族の支援は期待できないため、自宅への退院は考えられず、24時間の支援体制のある環境への退院か他の精神科病院への転院しか選択肢はなかった。またDさん本人といえば、病棟閉鎖の事実を現実の出来事としてとらえることができず、「ここからは移らない。他の病院にも行かない」と頑なに周囲との関わりを拒絶し、繰り返しの説得のうえでやっと理解が得られるも、グループホームでの生活や環境調整のための一時的な退院など専門家が考える支援や提案などには見向きもせず、「私はお金を何兆円ももっていて、家を建ててそこで暮らすから大丈夫」などと話していた。結局、「家が建つまでは実家で兄と暮らす」と言い、周囲の説得や心配をよそに兄の住む自宅へと退院していったのである。

退院したDさんは周囲の予想通り、薬が飲めなくなり調子を崩していった。同居する兄は妹の心配どころではない。兄自身も薬が飲めなくなり遂には入院をしてしまうのである。Dさんは退院後すぐに一人で生活をしなければならなくなった。

Dさんの支援について、地元の関係者と協議がなされたものの、デイケアや生活介護の利用など通所型のサービスはまったく受ける気のないDさんへの支援はただひとつ、訪問による支援であった。しかしながら、単純に訪問といっても誰でも受け入れてくれるDさんではないため、精神科病棟の勤務経験長く信頼関係が築かれている当院の看護師を中心とした訪問看護が開始された。まずは朝・晩の服薬に合わせる形で1日に2度の訪問を行なった。食生活を支えるため関係者からインスタントラーメンやパン、おにぎりなど食料の寄付を集め、日曜や祝日もシフトを組み、週7日途切れることなく訪問を続けると1カ月ほどで症状は改善していった。信頼関係も深まり、頑さが少しずつ取れ、こちら側の提案を受け入れることも可能となっていった。やがて服薬もカレンダーによる1週間の自己管理が可能となり、訪問も毎日から週3回となり、3カ月後には週1回へと従来の支援に戻った。Dさんが退院からこのような状態悪化は年に数回経験した。そのたびに、毎日の複数回、一定期間続けることで落ち着きを取り戻すことがわかってきた。そして回復までの長さも3カ月から1カ月、最短で2週間の集中訪問で回復するようになっていったのである。

先日、Dさんが当院を幻覚妄想状態で訪れた。行動化が止まらず車も通行するなか道路に飛び出したり、近所のお店に入り込み動かなくなるなど危険な行動が止まらない状況であった。医師と相談し頓服や注射を促すもまったく受け入れず、スタッフが複数名で関わるもののまったくコミュニケーションが取れず声かけに対してだんだん興奮するような状況となり悪化していった。「入院治療が必要なのかもしれない」——私たちの頭にかつての考えがよぎる一方で、隔離をしなくても一定期間集中的な関わりをすると回復するという経験を私たちはもっていた。考えた末、私たちはDさんの力を信じることにした。3名のスタッフで粘り強く関わり車に乗ってもらい、自宅へ送り届けたのである。帰宅後のDさんはいつもの生活スペースで落ち着きを取り戻し、自分の寝床に戻っていった。同居する兄の声かけにより服薬もでき、翌日には何事もなかったように元気な姿をみせてくれたのである。

Dさんへの支援を通して学んだことは、クライシスにおいても日常生活のなかでも回復できる可能性があるという点である。これは入院治療が可能であった時代にはもてなかった感覚のひとつである。病棟が廃止されてからの3年間、Dさんは何度も服薬を中断し再発もしたが、そのたびに集中的な訪問支援でクライシスを乗り越えてきた経験をした。そして、入院治療で日常と切り離すことや強制的な介入により隔離を中心とした治療が唯一の方法ではないことを学んだ。一見同じパターンでの再発の繰り返しのようにみえたとしても、決して同じではない。誰もが可能性をもち変われるのだということを忘れてはならない。そしてそんな当事者の可能性を勇気を私たち専門家はもたなければならない。

V｜イタリア・トリエステの実践から学ぶ

「イタリアの脱施設化で重要なのは、患者から労働者への変容と看護師の仕事の管理慣習からリハビリテーションプログラムへの変容。この2つの変化が同時に起きたことである」。

公立の精神病院を廃止したことで知られるイタリア、2016年3月、有志数名でトリエステの精神保健システムを視察した際、精神保健局でソーシャルワーカーと働くレナータさんの言葉である。精神保健局、総合病院精神科救急病棟、地域精神保健センター、触法精神障害者中間施設など、まさしく「病棟に頼らない地域精神医療」の実践を目の当たりにした。

公立の精神科病院が廃止されたイタリアでは、診療、服薬支援、訪問サービス、食事提供、日中活動など多様なサービスが地域精神保健センターを中心として実践されていた。センターには6床のベッドも有しており、夜間や緊急対応を含め24時間365日体制の対応しており、ケアの連続性も保障されている。精神科救急対応や強制的治療が必要になった場合は、総合病院精神科（SPDC）で行ない、トリエステおよび周辺地域の人口約37万人に対して6床のベッドで対応している。このSPDCの治療もすべて地域サービスの一貫であるという考えであるため、入院当初からセンターと話し合いがなされ治療方針が決定される。また、強制的治療が必要となっても病室や病棟の出入口に鍵をかけずに治療が行なわれている。医療スタッフには緊張感を和らげ、友好的で柔らかい信頼関係を築くことが教育されており、話し合いや関係性のなかで急性期の治療が進められていた。入院件数も非常に少なく、センターを中心としたケア体制が予防的な観点からも機能していた。また日本のデイケアのように曜日や時間で決められたプログラムを利用者が選択するのではなく、利用者一人ひとりのライフスタイルや障害の程度に合わせた支援が徹底されている。

「診断や障害のカテゴリーはごく限られた小さいものである。そうではなく、その人の主観的アイデンティティを大切にする。トリエステの精神保健サービスの中心に置くのは人生の歴史でありアイデンティティである。これらの実践が公的な制度のなかでなされ、それが病院や社会的隔離なしに精神保健が可能であることを示すことができた」。トリエステ精神保健局で行なわれた合同のカンファレンスのなかで、我々日本人に向けられた現地のスタッフからのメッセージである。

クライシスの状態においても可能な限り日常と切り離さないという実践があり、「病気を治療するのではなく人々を支援するためにいるのだ」という姿勢に一貫性を感じた。

本稿で紹介した作業療法士たちは、退院支援の実践においても時間や場所を限界とせずに、夜間にもかかわらずプログラムを行ない地域のグループホームでの夜勤業務を行なった。地域生活を支える看護師は、訪問看護の支援を曜日や回数を理由とした限界を定めず、必要な量の支援を必要とする期間続けている。入院治療を中心とした従来の精神医療では支援する側がさまざまな立場から〝限界〟を作り出し医療への依存が生まれてしまう。病気や障害により当事者の能力の限界を決めるのでなく、人を中心に置き、多面的に光を当て、新たな可能性を見出す努力を続けることが重要なのである。病院や施設が解体されていくことが脱施設化とは言えない。支援にあたるスタッフが従来の固定概念を捨て、〝限界〟を超える覚悟をもつことが求められている。私たち支援者側の考えや発想へのわきまえ、つまり支援者側の考えの変革が重要なのである。

文献

高田大志（2015a）「精神科病棟を休止 超長期入院患者さんをどうやって地域へ？（1）――始まりの時」『精神看護』18-5

高田大志（2015a）「精神科病棟を休止 超長期入院患者さんをどうやって地域へ？（3）――医療依存から離れる覚悟」『精神看護』18-9

高田大志（2016a）「脱施設化の先進地イタリアの素顔が見たい――総合病院精神科（SPDC）と地域精神保健センター 精神科病棟休棟後の浦河での実践との比較から」『精神看護』19-11

高田大志（2016b）「病棟閉鎖後の浦河の現状と課題」『第17回日本赤十字看護学会学術集会講演集』

高田大志（2016c）「浦河ひがし町診療所の取り組み」『心の健康』137

塚田千鶴子（2016）「看護師と患者という関係性からの卒業」『第17回日本赤十字看護学会学術集会講演集』

安心して地域で生活者として

宇田川健

I　安心して生きる

私たち精神障害者は地域から排除されないために、何もしていないようでも、何気ない日常のなかで、不断の努力を続けている。投薬された薬を毎日飲むことさえ、努力のなかのひとつである。私たちは、大きな再発をすれば精神科病棟に入院するしか選択肢がないのが現状である。入院も地域から排除されることではあるが、内なる偏見によって、引きこもる、近所との付き合いがなくなることも、地域から自ら自分を排除してしまうことのひとつである。よく、精神疾患の症状として孤立が挙げられる。しかし、果たして孤立は症状であろうか。孤立というものは、どう考えても症状ではない。社会的な原因から生じる状況である。私たち精神障害者は内なる偏見から、病気を隠して地域で生きることを選択している。その選択は、自覚的には病気を隠しているようで、実は精神科の病気のせいで地域から隠れて生きているのである。当事者、家族は内なる偏見のために、自ら自分たちを地域から排除しているのである。その結果として、孤立を招くのである。

では、内なる偏見を打ち砕くためには何をすればいいのであろうか。その明確な答えはまだ共通の意見としては出ていない。では内なる偏見の根っこは何であろうか。もともと病気になる前にもっていた精神障害者への蔑視やさげすみを含む偏見や誤解である。当事者や家族自身、昔は精神科とは関係のない生活を送るなかで、偏見をもって精神障害者を見て誤解していたのだ。それが根っこにあり、内なる偏見と変化して、自分の身に降りかかってきた今度は、誤解はなくなっても、自分たちを蔑視しさげすむ視線を自分たちに送ることをやめない。そして、精神障害とは関係のない一般の人たちは、自分たちを差別し、さげすむのではないか、という思いも内なる偏見のひとつである。

　では、内なる偏見から脱出するための工夫として何が挙げられるだろうか。それは、内なる偏見の異化、外化である。自分の内なる偏見をよく観察し、言語化することで、内なる偏見を凝視して外化することができる。まず、自分は内なる偏見をもっていると自覚することである。それは偏見であり、誤った見方であると明確にしたうえで、異化し、外化した内なる偏見を自ら認めることである。一旦、内なる偏見にどっぷり浸かった状態から、内なる偏見を整理整頓して脳の外に出す作業が必要なのである。そうすることで、内なる偏見を解決はできなくても、問題は解消し、内なる偏見と共存することはできる。蔑視感情やさげすみを、他人だけでなく自分にも向けているのではないかという内なる偏見も脳の外に出すことで、一旦脇に置きながら、ひとまずは地域で安心して、生活することができるのである。

　脇に置いた内なる偏見はいつまでもつきまとうかもしれないが、それを誤った見方と明確に認識できるためには、鍵となることがひとつある。それは本人・家族のリカバリーである。よく、アンチスティグマの基本は本人・家族のリカバリーであると言われる。ここでいうスティグマとは内なる偏見ばかりではなく、外からの偏見、誤解をも指す。もともと外からの偏見・誤解が根っこにある内なるスティグマであるから、それを解消したり共存するためには、リカバリーの過程が必要となってくるのである。ここで私がリカバリーとして表現していることは、いわゆる病気の寛解状態を指すのではなく、自分の人生を決定し、その責任を負い、病気と共に自分の人生を生きるという、主観的なリカバリーを指す。あくまでも、これは方言のようなものではあるが、病気の寛解のことをメディカル・リカバリー（エビデンスのある論文化可能な客観的なリカバリー）、主観的な人生の再獲得のことをコンシューマー・リカバリー（主観的なリカバリー）と呼ぶことがある。ここでは、私は個人的かつ主観的なリカバリーだけをリカバリーと呼んでいる。アンチスティグマとリカバリーは車の両輪である。リカバリーの過程のなかで、選択、責任、ピアサポートなどを経験することで、自分の人生を再獲得することができ、リカバリーの人生は精神の病気と共存するのである。その一方で、リカバリーすればするほど、スティグマは軽減していくのである。当事者や家族が社会のなかでリカバリーの過程を経験しながら元気に過ごしていれば、社会のスティグマはなくなるのである。そして、内なる偏見も言語化し、異化、外化することで、それと共に生きることが可能となる。

　では、アンチスティグマには、どのようなことが有効であるかというと、大きなキャンペーンや大きなイベントより、当事者・家族の一人ひとりによる草の根の活動なのである。リカバリーとアンチスティグマは車の両輪のように、片方がなければ、もう片方も動かなくなるのである。つまりリカバリーとはアンチスティグマの基本であり、内なる偏見によって社会から自らを排除してしまう私たち当事者や家族は、リカバリーを経験することが大切なのである。

リカバリーとはどんなことだろうか。リカバリーを端的に述べると、人生の選択と責任の再獲得から始まる一連の終わりのない過程である。では、人生の選択と責任を再獲得するということは、いかなることなのか。精神科にかかる人間として、私たち当事者には一度自ら人生の選択と責任を放棄したほうが楽に生きられる時期がある。その時期が長すぎると、自らそれらを放棄したことを忘れてしまうのである。そして、自らの常識のなかで自分の人生を選択せず、責任をとらずにいる、それをまるで自然なことのように感じながら生きているのである。リカバリーとは、そんな状態からの脱出に始まるのである。もともと、人生の選択と責任は精神科の専門家などに奪われたわけではなく、自ら放棄したのである。そこから脱出することは、選択が可能であることを自覚し、その責任を取ることも可能であると自覚することである。人のせいにせず、すべて自分で行なうことなのである。人と人との間で生活しながら、リカバリーの過程は経験される。精神科病院に入院している状態では、寛解どころか主観的なリカバリーの過程を経験する可能性がとても少ない。そのため、地域で生きることがそもそも貴重なことであり、不断の努力を続けながら維持しているのである。そのことは入院の経験からはじめて言えることでもある。

選択と責任を負うためには、地域のなかで役割をもつことが一番手っ取り早いのだ。その役割を責任をもって果たすことがとても貴重な経験であると明確に自覚することは、内なる偏見同様に、リカバリーの過程を言語化し、異化し外化する経験でもある。つまり、リカバリーストーリーができあがる過程の経験である。そのためには人と人との間に入ることが大切である。プレッシャーになるような大きな責任を果たす必要はない。雑然とした細々としたことをする責任を負うことが大切なのである。責任といっても、小さな責任から始めるのである。地域のなかで、何でもいいから役割をもつこと。地域において、各家庭に回ってくる役割を終わるまできちんとこなすといった細かいことが、大切なのである。リカバリーの過程において、体と時間を使って雑事をこなしていると、徐々に人生の選択と責任のような大きなことも起こってくる。つまり細かく小さな責任を負うことの連続が、地域における生活であり、その合間に人生の選択と責任を負うようなこともはじめて経験できるのである。一つひとつの細かい雑事をこなしながらリカバリーは起こりつづける。そして、アンチスティグマも細かい雑事をこなす合間に立ち現れる。小さなリカバリーと小さなアンチスティグマがゆっくりと少しずつ立ち現れ、それを経験しながら、市民生活は進んでいく。

そのための前提になるのは、選択肢があることである。選択肢はない場合とある場合がある。ありすぎる場合もある。たとえば、選択肢がない場所の典型として、精神科病院の入院が挙げられる。当事者からも家族からも選択肢をなくし決定も自分ではできなくなる。現在地域で生活している当事者もひどい再発となると精神科病院への入院以外の選択肢がなくなることが、実は大問題なのである。繰り返すが精神科病院での療養とは、選択と決定を自ら捨てる過程を経験することである。

それと対称的に選択肢がある場所として、地域社会、人としてのコミュニティがある。しかし、同じように地域で生活している当事者であっても、選択と決定と責任を捨てたままでいる当事者と家族もいるのである。そこから、選択と決定と責任を再獲得する過程をリカバリーと呼ぶのである。選択肢がありすぎる場の代表はインターネットである。インターネットの有象無象の情報がモニター越しにある。しかし、選択肢がありすぎることには弊害がある。ネットには多くの偽の情報に紛れ込んでいる。正しい価値のある情報は少ないながらもあるが、それを選択するためには、もともとの正しい知識が必要なのである。ウェブサイトの運営側としては、最新の情報をどんどん上書きすることばかりに夢中になっている。本来、情報の新しさに価値があるのではない。情報の正しさに価値があるのだが、運営側としては、競争のために、情報の新しさに価値を見出している。つまり、インターネットとは、時間無制限、食べ放題無料の無限のビュッフェレストランのようなものである。清濁あわせて情報は溢れているのである。一人の胃袋には限界があるのに、無料で時間無制限で食べ放題の無限のレストランで一生懸命食べつづけ、かえって健康を害する場がインターネットのウェブサイトなのだ。私たちは有象無象の大量の情報に操られてはいけないのである。

検証済みの正しい情報を溢れている有象無象の次から次へと出てくる、新しさだけに価値がある情報のなかから取捨選択することは、一人では不可能である。しかしインターネットと対峙するとき、多くの場合は一人である。ここにジレンマがある。

選択肢があるということを知る基本になるのは「見える化」つまり、わかりやすい可視化なのである。見える化からはじめて、選択の向こう側に何があるのかが見えるのである。さまざまなことの見える化が進むことで、はじめて選択することが可能になる。精神保健福祉・医療の見える化はなかなか進まない。

しかし草の根的には見える化が始まっており、選択の向こう側に何があるのかがはじめて選択できる。選択と決定があってはじめて、責任を取ることが可能になり、リカバリーの過程を経験することになるのである。向こう側に何があるのか知らずに、川に架かる橋は渡らないのである。向こう側が見えることではじめて安心して選択を決定することができるようになる。つまり選択と決定におけるキーワードは、見える化である。さまざまなことが精神科医療にかかる入口から見える化されるとき、その場での選択を生むことにつながる。

II　地域で生きる

地域の一員として生きるということは前述したように、細々とした責任を負うことの連続であり、それはとても大切なことだ。そのなかでも、見える化はキーワードであり、見える化によって支えられるのが選択と決定と責任である。それはリカバリーそのものだ。地域で生活するうえで、これから必要とされる事柄は、精神科医療において、治療チームの一員のなかに当事者・家族のピアサポートを食い込ませることである。ピアサポートが治療チームに入り込むことが、新しく精神科にかかる人にとって、見通しを立て、選択肢を生むことにつながるのである。私たち当事者や家族は医療や福祉に外から圧力をかけることも必要ではあるが、医療や福祉のチーム化が本当のチームとして機能するためには、ピアサポーターとして、そのなかに入り込むことが必要なのである。当事者や家族がリカバリーの経験をシェアする役割を担うことで、選択の向こう側に何があるのか、当事者にとって、はじめてわかるのである。そのうえ、医療や福祉の組織の体質を全体としてリカバリー志向に変える可能性が当事者や家族のピアサポーターにはあるのだ。ピアサポーターの役割は多岐にわたるのだが、ピアサポーターやピアスタッフにとっては、小物の専門家にならないためには、自分のリカバリーの体験を最大の強みとする必要がある。今やピアスタッフはミニＰＳＷと、利用者からも雇用者からもみなされていることが多い。

現代の精神科におけるピアスタッフの問題をひとつだけ挙げるとすると、雇用者がピアスタッフとしての本来の役割をさせないことだろう。つまり、リカバリーの経験をシェアすることではなく、自分たちのチームや組織はリカバリー志向であると見せかけるために、一人だけ使いやすい当事者を、今いる専門家一人と入れ替えて雇用し、当事者性の必要がない仕事をさせ、専門家と入れ替えて同じような仕事をさせることである。これは典型的なトークニズムであり、ピアスタッフのアイデンティティである当事者性を失わせることであり、かつ、自分たちの組織やチームをピアスタッフを雇用している、善意あるリカバリー志向の団体であるという嘘を見せびらかすだけの結果となっている。

ピアスタッフの役割は自分のリカバリーの経験をシェアすることである。またもともとのピアサポートとは、経験の分かち合いから生まれるものである。分かち合うためには、リカバリーの経験を言語化しなければいけない。自分からリカバリーの経験を一旦自分の脳の外に出す過程を経ないといけないのである。リカバリーストーリーが美談である必要はない。生々しい経験で良いのである。経験を異化し明断に言語化することによって、リカバリーの経験は、はじめて口から出てくる後物語、つまりリカバリーストーリーとなるのである。そしてリカバリーと現在私たちが呼んでいるものは、一人ひとりの数々のリカバリーストーリーの塊の全体を指すのである。

その地域に根づいた当事者・家族は、たとえ医療チームや福祉チームに入り込むことができなくても、大切な役割として、自分の生々しい経験を異化し言語化したリカバリーストーリーを分かち合うことがある。リカバリーストーリーを作る過程そのものもリカバリーの過程であると私は考える。

そして今いる当事者・家族には、次に続く世代の当事者・家族が安心して生活できる地域社会という道を開く大きな役割がある。自分たちが能動的に動かないことには始まらないのだ。今や社会運動体としての当事者団体・家族会は高年齢化し、機能が弱くなってきている。たしかにリカバリーという言葉を知る世代がそれに続いている。しかし、その社会運動体としての先輩方の切り開いてきた道を知らず知らずのうちに私たちは通ってきていることを自覚し、リカバリーという言葉を知る私たちの世代もだんだん古くなってきている。私たちの後ろには自分たちの知らない間にリカバリーの道ができてきていることを自覚する必要がある。ただ、リカバリーということは何も新しいことではなく、経験を分かち合うという昔から行なわれている事柄を整理整頓したにすぎないことは指摘しておきたい。整理整頓されたリカバリーを語りつづけることで、新しい道ができるのである。そこを次の世代が通るのであって、これを新しくしたいとも思っている。

私ごとになるが、地方に講演で呼ばれると、必ず言うことがある。

「もうはるばるここには来ません。次からは地元の当事者を使ってください」。

いくらでも人材はいるはずだが、当事者のなかから使いやすい目立つ人ばかり使われるのでは、いつまで経っても新しい世代が育たないからである。

Ⅲ　生活者として生きる

生活するうえで、再発は避けるべきことなのであろうか。個人的には、再発も含めての療養生活・社会生活であると考えている。また何度も再発を繰り返すうちにわかってきたことがある。それは薬を飲みながらの再発と薬をやめてしまった再発では、病気からの回復における自然治癒力の弾力性が一味違うのである。よくコンボ（正式名称＝認定ＮＰＯ法人地域精神保健福祉機構）には相談電話がかかってくる。コンボには相談員がいないので、当事者の私に回されることもある。そこでは、断薬についての相談もある。断薬について、あたかも許可を取りたいというような相談電話がかかってくることもある。それに対する回答として、「あまりおすすめはしませんが、医療から完全に切れないのであれば、まあ問題はないのではないですか。2、3カ月ぐらいはもつかもしれませんが、その後に苦しくなったら、薬を飲んだほうが楽ですけども」と答えることにしている。私の感覚ではあるのだが、断薬について相談をしてくる人たちの多くが地域社会のなかで生活者として精一杯がんばっている。精神科の薬が生活の邪魔になっているのだ。断薬について相談してくる人たちが、地域社会のなかで生活者として精一杯、土俵際でがんばっていることは、長く話を聞けば肌で感じるのである。前述のように私は、再発も見越したうえで社会生活を送らなければ、本当に地域社会のなかで生活することができないと考えている。精神保健福祉の甘い水に浸っているうちは、社会性のある生活者として地域の荒波のなかで成立しないのである。だからといって一人で孤独にがんばる必要はないのである。医師もその他の人たちも、仲間も地域で暮らしている精神障害者をなんとか支えようとしている。

そして、そのために私が割り切っていることがある。地域のいろいろな福祉サービスを使って家庭生活のエネルギーを省エネ化しているのだ。1つ選べば1つ捨てるのである。私はもう断薬しないと乗り越えられないような大きなことはしないと決めたので、福祉サービスを使って、省エネ生活を選択している。そんな風に、今は福祉サービスに助けてもらわないと社会生活できないのが当たり前になっているため、お金を払ってサービスを受けているわけでもなく、サービスがあることに感謝している。私は働けるうちは働きたいので、家庭生活においては省エネ生活が必須なのだ。

家庭のなかに福祉サービスが入ることで、私は再発を繰り返しながらも、はじめて外で働くことができている。そして大きな再発も数年に1回起こるのである。そのときの選択肢が今は精神科病院への入院だけになっているのである。これは改善されるべき事柄である。

現在、日本には精神科民間病院における超長期入院という問題がある。普通に入院しても病棟によっては3カ月で出されるが、そのまま転院を繰り返すことで、トータルで1年以上の入院期間になる可能性がある。人によっては20年間、30年間、70年間も入院したままでいるという現状がある。

その人たち一人ひとりにとっては、もう退院しないで病院で過ごすほうが楽なのかもしれない。それに関連していることだが、どう見てもおかしなところは、退院するとき、家族しか受け入れ先を考えないことである。そして、地域から迎えに行くことがあっても、精神科病院自ら病棟を縮小したり、精神科病院を丸ごとなくすということは、当事者の私が発言することでさえ、地域の側からも病院の側からもタブー視されているのである。地域でみるのが無理なときは精神科病院に入院という選択肢を断ち切ることを発言することすらタブーとされているのが、地域精神福祉の現状である。これでは、精神科における超長期入院という問題は解決することが不可能である。現状で死亡退院、転院をカウントしないで、実際に地域に出てくる超長期入院の人は、年間で2桁なのだということを2012年2月

10日のこれからの退院促進・地域定着をより効果的にするための実践セミナーで発表した人がいる（http://www.mhlw.go.jp/stf/shingi/2r98520000028siu-att/2r98520000028syn.pdf）。精神科病院に超長期入院している人の総数は5桁であることを考えると、絶望的な数字である。そして、今なお精神科に入院している人の総数は6桁にのぼる。

IV　自由で責任ある生活者として生きていく

地域社会のなかで、生活者として精神障害者が生きるということ、経済的に自立することは難しいと考えられていた時期があった。私は現在たまたま生活保護を受給せずに社会生活を送っている。そして、私のようにたまたま生活保護を受給せずに自立した人たちはだんだん増えてきている。20年前に親元にいた頃には、生活保護を受けて自立せよと、社会運動をしている当事者の先輩たちからよく言われたものである。今は、生活保護を受けずに地域社会で福祉サービスを利用しながら、仕事をして、経済的に自立した生活を送る精神科の当事者も増えてきている。経済的にも自立した社会生活を送ることに、保険はない。後には退けない状態で生活しているのである。

自分でがんばらなければ、障害者は自立した生活を送ること

が難しいのが現状である。そして、精神障害者として地域社会で生きるということは特別な待遇ではなく、普通に地域社会の一員として、また生活者として生きるということである。当事者にとって普通に生きるとは荒波のなかで生きることに等しい。私たちは、いっぱいいっぱいになりながらも、休み休み、自分にとっては忙しく社会生活を送っているのである。そのなかでも大変なのは、小さな再発をしたときの療養場所である。

ご近所のうるさ方が誰かということは、そのときわかるものである。なぜかご近所のうるさ方はこちらが休んでいて、昼間散歩などしていると、「どこに行っているの？」と聞いてくるのである。自分にとってはリハビリテーションのひとつがウォーキングであるけれども、そのときには、ただ歩いているんだと答えるしかない。用がなければ外出しないのがその人にとっては当たり前のことなのだろう。そういう人の言うことも、無視はできない。はいはいと返事をしておかないといろいろな厄介なことになる。だからご近所のうるさ方には、はいはいと返事をしておこうと私は決めている。ご近所のうるさ方に、実は精神科にかかっていて……」などと、自分にとってメリットがなければ言う必要などないのである。私は胃がんの手術をした後も、リハビリのために歩かなければならなかった。毎日近所をぐるりとただ回るだけのことではあるが、ご近所の方から、「毎日、どこに行っているの？」と聞かれたことがあった。また、精神科の調子を崩して休んでいたときも回復のサインになるのは、ウォーキングをする気力が出てくることだった。実際にウォーキングを毎日継続して行うことで、精神の調子もだんだん良くなっていくのが私にとっての指標になっている。だから、ご近所の目があるから歩かないということはできないのである。また、色々と注意されることもある。ご近所のローカルなルールをその人が勝手に決めることがある。それをあたかも、当然の常識のような言い方で注意されることがたまにある。そのように、うまくいかないことがあったとしても、今後そのようにいたしますと言って終わりにしてしまっている。それをきちんと覚えているかというと、そうでもないかもしれない。だが、一応その人と我が家とのローカル・ルールとして、書き留めてあったりはするのである。

細々としたことに気をつけながら、いろいろな限界を感じながら、社会性をもって、自分の人生の責任は自分で取るという態度を決めて生活者として生きているのである。地域社会のなかで、福祉や医療のチームに支えられるという理想の生活は随分先の話に思える。今は何の保証も保険もない、しかし後に退けないのだ。そのうえ、小さいながらもローカルな責任を負いながらも、生活者として生きる社会生活を選択したのだから。そして、私もだんだん年を取っていく。これまで、場当たり的に責任を取ることの連続だったのかもしれない。しかし、それでも場当たり的な責任ばかりではなく、人生の最期まで責任を取りつづけなければならなくなってきた。リカバリーの過程を経験した私に、戻る道はもうない。自由と責任はセットである。選択と見える化もセットである。自分の人生にはリミットがある。色々省エネでがんばっていても、どうしても無視することができないのが自分の人生と家族の人生である。それに対しては責任を負って生きなければならない。人のせいにはできないのである。そして、精神障害者といっても、社会のなかで障害を意識する時間より、生活者としての自分を意識する時間のほうが長くなってきている。自分は精神障害者だからと尻込みしているよりも、自分は生活者として、残りの時間を朽ちていく自分として生きなければならないのである。私にとって成熟した人生というものは、朽ちていく者として残りの時間をいかに生き生きと生活者として生きるかということであり、自分の人生の責任を自分で取ることの連続である。本来ならば、そのためには先を見透したうえで、どんな選択をするかということが必要になる。その前提として、見える化された有用な情報が得られるということが挙げられる。与えられるまで待っていられなかった私たちの世代は、何も保証のないままだけれど、生活者として、地域で社会生活を送ることを自ら選択したのである。その責任は人生の責任であると考えもしないで、人生の選択をしたのである。その人生の責任を最期まで取ることで、リカバリーの人生を送る当事者としての役割と生活者としての役割を負って、地域社会のなかで生活しているのである。

「ひと」を育てる

市民とのつながりのなかで

小さな心の居場所 30年の実践

松浦幸子

I 病院ではなく、街のなかで市民同士として、一緒に暮らしたい

思い起こせば1982年、当時の東京YWCA社会福祉科専門学校の実習生として、精神科病院にはじめて足を踏み入れて以来、長期入院していた「患者さん」と呼ばれる人たちと街のなかで一緒に暮らす活動が私のライフワークのようになり、現在まで続いている。

世界が目を見張るほど高度経済成長した日本社会のなかで、心の病気を患ったというだけの事情で、閉鎖的な精神病院のなかで、家族や友人、職場からも孤立し、半ば人生をあきらめた表情でうつむいて長年暮らしている実情を見たときの驚き。なんと35万人もの人たちが入院している日本は、まさに収容所列島だった。

私のなかの正義感が疼いて、怒りが湧いてきた。声を上げることもできない人たちが、全国各地の病院のなかで生きている。その現実を見てしまった以上、知らない顔はできない。自分だけが逃げるわけにはいかない。何よりも私の心を動かしたのは、毎週実習に行くたびに会う患者さんたち。誠実で、正直で、生きる要領の下手な人たちのやさしさに触れるたびに、人間のもつ弱さに共感した。弱くたっていい。弱さを知っていれば謙虚になれるし、困った人がいれば、手を差し伸べられる気配りができる。弱くても力を寄せ合えば、一緒に生きていける。

当時の実習記録には、「病気であってもなくても、同じ人間。病院ではなく、街のなかで市民同士として、人間らしく、当たり前に一緒に暮らしたい」という思いを書きつづけていた。

恩師の竹村堅次先生（当時の昭和大学付属烏山病院院長）に、18～38歳までの20年も入院している一人の女性の退院を実現さ

せてあげたいので、個別のボランティアサポーターをしてみないか、と紹介された。引き受けた私は、優子さん（仮名）に会いに、千葉の国立療養所（今はない）に行き、外出・外泊の練習を積み重ねた。外泊のときは、わが家にホームステイ。長い病院生活で、すっかり表情の乏しくなった優子さんに、瞬間でも笑顔になってほしくて、彼女が18歳までに経験して楽しい思い出になっていることを聞き出しては、追体験した。デパートに行ったり井の頭公園を散歩したり、フルーツパーラーに行ったり、東京中を一緒に歩いた。

1年後にアパートを借り、クリニックに通院できるようにして退院。当時は、ホームヘルパーの制度もなかったので、退院後の地域生活のサポートは、想像以上に大変だった。ポストにチラシ1枚入っていても、意味がわからず、不安になり、幻聴の症状が出てしまうので、頻繁に彼女のアパートに走った。私にできることは、不安を聴くこと、安心感を送ること、そして具体的に安心してもらえるように一緒に行動をすることだった。必死だった。

20年もの長い入院生活で、うめきれない問題は、実生活の経験の蓄積があまりにも少なく、自信がもてず、ストレスにとても脆いこと。その不安が幻聴や妄想の症状につながってしまい、日常生活がうまくいかないという悪循環になってしまうことだった。私がどんなにサポートをしても、まるで、枯れかけた池のなかに、2滴、3滴と水を入れるように、のどの渇きが止まらないようだった。「もっと、もっと」と迫られるように追い詰められていく。崖っぷちに立たされ、逃げ出したいと一瞬思う。でも、ここで逃げるわけにはいかない。最も遅れている分野、最も少数者の側につこうと誓った自分自身の正義感を無視してはいけない。マンツーマンのサポートの限界を感じながらの5年間は、葛藤の日々だった。

Ⅱ　小さな居場所「クッキングハウス」を開く
――「おいしいね」から「元気になろう」

病院のデイケアで、いつも同じ椅子に座り、眉間に皺を寄せ、固い表情で俯いている女性、恵子さん（仮名）に「いつ来てもいいし、どんな風に過ごしてもいいし、いつ帰ってもいい。ただ、おいしいご飯をつくって、一緒に食べる居場所をつくりたいと思うのだけど、どうかしら?」と話しかけてみた。恵子さんは瞬間、顔を上げ、今まで見たことのない輝く目で私を見て、「松浦さん、そんな場をぜひつくってください!」と叫んだのだ。彼女の心のなかにあった願いに、私の思いが的中したのだろうか。

きっと、恵子さんは私の声かけに、希望の光を見たのだろう。

ソーシャルワーカー研究会で語り合ってきた仲間と、病院や行政が動くのを待っていても仕方がない、私たちができることを、できるスタイルで、足元からの活動からやっていこう。地域で一緒に暮らしていけるための拠点を、小さな居場所からつくっていこうと決意したときだったので、恵子さんの一瞬の輝いた目が、強い力で居場所づくりの思いを後押ししてくれた。

心の居場所でやりたかったことは、自分の思いを、自分の言葉で語れるようになることだった。病院では、〝気持ち〟を忘れたように、じっと黙ってうつむいている人たちばかりだったから、何よりも気持ちのいいコミュニケーションを取り戻したかった。自分の感情を、今の気分を、適切な言葉で語れるようになったら、どんなに重たい気持ちから解放され、楽になれるだろう。人と人とが一緒に生きていて、気持ちが語り合えるようになったら、生きることが楽しくなるだろう。回復への希望も見えてくるに違いない。そのための媒介になるものは、ご飯をつくって一緒に食べること。「おいしいね」と一言、言えたなら、そこから気持ちのいいコミュニケーションが始まるだろうと仮説を立てた。

食事をつくって、一緒に食べることだったら、誰にでもわかってもらいやすい。しかも、誰にも差別がないし、誰にでも喜んでもらえる活動になる。弱い力を寄せ合って、一緒に生きていく、やさしい福祉文化をつくっていけるかもしれない。

調布駅そばのワンルームマンションを借り、カギをもらった初日から、活動開始。家から、やかん、ティーカップ、まな板、包丁、皿を持参。最初の参加者は、37歳の恵子さん。20歳のときに統合失調症を発症してから、ようやく穏やかになってきていた。この道具を見て、サンドイッチをつくりましょう、ということになり、チーズやハム、きゅうり、トマトをサンドし、紅茶を飲んで昼食会。そんな、ママゴトのようなことが嬉しかったのか、恵子さんはきれいなブラウスを着て、口紅をつけ、やってきては、ドアを開けた瞬間、ニコッと笑ってくれるようになった。その笑顔はすぐに消えて、また固い表情に戻ってしまうのだが、私にとっては何よりも希望の笑顔であった。

恵子さんは、病院の回復者クラブで知り合った男性と結婚したいと願うようになり、クッキングハウスで料理を1つずつ覚えることで、少しずつ自信をつけ、週末だけを一緒に過ごす形の結婚生活を長く続けることができた。家族の理解と協力も必要で、私も恵子さんが亡くなるまで、サポートすることができた。

前述した優子さんも、居場所ができたことで、彼女のペースが保たれるようになった。むしろ、私のほうが焦らずに、地域での暮らしに慣れていくことを応援していくことができた。そうやっているうちに、少しずつ制度も充実してきて、ホームヘルパーや訪問看護師、訪問診察も利用できるようになり、優子さんは、現在まで一度も入院することなく、地域で暮らしつづけ、74歳になった今も元気である。もちろん、日々の小さな不安は、何度でも電話で丁寧に聴き、安心を贈りつづけている。

駅前の商店街に、たった12畳の広さの居場所があるだけで、病院ではなく、地域で暮らしていける。病気や障害があっても、地域で共に暮らせるのだ、という私の発見した喜びを、市民に伝えなければ、と強く思うようになった。

III　市民とのつながりを求める実践

「誰だって人生の途中で、心が疲れたり、病気になることがあるはず。心を病むことは、自分とはかけ離れた世界のことではなく、隣にあることだ。もし、自分の心が疲れてしまったとき、休ませてくれる場と、そのままのあなたでいいよと受け止めてくれる人と、失敗してもいいよと言ってもらいながら試せるチャンスがあったら、どんなに嬉しいだろう」。

居場所への思いをクッキングハウスのパンフレットに書き込んだ。無理解と偏見をなくしていくには、隠さない生き方をしていくことだと思った。大変な不安と挫折感と、孤立のなかを生き抜いてきた当事者は、サバイバーとしての誇りをもっていいのだ。まず、私自身がいつも堂々と、明るい笑顔で外に出ていき、市民と交流していこうと言い聞かせた。日々、居場所を実践している私が楽しそうにしていれば、市民も安心し、心の病気になっても大丈夫だと思えるだろう。「心の病気＝鉄格子の暗い病院」というイメージを変えていく役割を担わなくては、と思い決めた。

1　「クッキングハウスからこんにちは」通信で希望の発信

手書きの通信「クッキングハウスからこんにちは」を発行し、活動のなかで発見した嬉しかったことや、メンバーたちとの感動の場面をいっぱい書き、人と会うときはいつも持って歩き、伝えつづけた。最初、200名ほどだった賛助会員（年間1口3,000円、通信を年6回お届けする）も30年目の2017年には、1,000名あまりになっている。心の病気を患っても、あたたかく肯定的な居場所があり、仲間がいて、安心をプレゼントしてくれるスタッフがいれば、元気になっていくという実践を発信しつづけた。

2 街に一緒に出ていく

地域の生活クラブの共同購入の班に入れてもらい、毎週メンバーたちと食料を受け取りにいく。たまごや醤油や野菜を1つずつ分けて持って、ぞろぞろ歩いた。主婦たちはとてもやさしかった。後に、クッキングハウスの理事や賛助会員になり、応援してくださった。買い物も散歩も一緒に出かけた。横並びに歩いていると、自然に会話が生まれる。ポツリポツリと語りだす会話を大事にした。一緒に行動することを、私はつとめて明るく、楽しむようにした。笑顔でいるように、自分に言い聞かせた。

市民に与える印象を考えると、私が明るい態度でいることが大事だ。もし、私があまりにも真剣で、深刻な表情をしていたら、市民は安心して近づいては来られないだろうから。心の病気や障害をもった人を理解するのは、日常の生活のなかのふれあいから始まるのだと思ったから。

「料理づくりだったら、いつもやっていることだから手伝うわ」とボランティアを申し出てもらえるようになった。「編み物を習ってみたい」「絵を描いてみたい」とメンバーがつぶやいた希望を大事に取り入れて、付き合ってくれるボランティアをお願いした。ボランティアの市民も、謙虚にメンバーのペースを尊重して、教えてくれた。少しずつ、心地のいい人間関係の幅が広がっていく様子を見ているのが、嬉しかった。メンバーの一人が、ボランティアの人の履いている靴を見て、「私も歩きやすい靴を買います」と実行したり、ボランティアをモデルにして、生活のスキルも徐々に向上していく。これらの経験を土台に、後に「精神保健福祉ボランティア講座」を開いた。

3 色々な人生を生きている人に会う

思春期の頃、病気になり、閉鎖的な病院に長く入院していた人が多かったから、色々な分野で働き、誠実に生きている人たちと出会ってほしいと願った。さまざまな人生があることを知ったら、生きる意欲が湧いてくるだろう。私の直感として思ったことだったが、実行した。

出版の仕事をしている人、大学で経済学を研究している教授、落ちこぼれた子どもたちに学ぶ喜びを与えたいと学習塾をやっている先生。さまざまな人たちの人生を語ってもらうことは、メンバーにとっても大きな心の刺激となった。母校である法政大学の経済学の尾形憲先生が、穴を繕ったズボンを履き、風呂敷包みの本を抱えてきて、経済学のおもしろさを語ってくれたとき、「松浦さん、男は風采で決められないんだね。中身なんだね。やっとわかったわ」と女性メンバーの一人が大きな発見を伝えてくれたりした。

小さな居場所をオープンな活動にしておくことで、市民も知るチャンスになる。そして、この場をやっている私自身にとっても、色々な市民との交流は、悲壮にならず、楽しんでやれるゆとりにつながった。

IV　弱い力を寄せ合って積極的に社会参加しよう

1　玄米食の家庭料理レストラン

小さな居場所も5年が経ち、ワンルームマンションは、いつもにぎやかで、いっぱいの靴で玄関のドアが閉まらないほどになっていた。メンバーたちと一緒に街に買い物や散歩に行っていた効果か、無農薬の八百屋さんが「そんなに狭いところで窮屈にやってないで、もっと伸び伸びと活動したら？」と声をかけてくれて、その八百屋さんの奥のスペースを貸していただき、玄米食のレストランを開店することになった。店を出す経験など私にもなく、まして、長期入院していたメンバーたちにとっても初めてのことだ。でも、ものは考えようだ。いつもみんなで作っていた食事を市民の方々にも食べてもらえるようにすればいい。主婦として、食事を作っているのだから、家庭に戻って、ほっとして食べてもらえる雰囲気をつくればいいと思った。

最初、メンバーたちは私がどのようにするのかを、奥のリラックスコーナーでじっと見ていた。納得すると徐々に動き出して、実にやさしい接客をしてくれるようになった。お客様との会話も自然に出てくるようになった。

「ここはいつ来てもいいから、遅刻して怒られることはないんです」
「失敗しても大丈夫で、〝マラソンしてきなさい〟なんて怒られたり、罰はないんです」
「朝、一斉にラジオ体操とかないんです。来た人から、自分のペースで仕事していいんです」

こんな説明をメンバーたちがお客様にしている光景は、とても微笑ましかった。マニュアルなど、なくてよかった。自分の心が動いて、働きだせる環境さえつくっておけばいいのだと思った。なによりの証に、メンバーたちが生き生きとしてきた。このレストランは、市民の方々に喜ばれ、繁盛したので、その結果として、売上利益をメンバーの給料とすることができた。もちろん、みんなに分けるとわずかであるが、誰かの役に立つことができて、喜ばれて得られたお金である。メンバーたちの生きがいにつながった。心病む人たちが社会参加できるのだ。心から喜びが湧いてきた。

2 仲間との旅行が生きる張り合いに

さらに、居場所を開いてから、初めての旅行にも行けたのである。

思春期の頃から病気が始まった人が多いので、若者が行く旅行や、仲間と遊ぶコンパなどは、経験できなかった。それまでずっと、旅行は叶えられない憧れであった。1泊のペンション〝太陽の子〟（小渕沢）への旅は、各駅停車で出かけたのだが、夕食後の交流会では、歌ったり、忘れられない初旅となった。それからは、みんなと旅行を楽しめるようになることが、ひとつの大きな回復の目標となり、次の旅行はどこかな、と楽しみに待つことが、生きる張り合いになっていった。

私も旅ごとに、その土地で活き活きと活動している市民との交流を企画したので、メンバーたちの社交性もアップした。さらに、メンバーたちは「旅行に行けるように」「お土産も買えるように」と、毎月少しずつ貯金したり、経済のやりくりも上手になった。

八丈島での八丈太鼓の交流、屋久島での島民とのコンサート、新潟県関川村でのコンサート、沖縄での全精連大会参加、長野県小谷村でのメンタルヘルス市民大学開催（2017年で8期目）などなど。

V 専用の場がほしい
——市民協力債権で実現

家庭料理のレストランを開いて3年。店としても市民に喜ばれたが、毎日のように、今、心がつらい状態の人や、必死に支えている家族がやってくる。カウンセリング付きレストランになっていた。

新たにメンバーの仲間入りをする人たちも増えるにつれて、それぞれが深い心の傷を抱えていたり、不安の訴えも深刻で、八百屋のコーナーを時間制約（9：00〜17：00）で使っていては、やれなくなった。夕方になり、閉めようとすると不安発作が出るメンバーも出て、私は公園のベンチで不安な気持ちを聴いたり、街のなかを一緒に歩きながら気持ちを静めたりしていた。

クッキングハウスのメンバーたちが伸び伸びと過ごせる専用の場が欲しい、と切実に思い、物件探しをする。元そば屋さんで、閉店しているところが見つかり、オーナーさんにも、不動産屋さんにも、私たちの活動を見てもらい、理解してもらってから借りることにした。

必要な保証金や改修費用はどうすればいい、と悩んでいたところ、市民の一人が「松浦さん、市民協力債権を発行したらいい。協力するよ」と提案してくれた。「私たちの夢が形になっていくことを利息だと思って、協力してほしい」という趣意書をつくり、1口10万円でお願いにまわる。「あなたがやっていることだったら、誰でも応援するから、堂々と頼みに行きなさい」と弁当配達をしている鍼灸治療院の先生が10万円を財布から出して、肩を押してくださったので、涙が溢れた。1カ月足らずで、71口710万円が集まり、クッキングハウスらしい、天然素材を使ったあたたかい場に改修工事も完了した。施工してくれた空間工房の原村さんは、「僕も若いとき、障害者の作業所にボランティアをしたことがあったのだけれど、所長も気負いすぎていて、あまりにも堅くて、全体の雰囲気が暗くてね。なんとかしたいと思ったけれど、自分の力ではどうにもならなかった無念さがずっとあってね。だから、クッキングハウスの場は、やわらかい場につくりましょう」と、国産の木の床やテーブル、棚をつくってくださった。以来ずっと、ギャラリーや車椅子も入れるトイレや、相談室づくりとお世話になっている。

　オープニングパーティーは、〝市民がつくる心の居場所〟として、祝うことができた。司会役のメンバーの挨拶もユーモアいっぱい。「この床一枚に市民協力債権が入っているのです。だから、みんなでクッキングハウスを育てていきましょう」。

「借金を返そうバザー」を何度も行ない、みんなでよく働き、5年後には、71口の市民協力債権も返済することができた。

　この取り組みは、「それぞれの持てる力を寄せ合って、一緒に心の居場所をつくっていくのだ」という、心の居場所に向き合うみんなの姿勢になったと思う。クッキングハウスのメンバーたちは、それぞれのペースでやっているから、バラバラのように見える。しかし、何か大事なことになると、ひとつにまとまる。それは、これらの取組みの一つひとつをメンバーたちにオープンに伝えながら、きちんと向き合ってきたからだろう。

　専用の場ができたことで、今までやりたいと思ってきた文化・学習企画を次々と実現できた。SST、家族のSST、メンタルヘルスボランティア講座、コンサート。そして、メンバーたちが家族と程良い距離をとり、アパートを借りて自立して暮らすことも、じっくりと応援できるようになっていった。

VI　自立して地域で暮らす
——隠さず、堂々と生きていこう

　心の病気をしたからこそ、隠さずに自分のペースで伸び伸びと生きていけたらいい。しかも、家族と程良い距離をとって暮らせた方が、互いの自由を尊重し合える。家族の感情や、焦りや不安を当事者が引き受けてしまって、回復が遅くなるよりも、当事者が自分自身に回復のエネルギーを向けたほうがいいと、家族からの自立を勧め、応援してきた。

しかし、そのためには市民の協力が不可欠になる。理解ある街の不動産屋さんに出会うことができ、メンバーたちの自立が実現していった。不動産屋さん自ら、困ったときは駆けつけ、不安なときは話を聴いてくれたおかげで、再発の危機も抜けることができた。

ある日、大阪から当事者が「クッキングハウスに通って、調布に暮らしたい」とやってきた。大阪で一人のアパートにいると、「死ぬことしか考えられない」。筆者の『不思議なレストラン』を読み、クッキングハウスに行ったら、生きていけると決め、やってきたという。どうしようかと不動産屋さんに案内すると、「あんたいくつ？」「65歳です」と短い会話のあと、「じゃあ、これから先の人生は、あなたが生きたいように生きていくといい。アパート1つ、空いてるよ。すぐに見てみるかい？」と答えてくれて、調布への移住、クッキングハウスのメンバーになることが実現したKさん。現在71歳になったが、レストランの厨房で活き活きと働いている。こんな不動産屋さんが街のなかにいてくれたのである。

もちろん、経済的保障も、福祉サポートも必要になる。憲法25条で、国民が健康で文化的な最低限度の生活をする生存権が保障されている。だから、必要なメンバーに付き添い、生活保護の申請に行く。障害者手帳も、障害年金も、堂々と生きていくために取得しようと呼びかける。

こうして、それぞれのメンバーたちがクッキングハウスを地域で暮らす大切な拠点にしながら、自立して暮らしている。家族から自由になれたメンバーたちは、自らの可能性を引き出し、限られた経済のなかでも、明るく暮らしている。一方、家族との同居で、その人間関係にエネルギーをいっぱい使っているメンバーのほうが、どうしても回復に足踏みしてしまっている。

VII　SSTは地域で暮らすメンバーの心強い味方

地域で自立して暮らすメンバーが、良い人間関係をもちながら快適に生活していこうとすると、毎日が問題の連続だ。

- ゴミ出しに行ったら、近所の人に会った。挨拶がうまくできない。どんな軽い会話をすればいいの？
- 近所の人に「今、何をしてるの？」と聞かれたら、何と答えればいいの？

- スーパーのレジでお金を払おうとしたら、レジの人が冷たかった。「来ないで」と拒否されたのかしら？
- 街を歩いていたら、歩いている人に咳払いをされた。嫌がらせなのだろうか？

こんなとき、すぐに「ＳＳＴだ！　ＳＳＴに課題を出して、仲間に一緒に考えてもらおう」と思ってもらえるほど、地域で暮らすメンバーの心強い味方として、ＳＳＴの学びと練習は定着した。

当事者を支える家族も、コミュニケーションの取り方が今よりもっと上達し、当事者の気持ちを聴いたり、家族の気持ちを伝えたりできるようになったら、回復の応援ができると、月1回、家族ＳＳＴを開いている。共感度の高いグループに発展し、家族の表情が明るくなった。「家族のＳＳＴも必要ね」と最初の導きをくださった前田ケイ先生に深く感謝している。

スペシャルSSTで市民も学ぶ

さらに、ＳＳＴは一般市民にも関心をもってもらえるようになった。「人間関係で苦労しているのは、私たちも共通よ。だから、ＳＳＴを私たちも学びたい」。各地でメンタルヘルスの大切さを語るとき、ＳＳＴでメンバーたちが元気になった話をし、練習の場面をデモンストレーションするのだが、ＳＳＴへの興味をすぐに示してくれる。

そこで、市民も参加できる「誰でもＳＳＴ」を月1回、開催するようになった。毎回、メンバーたちの出す課題を一緒に考え、ロールプレイで役割協力をし、自らも夫婦のコミュニケーションや子どもへの気持ちの伝え方、近所や職場の付き合いなど、自身の課題を出してくれる。「人間関係で悩むことは、病気であってもなくても同じなのだ」とメンバーたちも気持ちが楽になる。市民の方々は、メンバーたちが真剣に人生に向き合っている姿に感動する。

私も、ＳＳＴリーダーとして、そのとき出てきた問題をグループの力をフルに使いながら、一緒に考え、ロールプレイをし、今できている良いところを見つけ合って伝えていくと、課題を出した主役の表情が晴々し、笑顔になっていく変化に付き合うのが実に嬉しい。グループの一人ひとりが生き生きと参加できるように配慮しながら、集中力を相当に必要とすることだが、私も自分の可能性を発見できるときでもある。市民とのつながりをもてたとき、ＳＳＴは単なる精神科リハビリテーションプログラムではなくなった。心病んだ側から、人と人とがつながって生きていくための新しい学びを提案できたことは、すごいことだった。

Ⅷ　ひきこもりの若者の悲鳴が聞こえる
――夕方の場「クッキングスター」開設

当初、居場所を開いた大きなきっかけは、長期入院している人たちと、病院ではなく地域で人間らしく暮らしたい、ということだったが、社会状況の変化とともに、日本のメンタルヘルスの状況は、市民レベルで深刻になっていった。自分の家庭、職場、学校、子育て中の母たち、どこでも誰もが心を病んでもおかしくない。心の病が特別で、自分とはかけ離れた世界のことではなくなったのだ。

私が向き合う市民の心の相談も増えていく。家族の相談を通して、私には引き籠っている若者たちの悲鳴が聞こえてくる。「この社会に未来はあるのか」「大人たちを信じていいのか」。ひきこもりは長期化していく。昼夜逆転している若者は、夕方から少し楽になれるから、夜の居場所をつくろう。夕食をつくり、ごはんを食べながら語り合い、少しずつ心の扉を開けるような環境をつくっておこう。

専用の場になったレストランの２階を借り、空間工房の原村さんに国産の木で床を張ってもらい、オープンキッチンをつけ、夕方の場「クッキングスター」をつくった。「クッキングスター」の名称には、「①それぞれが主人公であること」「②夜の場なので星が見え、希望につながる」という２つの意味を込めた。

若者たちがおずおずとやってきた。自分が無視されたり、いじめられたらと怖くて、扉を開けられずに足踏みをしている青年も、年単位のゆっくりとした時間を保障しているうちに、動き出してきた。みんなと一緒に丸いテーブルを囲むだけで吐き気がしていた青年も、気がつくと笑ってご飯を食べ、おしゃべりの輪に入っていた。

ＳＳＴが若者たちの行動する勇気を引き出し、助けてくれた。「気楽な話をしてみたい。どんな話題がいいだろうか」「自分から挨拶をしながら、クッキングハウスのドアを開けられるようになりたい」「理髪店に行って、ヘアスタイルをこうしてほしいと言えるようになりたい」「近所の人たちが立ち話をしているのを怖がらずに、外に出られるようになりたい」。

楽しい話をして、笑い合えるような人間関係をつくっていきたい。それができるようになったら、楽しく生きていけるようになるかもしれない。若者たちの希望が見えてきた。

IX　メンタルヘルスの大切さを市民に伝える

街のなかにある小さな居場所は、メンタルヘルスを気軽に学べるちょうどいい学習の場だ。

メンタルヘルスの問題は、深刻な状況だ。精神疾患は397万人（2014（平成26）年）、過去3年で77万人も増えている。日本の五大疾患になってから、増えつづけている。地震や津波の災害、子どもの虐待、学校の息苦しさ、非正規雇用からくる不安定さ、心のケアが必要な問題だらけである。こんな社会状況のなか、市民もメンタルヘルスに関心をもたざるをえず、学んで理解したいという要求が高まっている。心の病気の回復のために寄り添いつづけ、サポートしつづけている地域の現場の専門職の私たちこそが、メンタルヘルスの大切さを伝える使命をもっていると、私は責任を感じている。

一人ひとりが元気になっていく、そのプロセスに付き合いつづけた者として、どうしたら回復していくのかを伝えていけるメッセンジャーとしての誇りをもち、わかりやすい伝え方を研究する必要があると思っている。

クッキングハウスの「メンタルヘルス市民講座」は、この心の居場所から、学びを市民に提供したいとスタートした。当初は手さぐりで、全2回からスタートしたが、年3クールずつ続けているうちに、伝えたい内容が膨らみ、現在は全6回シリーズになっている。

第1回　病気のつらさ・生活のしづらさ
第2回　回復に向かって――回復に効果のあるコミュニケーションを学ぶ・SST
第3回　心の病気の基本的な理解①――統合失調症
第4回　心の病気の基本的な理解②――うつ病・パーソナリティ障害・神経症・発達障害
第5回　回復のために使える社会資源――医療・障害年金・福祉・地域生活・住宅・就労・楽しみなど
第6回　当事者研究入門・交流会――それぞれが抱えているツラさや苦労を語り合い、お互いに元気になれる交流会

全回ともメンバーたちの経験を語ってもらいながら、講座を進めていく。心の病気になったことで何が辛かったのか、家族にはどう接してほしかったのか、周囲にしてもらったことで嬉しかったこと、どんなサポートがあったら、もっと快適に生きていけるのか、どんな人生を送りたいと希望しているのかを語

し合った。不安や焦りや孤立の大変な状況を生き抜いてきた経験は、宝である。だから、当事者であることに誇りをもっていいのだ。そんな思いで「ベストを尽くして話してみてね」と後押しすると、一人ひとりが語りだした。真実の言葉に感動し、生きていく勇気をもらえる講座になっていった。

メンタルヘルスの講座が広がっていくことを願って、市の社会福祉協議会に働きかけ、数回実現。そこから、自主的にボランティア・グループが生まれ、福祉センターで月1回、気楽に当事者が集まって語れるサロン活動が始まり、継続している。また、市民提案型協同事業として、メンバーたちと一緒にクッキングハウスの出前講座も行なった。

しかし、行政で行なう場合、担当者が代わったりすると継続できなくなり、一貫性がない。結局、毎年6回シリーズを3クール、確実に行なってきたのは、クッキングハウスだけ。変わらずに続けていると、今、困っている家族や当事者、関心をもった市民がメンタルヘルスの学びの扉を開いてくれるのだ。だから、これからもメンタルヘルスの新しい世界の動向も取り入れながら、当事者も市民も共に学んで、元気になれる講座を続けていこうと思う。

X 市民とつながってありつづけるために
——地域に心の居場所があることの意味

1 ここは港

「自分の病気は、薬では治らない。自分なりの病気を治すために闘いをする」と宣言したメンバーが、薬を中断し、一年あまり家にも帰らず、どこにいるのか、何をしているのかもわからず、心配していた。土砂降りの雨が一晩中降っていた梅雨の時期の朝、ずぶ濡れになって、ランニングシャツ姿で、「夕べ、落ち葉をかけて野宿していた」とクッキングハウスに倒れるように入ってきて、テーブルに突っ伏した。ご飯を食べてもらい、体をきれいにし、新しい服を着てもらって、少し落ち着いたところで、「大変でしたね。だいぶ疲れているようだし、病院で休みましょうか」と声をかけると、承知してくれて、入院を受け入れてくれた。地域の病院にタクシーで同行した。クッキングハウスは、どうしようもなくなったら戻ってこられるところ、そして充電できるところ。ここは、街のなかの港なのだ。小さな港でありつづけようと、改めて決意した。

誰だって、心が疲れるときがある。そんなときに休める場と、安心をプレゼントしてくれる人が一貫していてくれたら、誰でも心からほっとできるだろう。きっと、市民の一人ひとりが、もし自分の心が疲れたり、心の病気になったらどうしようという不安はもっているはず。そんなとき、地域に小さな心の居場所があり、いつでもそのままの状態で入っていけるとわかっているだけでも、安心感につながるだろう。そんな場でありつづけることで、市民とつながっていたいと30年目の活動をしている。

- 平和な心を取り戻すおいしい食事がある
- 弱い力を寄せ合って働き、心地良い場をつくっている
- いつでも、どんな状態で入っていっても、歓迎してくれる
- コミュニケーションが「私メッセージ」で、責められたりしないから、安心できる
- メンタルヘルスの学びのプログラムが多くある
- 心の相談ができる

なぜ、市民はクッキングハウスの居場所に一歩、足を踏み入れると感動するのだろうと振り返ってみたら、上記のことが浮かんできた。きっとこんなことが市民に受け入れられてきた要因なのだろう。

2 共に生きていくために

弱くたっていい。今、もっている力を少しずつ出し合えば、一緒に生きていける。自らのやさしさが湧いてくるような力を出し合えたら、そして、それが響き合ったら素晴らしいではないか。私の場合、日本の貧しい精神科医療・福祉に怒りを感じ、私の正義感が目を覚まし、長い年月、病院で暮らしてきた人たちに共感し、街のなかで人間らしく、一緒に暮らしたいという情熱に突き動かされてやってきた。どうしたら、市民にもわかりやすい活動になり、喜んで参加してもらえるだろうかと模索し、食事作りを媒介とするようになった。

食事を一緒につくり、おしゃべりしながら食べることの毎日。こんな活動を心を病む側から、平和な文化の発信を続けたい。そして、日本のメンタルヘルスが向上していくことは、共に生きていく方向に文化の質が高まっていくことだと、夢をもちつづけ、笑顔で活動していこう。

文献

べてるしあわせ研究所・向谷地生良（2009）『レッツ！ 当事者研究1』NPO法人コンボ
クッキングハウス会（1987-2016）『通信クッキングハウスからこんにちは』No.1-168
ハローお仕事ミーティングの仲間たち（2013）『ハローお仕事ルンルンかるた』クッキングハウス会
チャールズ・ダグラス・ラミス＝監修・解説［池田香代子＝訳］（2012）『やさしい言葉で日本国

憲法』マガジンハウス

前田ケイ（2013）『基本から学ぶＳＳＴ』星和書店

松浦幸子（1997）『不思議なレストラン』教育史料出版会

松浦幸子（2004）『私もひとりで暮らせる』教育史料出版会

松浦幸子（2007）『生きてみようよ！』教育史料出版会

松浦幸子・クッキングハウスのメンバーほか（2007）『元気になれるＳＳＴ』クッキングハウス会

松浦幸子・クッキングハウスのメンバーほか（2008）『当事者の体験から学ぶメンタルヘルス市民講座』クッキングハウス会

松浦幸子・クッキングハウスのメンバーほか（2009）『当事者会夢tomo誕生物語』クッキングハウス会

水野スウ（2015）『わたしとあなたのけんぽうＢＯＯＫ』mai works

水野スウ・中西万依（2008）『ほめ言葉のシャワー』mai works

高橋源一郎・辻 信一（2014）『弱さの思想』大月書店

竹村堅次（1998）『日本・収容所列島の六十年』近代文芸社

第IV部

終章

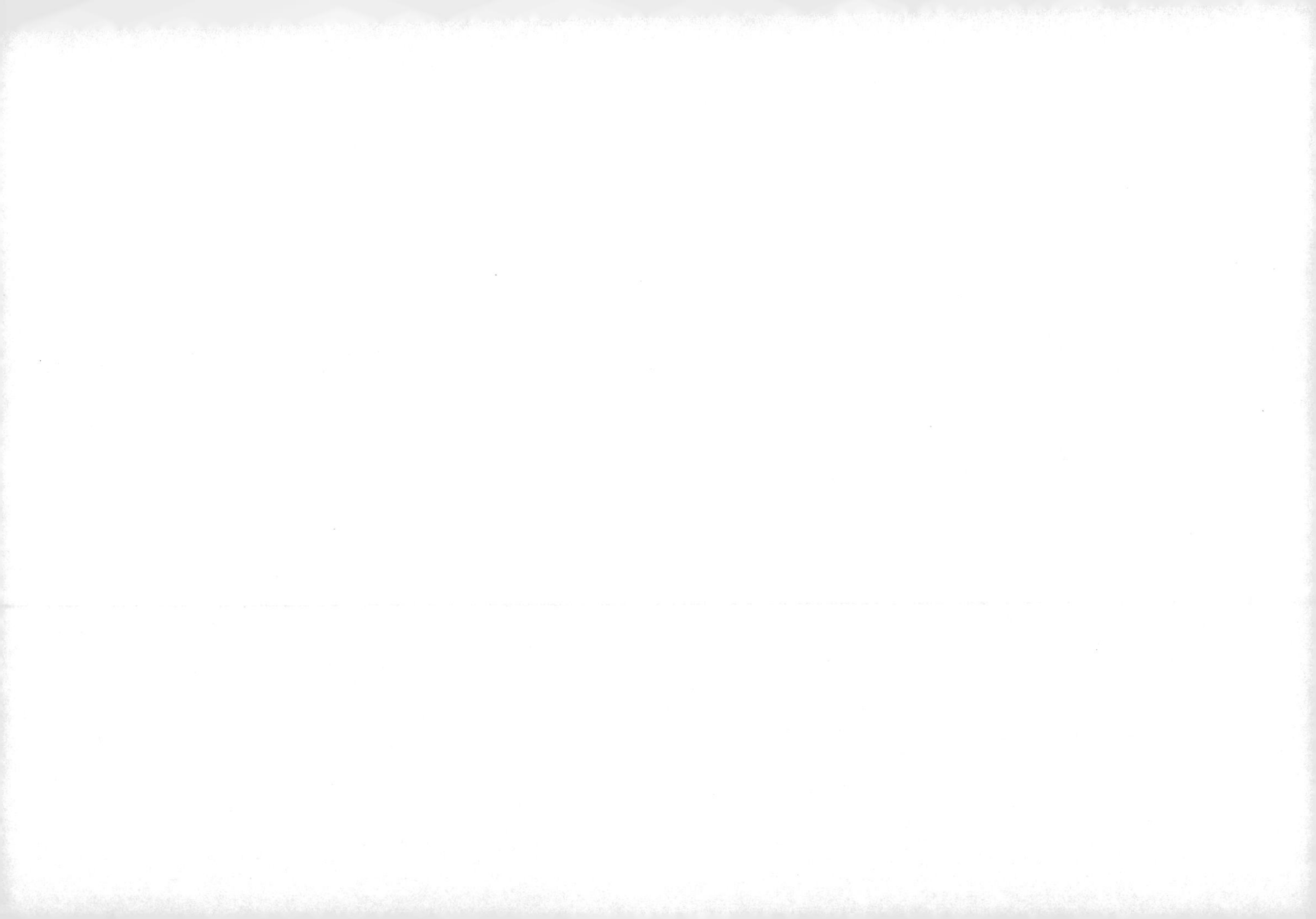

来たるべき「病棟に頼らない地域精神医療」

伊藤順一郎

I 僕たちは何を語ってきたのか

北海道浦河町からきた、一陣の風が届いた。新しい精神医療の風、病棟に依存しない地域精神医療の風だ。浦河における今度の変化は、決してあらかじめ決められた方針のもと行なわれたものではなかった。ひとりの英雄の強い意志のもとでなされたものでもない。浦河という街に生きる市民、この地に移り住むことを選んだ当事者と家族、当事者たちと共に生きる精神医療・保健・福祉のスタッフ、彼／彼女たちすべてが、過疎であるゆえに生まれた医療経済の危機に直面し、それをどのように乗り越えていくかで、すったもんだを繰り返し、悩み、もがき、そして、覚悟と独特の楽観主義の文化のなかで、たどりついたもの、そんなふうに思える。今、浦河に何が起きているのか——そのレポートは小林茂さんが「序章」で語った言葉に譲ることにする。

この浦河の脱施設化の中心にいた川村敏明さん、浦河赤十字病院を辞して浦河ひがし町診療所院長となった彼との対話を、僕は、本書の作成の過程でさせていただいている。この対話は、脱施設化後の地域精神医療のありようと可能性について、示唆に富むヒントをたくさん生み出してくれた。まだ根雪も残る2017年冬の浦河で交わした、3時間を超えるやりとりは、2つの対談として本書に記録されている。経験に裏打ちされた川村さんの言葉に加えるべきものを僕はもたないが、ここではもう一度その内容を振り返り、対話のなかで浮上してきた「老い」と「地域精神医療の未来」という2つの主題とその変奏を語り直してみようと思う。編者としての僕たちはこの本で何を語ろうとしてきたのか、僕たちが分かち合ってきた問題意識とは何だったのか、そしてどのような未来の情景を僕たちは模索してきたのか。

まずは本書の全体構成を振り返ってみよう。浦河における精神科病棟廃止のインパクトを出発点に、この日本的な、経済的な理由から生まれた脱施設化という現実を前に僕たちは何を感じ何を考えたのか――編者の一人である小林茂さんの問題提起から始まり、もう一人の編者、佐藤さやかさんの助力も得て、僕たちは「来たるべき地域精神医療」への思索を始めた。議論が重ねられ、主題系へと束ねられ、そして浮かび上がってきた5つのセクション、「『住む＝生きる』を支える」「『家族＝環境』を支える」「『ケア＝サービス』の具体的な姿」「『地域』を耕す」「『ひと』を育てる」が基本的な主軸となった。この主軸に沿って、今、各地で試行錯誤を繰り返している人々に本書作成の協力をいただいた。当事者や家族の声に耳を傾け、彼らの苦労に寄り添い、そして当事者の暮らしが、精神科病棟への強制入院により断ち切られることがないように、地域社会のちからを育む、また当事者自体のちからも育む、そして、支援者自体も成長する、そんな地道な実践を行なっている人々に、お声をかけさせていただき、原稿をお願いした。このようにして、地域精神医療の現在と未来をつなぐ実践と論考が、緩やかに重なりながら、分厚い層となり、本書は産声を上げた。

II　「病・老・死」と地域精神医療について

「病・老・死」は、人生のプロセスそのものだが、人生のすべてではない。「病・老・死」をひきうけながらも、その一方で僕たちは生の歓びを謳歌し、その時々の出会いと別れを味わい、死後の世界にも思いをはせ、世代を超えたつながりのなかにも価値を見出している。

しかしながら、医療という分野は、これまで「病・老・死」をあまりにも近視眼的に、否定的にクローズアップしてきたのではないかと思う。医療こそが「病・老・死」を限りなく遠ざける、そのすべをもっているという幻想をふくらませ、その実現のために人々の生活を管理し、そこで起きるすべてを引き受けようとする、そんなパターナリズムに医療者はとらわれすぎてきたのではないか。そして、管理のための装置としての病院を過大視し、「病院を中心に町ができる」ことすらも良しとしてきたという、歴史があるのではないか。

脱施設化を志向する地域精神医療に関わる者は、まずこの幻想から自らが自由になる必要がある、と僕は思う。しかし、それは決して医療が果たすべき責任の放棄を意味するわけではない。「病・老・死」を遠ざけることを使命とするのではなく、「病・老・死」と安心して付き合える文化をつくる、その一助に医療の使命もある、という、そんなイメージである。

地域社会のなかで生きる・暮らすことに付き合うのが、地域医療、地域精神医療の本領である。そこでは、誰かれの「病・老・死」を避けては通れない。高齢化している我が国においてはなおさらのことだ。そんなとき、病む人・老いる人・死にゆく人を忌避するのではなく、そのような状態にある人々も一人の市民として尊重し、そのような状態にあることを恥じることなく、むしろ安心して、人生の旅の一場面として受け入れる、そのような文化こそ必要ではないか。このような文化が生まれることに寄与するように、地域医療・地域精神医療をつくっていく、それこそが価値あることではないのだろうか。

川村さんとの対話のなかで、僕たちはいくつかの明るい見通しを見出す言葉に出会う。

そのひとつは「自分史の小冊子」。精神障害を抱えながら、年老いた人々が、体の病から内科や整形外科にかかるときに、自分の人生を紹介できるものとして、若い頃からの写真などを張り付けた小さなノートを持ち歩くのである。このようなノートは、本人、家族、それに長年寄り添ってきた精神医療のスタッフの協働作業としてつくられるであろう。ノートがあれば、病気の話から遠ざかり、「まあ、あなたにはこんな素敵な時間があったのね」と、外来や病棟のスタッフと会話が交わせる。患者同士でも、ノートをめぐって話が盛り上がる。そんな小冊子は、医療にかかるたびに、その人の人生のドラマを紐解き、歴史をもつ人としてのその人の尊厳を思い起こさせるであろう。精神障害をもっているというだけで敬遠されがちな一般科受診にも、明るい風穴をあけることができるかもしれない。

また、川村さんは、「浦河の仲間の公園墓地をつくりたい」と語った。

浦河の先達たちを祀る「公園墓地」は、町を見下ろす小高い丘にあり、先逝く仲間たちの人生をアーカイヴし、残された仲間の追憶に訴える、晴れやかな「場」になるだろう。そして、それ以上に、公園墓地は、これから老いを、死を迎え入れていく人々に安らぎと希望を与える場所となるに違いない。死してなお記憶に残る仲間たちのように、死後みずからもこの地に生きる者たちから受け入れられる可能性を示し、誰に看取られることもない孤独死と無縁の人生を指し示す「文化」は、どれほど心を明るく灯すことだろう。このような公園墓地を、医療者である川村さんが、浦河の仲間たちとつくりたいと語るところに、老いや死をひきうける地域精神医療のひとつのありかたを見る思いがする。

「自分史の小冊子」「公園墓地」にみられる発想は、「病・老・死」を医療のちからで丸抱え的に解決していくといった従来の発想とは異なる。病や老いを機能の低下や減衰に還元して、そこに否定的なラベルを貼り、それを回避する「治療」としての営みを行なうという一連のプロセスから、医療者が自由になっている。「病・老・死」は、誰にでも起こりうるあたりまえのこと自然体で受け止める姿勢がまずあり、それにもかかわらず、価値ある人生を歩んできた証、地域につながり生きてきた証があることを示そうとする、新たな物語の提示が、この発想の背後にはある。

ここには、地域社会のなかに医療者は何のために存在するのかという、根源的な問いが隠れているかもしれない。僕たちは、なぜ、病を「治療」しようとするのか。

うつ病を抱える、ある乳がんの患者が、手術を終えて、僕に語ったことがある。

「手術の前に、私の周りの人々は、命の問題が第一だといって、私が手術を拒否する暇を与えなかった。そして、私の命は助かったかもしれないが、私は片方の乳房を失い、そして、うつはひどくなった。けれど、そのことを気にしてくれる人は、周りにはいない」。

僕は、この人の、これからの、うつ病を抱えながらの人生に付き合うつもりでいるが、「自分の人生において何が大切か」ということは、その人と語り合ってみなければわからないということを、彼女によって思い知らされている。

いずれにしても老い、死にゆく僕たちである。不老不死を求めようと抗うよりも、あるいはそのように戦いを挑むポーズを取りつづけるよりも、医療者としての限界を認め、残りの人生で、何が大切かをお互いに模索する、そのような対話の場を自分たちの周りに確保しておくことが、大切なのではないのか。それが、質の高い地域精神医療の実現につながるのではないかと、そのような予感を、僕は抱いている。

III 病棟に頼らない地域精神医療のありよう

医療者が自分の限界を認め、すべてを抱えようとせず、地域社会のなかに老いや病や死を受けとめる、人々の落ちつける場所を模索する。「老・病・死」をめぐる対話は、「病棟に頼らない地域精神医療」のありようにも連なっていく。

少しこんな場面を想像してみてほしい。病や老いを抱えた患者と家族が精神病院を訪れる。病と老いのせいで家庭では波風の立つ日々が続いてしまい、家族からは「入院と治癒」の望みが寄せられる。だが精神科病棟にできることは限られている。それは、今、家庭のなかで起きているいざこざをいったん棚上げにして、薬物療法も含め患者の側を抑圧する装置に招き入れ、せいぜい「問題行動」を小さくするくらいのものである。しかし、医療者と家族はそれを「治療」として受け入れる。なしくずしの強制的入院の後には、自らの意向を無視された患者本人の恨みと悲しみだけが残る――こんな光景を、いったい何度目にしてきたことだろう。家族がケアの疲労をため、そこから逃れたいと思う気持ちはよくわかる。医療者が「何とかしてあげたい」と思う気持ちもわかる。しかし、強制入院という方法は、それが患者の「自分には決める権利を与えられなかった」という無念感の上に成り立っているのである。

　入院によって何かが変えられるという「入院幻想」を超えて、僕たちはこれから、どのようなオルタナティブを構築できるのか。

　川村さんとの対話のなかで、ひとつ「確か」と思えていることがある。それは、精神医療に携わる者は、患者や家族が差し出した問題を精神科病棟に抱えこむことをやめて、地域社会に返そうとすると、そこから新たな〝必然〟が生まれてくるであろうということである。

「入院する病棟がないとなったら、患者さんの日々の態度が変わった」という、川村さんからお聞きした言葉は意味深いものであり、同時にそれは家族や支援者の態度が同時に変わったということも類推させる。入院ということをあきらめたら、そのようにならないためにどうするかという〝必然〟が生まれたのである。それは、患者と呼ばれる人たちが、暮らしつづける生活力を伸ばしていくということでもあるし、仲間を含め周囲の人々が、彼や彼女の困りごとを早いうちから受けとめ、困り果てない環境を提供することに巧みになったということでもあろう。そして、精神医療に携わる者の役割は、自分たちが抱えすぎることから外れ、地域社会の抱える力をたがやすことに貢献することに、そのエネルギーの一部を積極的にそそぐ。

　川村さんとの対談のなかで、浦河日赤の一般科の医師が語った「先生、ちょっと言葉は悪いけど、この街って変な人が多くないですか？」というエピソードが紹介されている。それだけ、精神障害を抱えた「変な人」が、ふつうに一般科の治療を受けているということであり、そのような力を彼ら自身がはぐくんでいるともいえるし、それがあたりまえな治療文化を彼らと周囲の支援者がつくってきたということでもある。と同時に、その治療文化は、精神医療関係者以外の、一般医やそれこそ病院の事務関係の人々、病院の周囲の地域社会の人々によって受け入れられ、層の厚いものになったということでもある。

少し変わったところがあっても市民生活を送れる「環境」の創造に、医療者が主体的／主導的に携わっていくことの意義はとても大きいと思うし、その具体的な姿は、実は、「すでに病いと老いを受け入れた人」を地域社会が受け入れていく静かなプロセスを決して妨げない、という自制的な態度に多くあるようにも思う。

すべてをひきうけるスタンスに見切りをつけること、限りある自分を認めること、地域・患者・家族に課題を差し返して共に考えること、既成の理念に盲目的に従うのではなく、個別ケースへの個別対応から経験値と実践知を備蓄していくこと、そして人の「問題」を収奪することをせず、精神医療の「外」へと開かれたその人の領域を侵さず、そのようなプロセスのなか、ひとりでに自生していくかのような地域固有の治療文化を楽観的に見守ること——これら地域精神医療にひらかれた価値観を受け入れることは、「入院医療中心」で育った医療者にとっては、大きな試練かもしれない。なぜなら、そのような人々は、「多数の類似の境遇にある個々人が、一緒に、相当期間にわたって包括社会から遮断されて、閉鎖的で形式的に管理された日常生活を送る居住と仕事の場所」と定義される「全制的施設（total institution）」（Goffman 1961/1984［p.v］）のなかで、「病・老・死」のすべてを「医療」が引き受けることこそが、患者や家族のためであるという文脈にあまりにも長い間浸されてきたからである。

しかし、川村さんとその仲間たちの実践は、この試練の先にあるもの、「病棟に頼る」文化を手放したあとに見えてくる、病いや老いも人生の一部として肯定する価値が地域にも医療にも継承されていく光景が実現することを約束してくれているように思う。

IV　手放す・降りる・治さない——地域精神医療のなかの医療者の行方

薬物療法で症状を抑えることはできても、厳密には完治は難しく、部分的に残された症状やトラウマのなごりを抱えたまま人は生活を営んでいく。病棟に頼らない地域精神医療の現場は、このような人々が住む地域社会である。ここでの医療者に求められるサポートは、いわゆるＥＲ（emergency room／緊急治療室）での振る舞いとは程遠く、当事者が自分の人生で何を大切にしているかに耳を傾け、その実現のために医療としてできることを提供し、また、彼らの生きづらさや悩みとはどのようなものかを、家庭や職場、あるいは彼らが生きる生活の場で、彼らと共にいて、周囲の人々に伝える「通訳」のような仕事かもしれない。

このような医療者のサポートは、外国から日本に移り住むことになった人のサポーターとして彼／彼女の生活力を育てつつ、近隣住民との交渉を重ねて地域の許容力を耕す、外国人支援や難民支援にどこか似ているようにも思う。両者の共通項は、サポートを受ける者こそが主体であるということで、サポートとは、どこかから枠組みをもってきて、それを提供することではなく、その主体となっている者の希望や意思を尊重しながら、協働作業の中で試行錯誤を積み重ねることにある。そして、「通訳」の成果として、環境と被支援者のあいだに、何らかの寛容な合意が見出されたときに、〝苦労を抱えながらも、暮らしつづける〟ことは成立する。このようになれば、支援者は、可能な限り、サポートを人々に委ね、手放していくことができる。

このようななか、伝統的な支援者-被支援者のヒエラルキーは良い意味でこわれていく。支援者は自分の専門分野に対してはプロフェッショナルであるが、当事者の生活や人生の専門家は当事者自身であり、この両者の間に生じるのは、指示、命令ではなく、双方向性の対話である。対話のなかから方針が決まるのであり、それを抜きにした、一方向性の診察的質問とその答えから、指示や処方が的確に差し出される場面は、むしろまれとなるはずである。支援者は、その権威から降りることにより、当事者のエンパワメントが可能になる。

このようななか、入院中心型医療体制のヒエラルキーの頂点にして意思決定者であった精神科医は、どのようにアイデンティティを保つのであろうか。

手がかりとして、ふたたび川村さんの言葉を引用する。彼がみずからをそう呼ぶ「治さない医者」。今の僕の理解では、彼がその名に値する存在であるためには、彼の周りに、医師以外のスタッフや仲間、なじみの地域住民とのネットワークがあることが不可欠であるように思う。川村さんが安心して「治さない」と語るときに、患者と一緒に泣く、親身に相談に乗る、共に笑う、そのありふれた、しかし貴重な仕事をひきうける人のネットワークが、豊かに広がっていることの確信があるのであろう。川村さんが、自分の権威を手放し、患者や家族の期待に応えるポジションから降りていくとき、さまざまな人脈のなかで、共に相談に乗る人があらわれ、そのなかで当事者が力をつけ、育っていく。精神科医は、そのような環境に、自分が身を置いていることを自覚し、そのような環境が、より多様な価値観にあふれ、あいまいさに耐え、それを抱える存在になるように努めるところに、その新たなアイデンティティを見出すことができるかもしれない。

強制入院をその主たる役割とする精神科病棟が精神医療の中心にいるうちは、医師の指示からすべてが始まりすべてが終わる、硬いヒエラルキーの構造は、そう簡単には終わりを迎えないであろう。しかし、病棟に頼らない地域精神医療が、社会のなかに根づきはじめた地域では、精神科医もその一部となる、水平なネットワークの関係性のなかで、医療に集約されないユニークな解決策が生まれる可能性が広がるであろう。

精神医療による〝患者〟と呼ばれる人々の一元的管理が抑制されれば、すでにそこにあったはずの豊かなリソースは息を吹き返し、精神医療のそれとは異なる視点が、価値あるものとして次々に認められていくはずだ。「所持金ゼロの当事者が生活保護支給日までをどう乗り切るか」といった課題も、ひとたび地域に返されれば、本人による自力の問題解決、急場をしのぐために食料を分けてくれるNPOなどの活動の発掘、フリーマーケットのような手持ちの衣類や装飾品を売ってお金にするネットワークへの参加、ピアの仲間との相談など、おのずとサポートは多層化していく。閉ざされていた地域への扉を開く「後押し」を、医療者が担うこともあろう。苦労や困難を抱えながらも生き延びていこうとする人を本質的に支えるのは、医療を部分として内包する地域のネットワークではないかと、僕は希望をそこに託す。入院中心の精神医療のロジックとは異なる地域のロジックが花開く世界、「社会防衛」とも、パターナリズムに侵食された「入院幻想」とも無縁の空気は、病いと老いを生きようとする人たちに安心感をもたらすのではないか。逆説的ではあるが、そのような文化をつくるものとしての、地域精神医療の発展――本書が、そのような志向性を指していることを、僕は確信している。

文献

Goffman, I. (1961) Asylums : Essays on the Social Situation of Mental Patients and Other Inmates. Doubleday.（石黒 毅＝訳（1984）『アサイラム――施設収容者の日常世界』誠信書房）

おわりに

わが国の診療報酬は2年に1度改定され、２０１8年4月はこの時期にあたる。

地域精神医療の観点からみると、今次の改定では措置入院を経た当事者の退院やその後の通院などの支援が手厚くなったこと、算定要件が厳しく使いづらさが指摘されていた「精神科重症患者早期集中支援管理料」が廃止され、要件が緩和されたうえで「精神科在宅患者支援管理料」として新設されたことなどがポイントであった。

「精神科在宅患者支援管理料」の新設については、本書でも取り上げられているAssertive Community Treatmentを実践するチームの多くが算定してきた在宅時医学総合管理料との兼ね合いから、その評価は分かれるところであろうが、全体的な枠組みとしては、精神障害をもつ人の地域生活支援をより意識したものになっていると思われる。

こうしたタイミングに、この分野に関する「実践の知」を集めた本書が発行の運びとなったことで、より多くの読者の手に取っていただけるのではないかと期待している。

本書の企画趣旨のなかで、特にこだわったのは目次である。

従来〝医療〟を掲げる書籍においては、まず薬物療法から始まって、医療機関内で実施されるリハビリテーションプログラムなどが紹介されて、その後に地域生活支援に関する項が来ることが通例ではなかったかと思う。本書では、これまで長く地域生活支援に関わってきた監修者伊藤や編者小林の「まずは住居や居場所、仕事があることなど1人の市民として当たり前の生活を支援することから始まって、その後に必要十分な治療やケアが来るべきである」との想いから、そのような順に項をまとめてある。

また、浦河のような国内の黎明期の取り組みから、ハウジングファーストのように今後一層盛り上がりを見せるであろう支援まで、新旧幅広く日本全国の優れた実践について寄稿いただけたことは、監修者、編者一同にとって何よりの幸運であり、これらを1冊の書籍にまとめて読者に届けることができたことを本当に嬉しく思う。早々に寄稿くださった執筆者諸氏には、発行時期が予定より大幅に遅れてしまった点を深くお詫びしたい。おかけした迷惑を相殺することには到底ならないが、冒頭に述べたような節目に発行できた点をもってご容赦いただけたらと思う。

最後に、立ち上げ当初から紆余曲折あった本企画に粘り強く最後までおつきあいくださった金剛出版藤井裕二氏に心より深謝を捧げたい。氏の献身的な尽力がなければ本書をこうした形にまとめることはできなかった。

本書が支援を必要としている当事者や家族、実践家／臨床家、これから動き出そうとする地域支援のプラットフォームとして期待される行政関係者など、地域精神医療に関わる多くの人の一助となることを願う。

２０１８年２月

監修者・編者を代表して
佐藤さやか

た

な

は

さ

索引

アルファベット

あ

か

監修者略歴

伊藤順一郎｜いとう・じゅんいちろう

メンタルヘルス診療所しっぽふぁーれ。千葉大学医学部卒。旭中央病院精神科、千葉大学医学部精神科、国立精神・神経センター（現 国立精神・神経医療研究センター）精神保健研究所社会復帰研究部部長を経て、現職。2003年に研究事業としてACT-Jを立ち上げ、現在はNPO法人リカバリーサポートセンターACTIPSの理事として、活動を支える。そのほか、ACT全国ネットワーク代表幹事や、当事者の視点を活動の中心に据えるNPO法人地域精神保健福祉機構（通称・コンボ"COMHBO"）の共同代表理事なども務める。

主著　『精神科病院を出て、町へ――ACTがつくる地域精神医療』（岩波書店［2012］）、『統合失調症／分裂病とつき合う――治療・リハビリ・対処の仕方』（保健同人社［2002］）、『ACTの立ち上げと成長』（監修・NPO法人地域精神保健福祉機構［2014］）、『ACTのい・ろ・は――多職種アウトリーチチームの支援入門編』（監修・NPO法人地域精神保健福祉機構［2013］）ほか。

編者略歴

小林茂｜こばやし・しげる

札幌学院大学心理学部臨床心理学科准教授、学校法人北海道キリスト教学園 光の園幼稚園園長、医療法人社団楽優会 札幌なかまの杜クリニック 心理士、日本キリスト教団 幌泉教会牧師、社会福祉法人はばたき福祉事業団北海道支部 HIV派遣カウンセラー、医療法人静和会石井病院 非常勤心理士などを兼務。牧師を務めながら名古屋市精神保健センター電話相談員、知的障害者授産施設非常勤生活支援員、児童養護施設非常勤心理療法担当職員、浦河赤十字病院嘱託心理士、浦河べてるの家べてる生活サポートセンター管理者兼サービス管理責任者を経て、現職。南山大学文学研究科博士課程満期退学。日本福祉大学大学院社会福祉研究科心理臨床学科修了。修士（文学・臨床心理学）。

主著　『コミュニティ支援、べてる式。』（共編・金剛出版［2013］）ほか。

佐藤さやか｜さとう・さやか

国立精神・神経医療研究センター 精神保健研究所 地域・司法精神医療研究部 臨床援助技術研究室長。精神・神経科学振興財団リサーチレジデント、国立精神・神経医療研究センター精神保健研究所 社会復帰研究部 常勤研究員、同 精神保健相談研究室長を経て、現職。日本精神障害者リハビリテーション学会 理事。博士（人間科学・早稲田大学）。臨床心理士、精神保健福祉士。

主著　The effects of the combination of cognitive training and supported employment on improving clinical and working outcomes for people with schizophrenia in Japan. Clinical Practice & Epidemiology in Mental Health 10 ; 18-27.（共著［2014］）、Effects of psychosocial program for preparing long-term hospitalized patients with schizophrenia for discharge from hospital : Randomized controlled trial. Psychiatry and Clinical Neurosciences 66-6 ; 474-481.（共著［2012］）、「地域精神保健――リハビリテーションと生活支援」『臨床心理学』15-1 ; 49-53（単著［2015］）ほか。

執筆者一覧（執筆順）

川村敏明
医療法人薪水 浦河ひがし町診療所

中村あずさ
ハウジングファースト東京プロジェクト

小川芳範
NPO法人TENOHASI／ハウジングファースト東京プロジェクト

平澤恵美
明治学院大学 社会学部 社会福祉学科

澤田恭一
就労支援センターFLaT

丸山次郎
就労支援センターFLaT

渡邉真里子
ちはやACTクリニック

岡田久実子
さいたま市精神障がい者もくせい家族会

藤田大輔
大和診療所

青木 勉
総合病院国保旭中央病院 神経精神科・児童精神科

吉田光爾
東洋大学 ライフデザイン学部 生活支援学科

金井浩一
医療法人光樹会 相談支援事業所しぽふぁーれ（ACT-K）

梁田英麿
東北福祉大学せんだんホスピタル 包括型地域生活支援室（S-ACT）

足立千啓
認定NPO法人リカバリーサポートセンターACTIPS 訪問看護ステーションACT-J

吉田匡伸
医療法人社団楽優会 札幌なかまの杜クリニック

柳 尚夫
兵庫県豊岡保健所

長野敏宏
公益財団法人正光会 御荘診療所

山崎修道
東京都医学総合研究所 心の健康プロジェクト

高田大志
医療法人薪水 浦河ひがし町診療所

宇田川健
認定NPO法人地域精神保健福祉機構・コンボ

松浦幸子
NPO法人クッキングハウス会

病棟に頼らない地域精神医療論
精神障害者の生きる力をサポートする

2018年6月20日　初刷
2020年1月10日　2刷

監修者———伊藤順一郎
編者————小林 茂
　　　　　　佐藤さやか

発行者———立石正信
発行所———株式会社 金剛出版
〒112-0005 東京都文京区水道1-5-16　電話 03-3815-6661
振替 00120-6-34848

装幀◉山田知子（chichols）　装画◉ふるやまなつみ　組版◉石倉康次
印刷・製本◉シナノ印刷

　ISBN978-4-7724-1625-2 C3047

地域ケア時代の
精神科デイケア実践ガイド

[編著]=安西信雄　[著]=伊藤順一郎ほか

●A5判 ●上製 ●220頁 ●定価 **3,200**円+税
● ISBN978-4-7724-0923-0 C3047

精神保健福祉の動向から、一連の治療プロセス、
就労支援の実際、そしてACTによる地域生活支援との連携まで、
第一線の臨床家が具体的解説を試みた
精神科デイケアを知るための座右の書。

コミュニティ支援、べてる式。

[編著]=向谷地生良 小林 茂

●四六判 ●上製 ●272頁 ●定価 **2,600**円+税
● ISBN978-4-7724-1299-5 C3011

「降りてゆく生き方」の名の下に実践される当事者研究、
「何の資源もない」浦河だからこその革命的活動。
支援者たちの力が結集された
「べてるの地域主義」の実践レポート。

ストレングスモデル 第3版
リカバリー志向の精神保健福祉サービス

[著]=チャールズ・A・ラップ リチャード・J・ゴスチャ　[監訳]=田中英樹

●A5判 ●上製 ●450頁 ●定価 **4,600**円+税
● ISBN978-4-7724-1346-6 C3047

豊富な支援事例と実践的なアセスメント、
そして現場の教育的指導技術を増補した第3版。
精神保健福祉支援とソーシャルワークの最新形を指し示す
「ストレングスモデル」を知るための必携ガイド。